WIRTH
Aktuelle Themen der Kinderorthopädie

Aktuelle Themen der Kinderorthopädie

Herausgegeben von
THOMAS WIRTH, Stuttgart

Unter Mitarbeit von
OLIVER EBERHARDT, FRANCISCO FERNANDEZ FERNANDEZ,
MICHA LANGENDÖRFER, STEFAN LUX,
KATRIN SCHELLING, FRANK TRAUB, MICHAEL WACHOWSKY

Marseille Verlag

Prof. Dr. THOMAS WIRTH
Orthopädische Klinik
Olgahospital
Bismarckstraße 8
70176 Stuttgart

t.wirth@klinikum-stuttgart.de

247 Abbildungen, davon 70 farbig, und 9 Tabellen

Inhaberin:
Christine Marseille, Verlegerin, München

Herstellungsbüro Wien:
Karl Binder, Robert Cipps, Elisabeth Janetschek, Johannes Krumpel, Michael Miedler, Norbert Ryba, Christian Sagmeister, Dr. Günther Samitz

Papier: Symbol Freelife Satin

Druck und Bindung:
Holzmann Druck, 86825 Bad Wörishofen

ISBN 978-3-88616-139-3

www.marseille-verlag.com

Inhaltsverzeichnis

Kapitel 4: Das Kniegelenk

Kapitel 5: Der Fuß

Vorwort

THOMAS WIRTH

Die Kinderorthopädie ist die »Wiege« des gesamten großen Faches der Orthopädie. NICOLAS ANDRY hat in seinem Buch, das der Orthopädie ihren Namen gab, die beiden wesentlichen, auch heute noch gültigen Prinzipien der Kinderorthopädie aufgezeigt: die Prävention und die Korrektur angeborener und erworbener Deformitäten.

Die Orthopädie des Kindesalters befasst sich mit Problemen in einer der spannendsten Lebensphasen, nämlich der des Wachstums. Mit den in den vergangenen Jahren und Jahrzehnten erworbenen Kenntnissen zum Skelettwachstum haben wir zum einen die Ätiologie vieler angeborener und erworbener Deformitäten zu verstehen gelernt, zum anderen aber auch Methoden entwickeln können, mit denen wir diese Wachstumsphase zum Wohle der behandlungsbedürftigen Kinder therapeutisch nützen können.

Die Prävention hat in der Kinderorthopädie nicht nur durch die Ultraschalluntersuchung zur frühen Erfassung der Hüftdysplasie sondern auch durch die frühen Interventionen bei Fehlstellungen und vielen anderen Komplikationen ihre Wichtigkeit und Notwendigkeit nachgewiesen. Die Korrekturen von Deformitäten in allen Teilen des Skelettapparates verbessern nicht nur den aktuellen Zustand, sondern haben auch eine präventive Wirkung, wenn durch Beseitigung der Fehlstellung eine vorzeitige Degeneration von Gelenken verhindert werden kann.

Die Kinderorthopädie an sich ist ein nicht-invasives Fach. Meiner Einschätzung nach sind rund 80% aller kinderorthopädischen Beschwerden konservativ mit guten Ergebnissen behandelbar.

Die restlichen 20% der Patienten sind allerdings auf chirurgische Interventionen angewiesen und profitieren davon. Auf diesem Gebiet haben in der jüngsten Vergangenheit große Veränderungen stattgefunden. Anhand der pathophysiologischen Erkenntnisse und durch die minimal-invasiven Operationstechniken unter Nutzung der Endoskopie und mit den neu entwickelten Implantaten können Grunderkrankungen und Deformitäten (z. B. Skoliose) besser behandelt werden. So können dank der endoskopischen Techniken beispielsweise schneller Belastungen ermöglicht und durch Verwendung winkelstabiler Implantate postoperative Gipsimmobilisationen vermieden werden.

Vorgabe dieses Buches war eine praxisgerechte Zusammenfassung des derzeitigen Wissens von Diagnostik und Therapie der wichtigsten kinderorthopädischen Krankheitsbilder, die im ärztlichen Alltag zur Behandlung anstehen. Da sämtliche Autoren aus einer großen kinderorthopädischen Klinik kommen, wird nicht nur die Handschrift dieses Hauses sichtbar, sondern auch unsere diagnostische und therapeutische Philosophie. Das bedeutet, dass alternative Vorgehensweisen ebenso effektiv sein können und neben den von uns vorgestellten Therapien ihre volle Berechtigung haben.

Unser Ziel war und ist, allen Ärzten, die mit kinderorthopädischen Problemen konfrontiert werden, die aktuellen Vorgehensweisen darzulegen und auch aufzuzeigen, welche Entwicklungen, wie z. B. bei der Therapie der Epiphyseolysis capitis femoris, zu erwarten sind.

Abschließend darf ich mich ganz herzlich bei allen Autorinnen und Autoren der Beiträge für ihre uneigennützige, aktive Beteiligung und ihre Mühe bedanken. Dasselbe gilt ebenso für alle am Entstehen dieses Buches Beteiligten, die ein impressives »Was man wissen soll und muss« (topics) der Kinderorthopädie haben entstehen lassen.

Februar 2011

Kapitel 1

Die Wirbelsäule

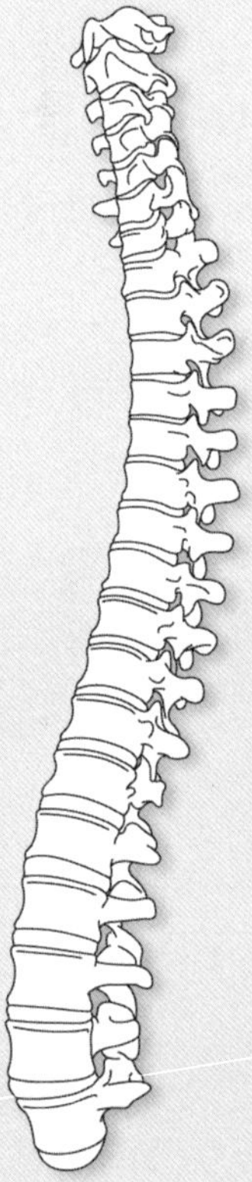

Moderne Therapiekonzepte in der Behandlung der idiopathischen Skoliose

Thomas Wirth

Bei der idiopathischen Skoliose handelt es sich um eine dreidimensionale strukturelle Deformität der Wirbelsäule mit den Komponenten einer Verbiegung von Wirbelsäulenabschnitten in der Frontalebene bei gleichzeitiger Rotation der Wirbelkörper ohne erkennbare zugrunde liegende Ursache, wie beispielsweise eine kongenitale Wirbelkörperfehlbildung oder eine neuromuskuläre Erkrankung. Mit der idiopathischen Skoliose meinen wir in der Regel die Skoliose in der Adoleszenz, also ab dem 11. Lebensjahr, obwohl sie auch schon bei Jüngeren mit dem gleichen Erkrankungsmuster vorkommt.

Die Prävalenz der idiopathischen Skoliose liegt bei etwa 2%, mit einem deutlichen Überwiegen des weiblichen Geschlechts (1). Sie steigt mit dem Alter der Kinder an und nimmt bei Mädchen zwischen dem 9. und 13. Lebensjahr von 0,27% auf 2,49% zu (2). Die Inzidenz variiert stark im Hinblick auf den Ausprägungsgrad der Skoliose und zeigt Werte von 1,8% von Krümmungen ab 10°, 1% ab 20° und 0,4% für Skoliosen ab 40° Krümmungswinkel (3).

Ätiologie und Pathogenese

Die prinzipielle Ursache der idiopathischen Skoliose ist nicht geklärt. Genetische Faktoren spielen für ihre Entstehung eine wichtige Rolle, wobei der Nachweis definierter Vererbungsmuster bisher ausgeblieben ist. Dennoch liegt die Inzidenz einer idiopathischen Skoliose bei Verwandten 1. Grades mit 7–11% deutlich höher als die generelle Inzidenz.

Andererseits zeigte die Zwillingsforschung, dass die Prävalenz mit 1,05% viel geringer war als bisher angenommen, obwohl eine genetische Ätiologie nachweisbar war (4). Das Fehlen einer direkt ableitbaren genetischen Ätiologie zeigt sich auch darin, dass eine Variabilität des Krümmungsmusters bei Zwillingspärchen gefunden wurde (5).

Ein wesentlicher Faktor bei der Entstehung einer Skoliose ist der aufrechte Gang des Menschen. Nach hinten orientierte Scherkräfte, die die Rotationsstabilität der Wirbelsäule reduzieren, werden für die Induktion einer Skoliose verantwortlich gemacht (6). Außerdem fand man anhand von MRT-Untersuchungen, dass es zu einem relativen Mehrwachstum der ventralen Elemente der Wirbelsäule im verkrümmten Abschnitt kommt (7). Dadurch werden die Destabilisierung der Wirbelsäule unterstützt und die Entwicklung der Skoliose gefördert.

Diese Erkenntnisse passen gut zur Wahrnehmung einer relativen Lordose der Wirbelsäule im skoliotischen Abschnitt (Abb. 1). Wachstumsstörungen der dorsalen Elemente scheinen dabei eine eher untergeordnete Rolle zu spielen (8).

Zahlreiche Untersuchungen fokussierten auf eine stumme unterschwellige neurologische Ursache der idiopathischen Skoliose. So wurden seitendifferente kortiko-kortikale Inhibitionsmuster bei Kindern mit idiopathischer Skoliose gefunden, die auf eine mögliche fokale Dystonie hindeuten können (9). Umfassende elektrophysiologische und histologische Untersuchungen zur Pathologie der Rückenmuskulatur konnten weder in der Makro- noch in der Mikroanatomie oder Elektrophysiologie konklusive Ergebnisse bringen. So ist eine Differenzierung zwischen ursächlichen, deformitätsbedingten und kompensatorischen Veränderungen der Normalbefunde bisher nicht ausreichend geglückt (10).

Eine gelegentliche Ursache für die Entstehung einer Skoliose sind unausgeglichene Beinlängendifferenzen >2 cm.

Die Ätiologie und Pathogenese der idiopathischen Skoliose muss mithin als multifaktorielles Geschehen mit Elementen aus der Genetik, dem Wirbelsäulen(fehl)wachstum und subtilen neuromuskulären Veränderungen gesehen werden.

Tab. 1
Klassifikation der Skoliose nach LENKE (11)

Typ 1:	Primäre thorakale Skoliose (51% der Patienten)
Typ 2:	»Double-thoracic«-Krümmung (20% der Patienten)
Typ 3:	»Double-major«-Skoliose (11% der Patienten)
Typ 4:	Triple-Skoliose (3% der Patienten)
Typ 5:	Thorakolumbale und lumbale Skoliose (12% der Patienten)
Typ 6:	Thorakolumbale und lumbale Skoliose bei primärer thorakaler Krümmung (3% der Patienten)

Erscheinungsformen

Die idiopathische Skoliose kommt in allen Abschnitten der Wirbelsäule vor. Die Hauptlokalisation ist dabei die Brustwirbelsäule, wo sich rund 70% der Krümmungen abspielen.

In der aktuell am weitesten verbreiteten Klassifikation nach LENKE (11) werden 6 Typen unterschieden (Tab. 1). Dabei berücksichtigt dieses Klassifikationssystem erstmals auch das sagittale Profil in der Analyse der Krümmung und bewertet mit dem »lumbar modifier« auch die lumbale Gegenkrümmung und Balance. Dies findet dann bei erforderlicher chirurgischer Korrektur Eingang in die operativen Planungen (12). Die thorakalen Krümmungen sind in aller Regel rechts konvex. Liegt eine links konvexe thorakale Krümmung vor, muss in jedem Fall nach einer intraspinalen Anomalie gefahndet werden, die bei 54% der Patienten vorkommt (13). Von einer thorakolumbalen Skoliose spricht man bei einem Krümmungsscheitel in Höhe von Th12 und L1. Bei einem Krümmungsscheitel ab L2 und tiefer liegt eine lumbale Skoliose vor.

Abb. 1
Relative Lordose des Wirbelabschnitts der primären Krümmung

Abb. 2
Klinischer Befund einer rechts konvexen Thorakalskoliose mit Asymmetrie der Taillendreiecke, Flachrücken und abgehobenem Schulterblatt bei Rippenbuckel rechts

1

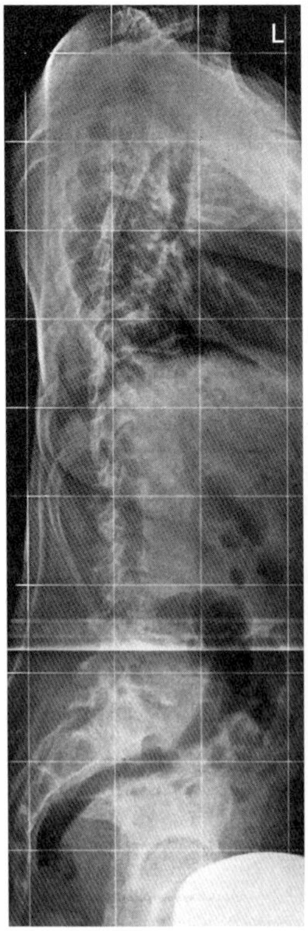

2

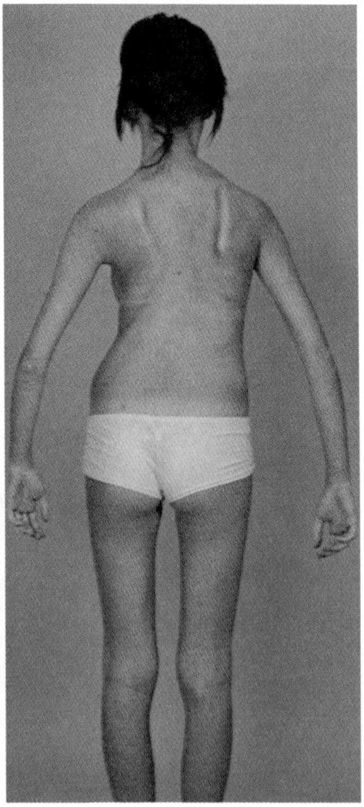

Symptomatik

Die Kardinalsymptome der Skoliose sind die sichtbare Verkrümmung der Wirbelsäule in der Frontalebene, die abgehobene Skapula, die verstrichenen Taillendreiecke und die durch die Rotation der Wirbelkörper verursachten Reliefveränderungen des Rückens, der Rippenbuckel und der Lendenwulst (Abb. 2).

Die Verkrümmung der Wirbelsäule ist manchmal, vor allem bei geringeren Kurven, nicht auf den ersten Blick erkennbar. Am besten können Wirbelsäulenverkrümmungen durch die abgehobene Skapula vorausgesagt werden (14). Im Vorneigetest erkennt man aber auch bei kleinen Krümmungen den Rippenbuckel sehr gut. Einen Lendenwulst findet man bei Einbeziehung der Lendenwirbelsäule in die strukturellen Wirbelsäulenveränderungen.

Die Asymmetrie der Taillendreiecke ist ein sensitives Zeichen für den Nachweis einer Skoliose. Dabei muss man immer die Ausrichtung des Beckens im Blick haben, da Beinlängendifferenzen ebenfalls eine Taillenasymmetrie hervorrufen, die aber nach Ausgleich der Beinlänge verschwindet.

Eine Skoliose verursacht normalerweise keine Schmerzen. Die Schmerzbewertungen und die Einstufungen der körperlichen Einschränkungen rangieren in den unteren Bereichen der verwendeten Skalen (15). Die Beanstandungen seitens der

Patienten und ihrer Eltern beziehen sich meist auf die Erscheinungsform oder die Kosmetik, wobei hier die Bewertung der Eltern schlechter ausfällt als die der Patienten (15).

Die Funktion der Wirbelsäule verschlechtert sich bei Patienten mit idiopathischer Skoliose mit zunehmender Krümmung. Während bei geringem Krümmungswinkel noch keine Beeinträchtigung des Bewegungsausmaßes der Wirbelsäule eintritt, kommt es mit zunehmender Skoliose zu einer Reduktion der Flexibilität der Wirbelsäule und damit zu einer Bewegungseinschränkung. Im Alltag werden derartige Beeinträchtigungen aber selten wahrgenommen und noch seltener artikuliert.

Apparative Diagnostik

Zur Diagnostik der idiopathischen Skoliose dient eine konventionelle Wirbelsäulenganzaufnahme in 2 Ebenen. Dabei sollten die Beckenkämme mit abgebildet sein, damit man über das RISSER-Zeichen, also das Verknöcherungsstadium der Beckenkammapophyse, das Restwachstum der Wirbelsäule extrapolieren kann. Auf dem postero-anterioren Röntgenbild bestimmt man den Krümmungswinkel in der Messmethode nach COBB zwischen den beiden End- oder Neutralwirbeln der Kurve und dem Scheitelwirbel, der die größte Rotation aufweist (Abb. 3).

Weitere Röntgenaufnahmen sind nur zur Beantwortung spezieller Fragen nötig. Dazu gehören die Bending-Aufnahmen nach links und rechts zur Determinierung der Flexibilität der Krümmung oder die Traktionsaufnahme, die in jüngster Zeit vermehrt durchgeführt wird, vor allem, wenn sie in Narkose auf dem Operationstisch unter Benutzung spezieller Zugvorrichtungen eingesetzt wird. Insgesamt hat sich aber die Technik der Fulcrum-Bending-Aufnahme als effizienteste Methode zur Bewertung der Krümmungsflexibilität erwiesen (16).

Von vielen Autoren wird vor operativen Maßnahmen, aber auch zum Ausschluss intraspinaler Ursachen, eine Kernspintomographie der ganzen Wirbelsäule verlangt. Bei links konvexen Thorakalskoliosen und bei männlichen Patienten stellt diese Untersuchung eine Notwendigkeit dar (Abb. 4 und 5) (13). Im Allgemeinen findet man bei genereller Durchführung einer MRT bei idiopathischer Skoliose in 3,8% pathologische Veränderungen des Spinalkanals wie CHIARI-Malformationen, Syringomyelie oder Kombinationen beider Veränderungen. Als Risikogruppen wurden männliche Patienten, Kinder mit einem Erkrankungsalter <11 Jahren und Patienten mit abnormalen abdominellen Reflexen identifiziert (17).

Der natürliche Verlauf

Der natürliche Verlauf der idiopathischen Skoliose ist abhängig von der Schwere der Krümmung (18), dem Tempo der Progredienz (19), dem Alter bei Beginn der Erkrankung und auch der Lokalisation der Primärkrümmung. Es ist bekannt, dass eine im Alter von <9 Jahren diagnostizierte idiopathische Skoliose mit 30° Krümmungswinkel aufgrund der zu prognostizierenden Progredienz zu 100% operationspflichtig wird (19). Ab einem Krümmungswinkel von 30° kann in der Pubertät mit einer jährlichen Zunahme der Skoliose um durchschnittlich 5° gerechnet werden (20, 21).

Idiopathische Skoliosen, die bei Wachstumsabschluss 30° nicht überschreiten, zeigen keine zukünftige Verschlechterungstendenz (18). Kurven >40° Krümmungswinkel verschlechtern sich jährlich um etwa 0,5–1°, solche, die >50° haben, um 1–2°, bis sie dann im mittleren Erwachsenenalter in ihrer Progredienz zum Stillstand kommen.

Vor allem lumbale Skoliosen, aber auch thorakolumbale und thorakale Skoliosen mit lumbalem Gegenschwung, neigen im Erwachsenenalter zu einer fortschreiten-

3

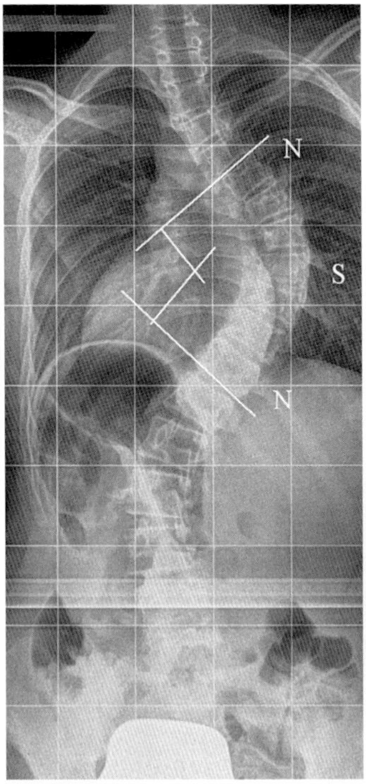

4

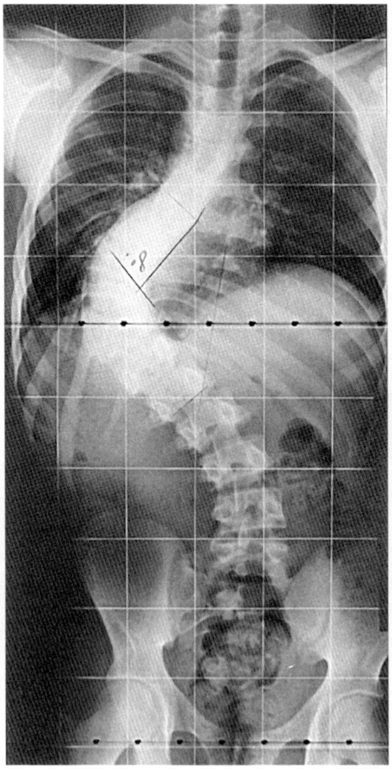

5

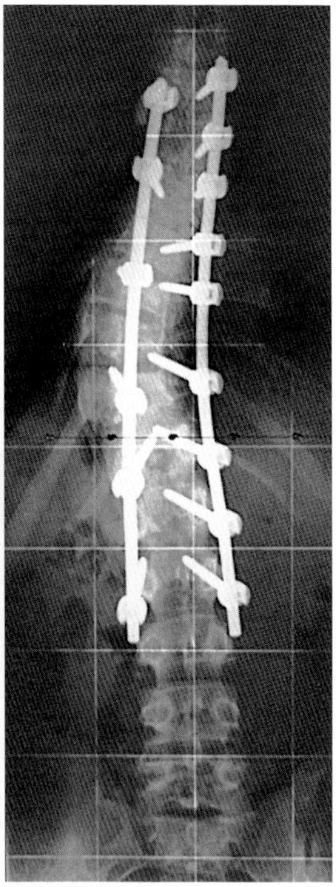

Abb. 3
Messung des Krümmungswinkels nach COBB zwischen den beiden Neutral- oder Endwirbeln (N) der Kurve

S = Scheitelwirbel

Abb. 4 und 5
Links-konvexe Thorakalskoliose bei einem männlichen Patienten (Abb. 4). Abb. 5 zeigt das Korrekturergebnis, keine neurologischen Komplikationen

den Degeneration der lumbalen Bewegungssegmente. Bisher schmerzfreie Skoliosen werden jetzt schmerzhaft; Spinalkanalstenosen können sich entwickeln, bis hin zur Notwendigkeit sekundärer operativer Maßnahmen (22, 23).

Therapie

Seit langem hat sich in der Indikationsstellung zu verschiedenen Therapiemodalitäten der idiopathischen Skoliose eine Faustregel etabliert, die auch heute noch gültig ist. Dabei spielt gerade bei geringeren Krümmungen auch die Progredienz der Kurve in der Wahl der Behandlung eine Rolle. Skoliosen mit einem Krümmungswinkel von <20° werden alleine durch Krankengymnastik behandelt. Skoliosen die sich zwischen einem Krümmungswinkel von 20 und 50° befinden, werden konservativ durch die Kombination einer Korsettbehandlung mit der Krankengymnastik therapiert. Ab einem Krümmungswinkel von 45–50° werden operative Maßnahmen in Erwägung gezogen, um die Krümmung zu begradigen und die langfristigen Folgen zu vermeiden.

Die Therapie wird unmittelbar nach Diagnosestellung eingeleitet. Häufig stellt

6

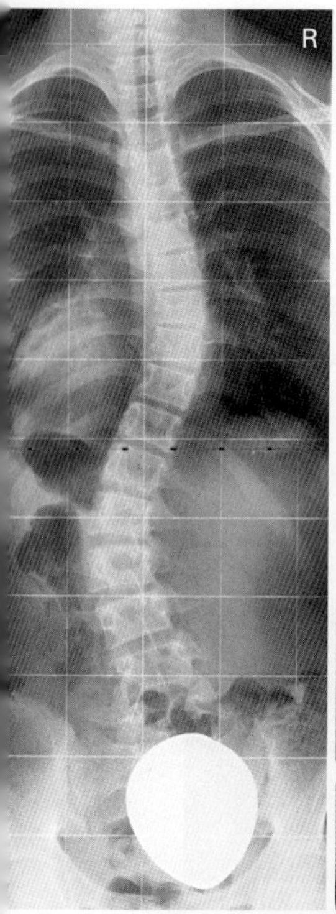

7

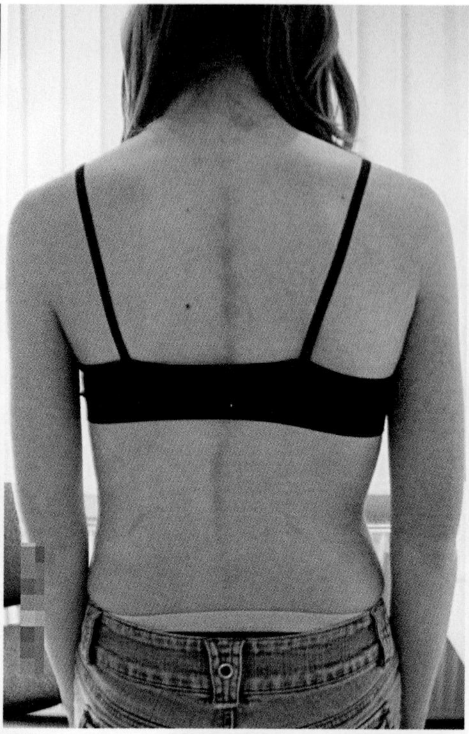

8

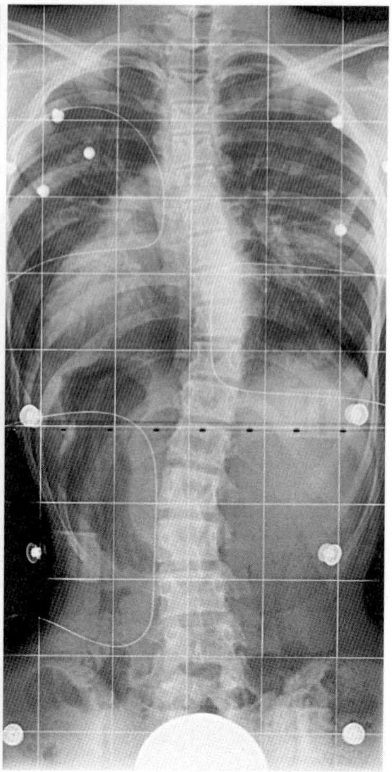

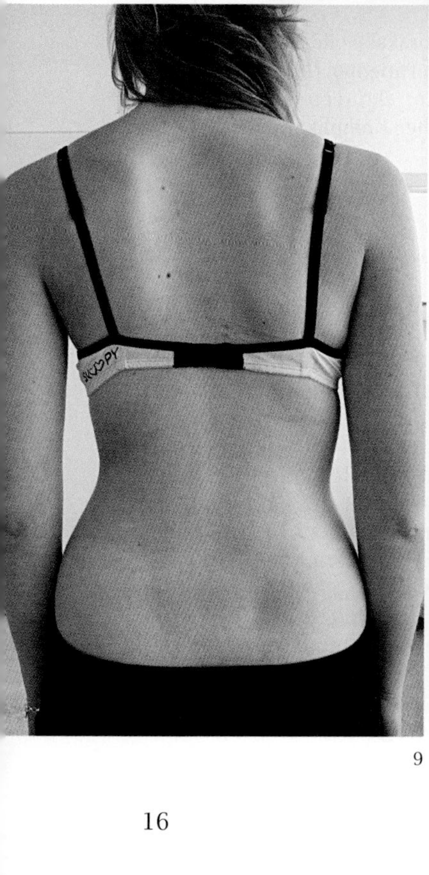

9

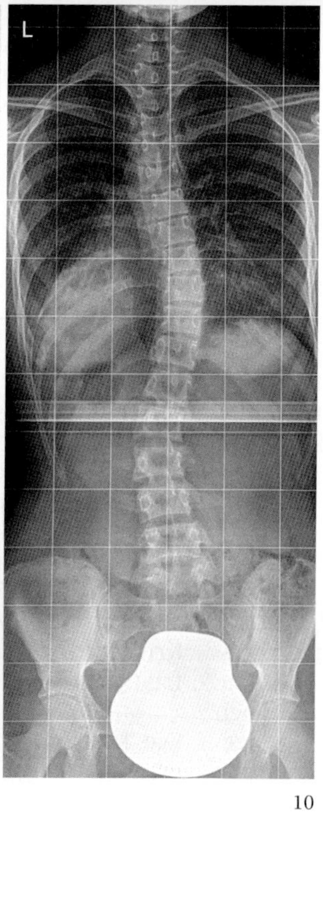

10

Abb. 6–10
13-jähriges Mädchen mit »double major curve«, Krümmungswinkel initial 33° (Abb. 6 und 7). Verlauf unter CHENEAU-Korsetttherapie (Abb. 8). Radiologisches und klinisches Ergebnis nach Abschluss der Korsettbehandlung (Abb. 9 und 10)

sich die Frage der Dauer der Behandlung. Grundsätzlich gilt, dass die Krankengymnastik eine Dauertherapie darstellt, die auch nach Wachstumsabschluss, freilich in reduzierter Intensität, weitergeführt werden sollte. Die Korsetttherapie ist nur in der Wachstumsphase wirksam. Deshalb ist es bedeutsam, mit Beginn der Diagnosestellung möglichst umfassende Informationen über das aktuelle Skelettalter und das verbleibende Wachstum zu erhalten.

Lange hat man sich mit der Abschätzung des Rumpfwachstums nach der RISSER-Methode begnügt. In der Präpubertät und in der Pubertät finden aber rapide Wachstumsvorgänge statt, von denen die RISSER-Methode nur den letzten Wachstumsabschnitt erfasst. Die Beurteilung der Röntgenaufnahme der linken Hand und vor allem die Skelettalterbestimmung am Ellbogen mit der Methode nach SAUVEGRAIN haben eine viel präzisere Aussagekraft (24).

Eine Korsetttherapie macht demnach keinen Sinn mehr, wenn das Körperwachstum bereits dem Ende entgegenstrebt und kein wesentliches Wirbelsäulenwachstum mehr zu erwarten ist. Die Korsetttherapie wird nach Abschluss des Rumpfwachstums beendet.

Für die operativen Verfahren gilt, dass sie zum Wachstumsende, aber durchaus auch einmal früher, indiziert sind, oder nach Wachstumsabschluss. Skoliosen können auch noch im Erwachsenenalter korrigiert werden, erfordern aber bei deutlich stärkerer Rigidität oft umfangreichere operative Maßnahmen.

Krankengymnastik

Physiotherapeutische Maßnahmen basieren auf den von KATHARINA SCHROTH speziell zur Therapie der Skoliose entwickelten krankengymnastischen Übungen. Natürlich können auch manualtherapeutische oder die Muskulatur fördernde Elemente in die Behandlung integriert werden.

Die Wirksamkeit der ambulanten Krankengymnastik wird unterschiedlich beurteilt. Während die einen die Effizienz der Physiotherapie stark in Zweifel ziehen, gibt es zunehmende Hinweise auf eine positive Wirkung (25). Unbestritten ist, dass der Wirkungsnachweis mit der Intensität der durchgeführten Krankengymnastik zusammenhängt. So zeigte eine Studie die Effektivität der Behandlung unter stationären Bedingungen im Sinne einer Intensivtherapie auf (26).

Heute ist die Krankengymnastik nach SCHROTH aus der Behandlung der Skoliose nicht mehr wegzudenken, weil sie sowohl zur Verbesserung oder Erhaltung der Flexibilität der Krümmung beiträgt als auch ein stärkeres Bewusstsein für Körpergefühl und Haltung fördert.

Korsetttherapie

Skoliosen mit rascher Progredienz oder ab einem Krümmungswinkel von 20° sollten in der Wachstumsphase zusätzlich mit einem Korsett behandelt werden. Es gibt eine ganze Reihe wirksamer korrigierender Orthesen, deren Korrekturprinzipien sich durchweg ähneln. Durch eine prinzipielle Dreipunktekorrektur mit Druck knapp unterhalb des Krümmungsscheitels soll eine Aufrichtung der Skoliose mit gleichzeitiger Derotation der Wirbelkörper erreicht werden.

Das in unserer Umgebung am weitesten verbreitete Korsett ist das CHENEAU-Korsett, mit dem wir zur Korrektur thorakaler, thorakolumbaler und lumbaler Krümmungen gute Erfahrungen gemacht haben. Das Boston-Korsett hat sich besonders zur Korrektur lumbaler Krümmungen bewährt. Es sind auch leichtere und damit mit höherem Tragekomfort versehene Korsetts entwickelt worden, deren Wirkungskraft aber meist nur für geringe bis mittelschwere Krümmungen ausreicht. Gleiches gilt für die überkorrigierenden Nachtkorsetts, deren Wirkung sich auf Krümmungswinkel zwischen 20° und 35° limitiert (27).

Das Therapieergebnis einer durch ein Korsett behandelten idiopathischen Skoliose hängt in erster Linie von der Tragedauer und der individuellen Compliance des Patienten ab (28). Es ist erwiesen, dass eine tägliche Tragezeit von weniger als 12 Stunden nur einen geringen Erfolg bringt, während Tragezeiten von 16 und 20 Stunden eine viel bessere Korrektur ermöglichen (29). Allerdings wissen wir von Studien, in denen die Tragezeit eines Korsetts ohne Wissen des Patienten aufgezeichnet wurde, dass selbige nur zwischen 10 und 12 Stunden täglich liegt (28).

Die generellen Ergebnisse, die mit der Korsetttherapie erreicht werden können, sind in 3 Gruppen einteilbar. Eine Gruppe von Patienten profitiert von der Behandlung und weist nach deren Abschluss eine verbesserte Befundsituation sowohl im Hinblick auf den Krümmungswinkel als auch auf das Körperrelief auf (Abb. 6–10). Bei einer 2. Gruppe kann eine Verschlechterung des Ausgangsbefunds verhindert werden. Beide Endresultate dürfen als erfolgreiche Korsettbehandlung eingestuft werden.

Leider verschlechtert sich eine nicht unerhebliche Anzahl von Skoliosen auch unter der Korsettbehandlung. Gründe können mangelnde Compliance, zu später Therapiebeginn, zu große Ausgangskrüm-

Abb. 11–13
Thorakale Skoliose bei einem 14-jährigen Mädchen (Abb. 11), therapiert durch ventrale Derotationsspondylodese mit Doppelstab (Abb. 12 und 13)

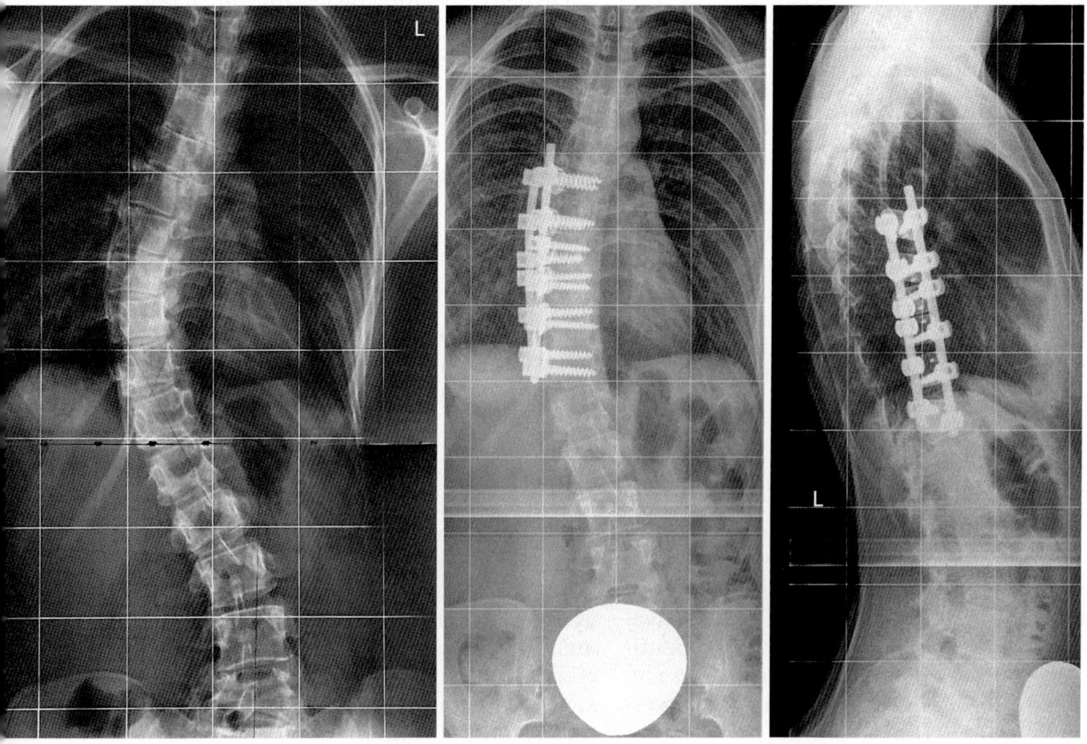

11 12 13

14 15 16

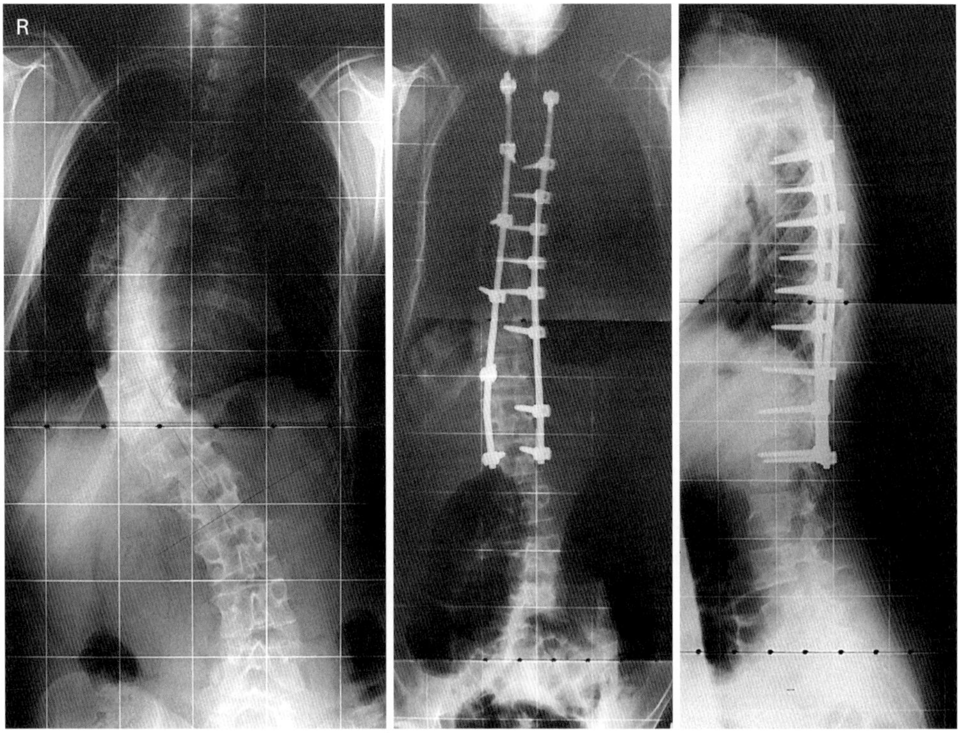

Abb. 14-16
16 Jahre alter männlicher Patient mit rechts konvexer Thorakalskoliose (Abb. 14). Korrektur durch dorsale Derotationsspondylodese mit Pedikelschraubeninstrumentation (Abb. 15). Adäquate Rekonstruktion des sagittalen Profils (Abb. 16)

mung oder aber auch eine nicht beherrschbare Skoliose sein.

Eine erfolgreiche Korsetttherapie kann bei 69% der Patienten erreicht werden. Bei 31% kommt es zu einer Verschlechterung (29). Den Therapieversagern steht die operative Behandlung offen.

Operative Behandlung

Die operative Therapie der idiopathischen Skoliose besteht fast immer aus einer Korrektur der Deformität und einer Versteifung in der korrigierten Stellung. Für Krümmungswinkel zwischen 25° und 35° wurden auch erfolgreiche Korrekturen durch ein an die Epiphyseodese erinnerndes wachstumslenkendes Verfahren berichtet (30).

In der operativen Skoliosebehandlung ist es oberstes Ziel, die Korrektur über eine möglichst kurze Versteifungsstrecke unter Erhaltung möglichst vieler Bewegungssegmente zu erzielen. Dies kann prinzipiell durch 2 Verfahren erreicht werden: die ventrale und die dorsale Derotationsspondylodese. Die Grundlage für die

Wahl des operativen Verfahrens stellt die LENKE-Klassifikation dar (12).

Die klassische Technik der ventralen Derotationsspondylodese wurde von DWYER und dann von ZIELKE beschrieben (31). Sie hatte ihr Hauptindikationsgebiet in der Korrektur thorakolumbaler und lumbaler Spondylodesen, wird aber auch umfangreich zur kurzstreckigen Korrektur primärer Thorakalskoliosen eingesetzt (32). Der Vorteil dieses Verfahrens liegt darin, dass die Versteifungsstrecken in der Regel sehr kurz sind und sich die Sekundärkrümmung nach und nach selbst aufrichtet, ohne in die Versteifung mit einbezogen werden zu müssen. Nachteilig wird gelegentlich die aufwändigere Exposition des Operationsfeldes über eine Thorakotomie oder eine Thorakophrenikolumbotomie angesehen.

Mittlerweile hat sich durch Weiterentwicklung der Implantate eine rigidere ventrale Ein- oder Doppelstabinstrumentation mit direkter Derotationsmöglichkeit durchgesetzt, die eine primärstabile Fixation darstellt (Abb. 11–13). Auch die operativen Techniken haben sich weiterentwickelt. So kann diese Operation unter thorakoskopischer Sicht oder endoskopischer Kontrolle des Retroperitonealraums minimal-invasiv durchgeführt werden. Dabei werden aber eine nicht vernachlässigbare Lernkurve und lange Operationszeiten berichtet (33).

Die dorsalen Operationsverfahren zur Korrektur einer idiopathischen Skoliose haben ihren Durchbruch mit der von HARRINGTON (34) beschriebenen dorsalen Distraktionsspondylodese erfahren. Die Skoliose wurde über einen an der Wirbelsäule befestigten Distraktionsstab begradigt und dann in Korrekturstellung versteift. Allerdings konnte mit dieser Methode keine Wirbelkörperderotation erreicht werden.

Mit der Einführung der dorsalen Derotationsspondylodese durch DUBOUSSET (35) konnte eine viel direktere und effizientere Korrektur der verkrümmten Wirbelsäule erzielt werden. Anfänglich wurden ausschließlich Haken zur Befestigung der Stäbe verwendet. Mit der Entwicklung der Pedikelschrauben konnte dann durch immer bessere Stabilität der Implantate im Wirbelkörper eine direktere Derotationskraft auf die skoliotische Krümmung ausgeübt und eine bessere Korrektur erreicht werden.

So hat sich eine Zeitlang ein Hybridkonstrukt von Haken und Schrauben behauptet, das aber heute durch die segmentale Schraubeninstrumentation verdrängt wurde (36). Die Derotation wird dabei durch Rotation des in den Kurvenkrümmungsradius eingebrachten, aber noch nicht endgültig fixierten Stabes vorgenommen, bis die Skoliose begradigt ist. Dann wird der Stab endgültig fixiert und die Spondylodese angelegt (Abb. 14–16).

Ganz aktuelle technische Neuerungen betreffen die direkte Rotation der Wirbelsäule mit sog. Outrigger- oder Hebelsystemen. Nach erster Derotation über den Stab wird über eine zusätzliche direkte Derotation im Hauptkrümmungsbereich für eine weitere Verbesserung der Korrektur gesorgt. Dieses Werkzeug ist außerordentlich wirksam. Deshalb muss man mit viel Fingerspitzengefühl vorgehen, um ein Ausreißen der Schrauben mit möglichen desaströsen Folgen zu vermeiden (37).

Bei sehr schweren Skoliosen mit großer Rigidität kann es angezeigt sein, vor der dorsalen Korrekturspondylodese zunächst eine ventrale Releaseoperation vorzunehmen. Wann, ist noch kontrovers (38).

Liegt eine Skoliose mit 2 Primärkrümmungen, eine »double major curve«, vor, können auch das ventrale und das dorsale Operationsverfahren kombiniert werden. Meist wird heute aber doch ein alleiniges dorsales Vorgehen bevorzugt.

Zur Erhöhung der Sicherheit der Skoliosechirurgie wird routinemäßig das Neuro-

17

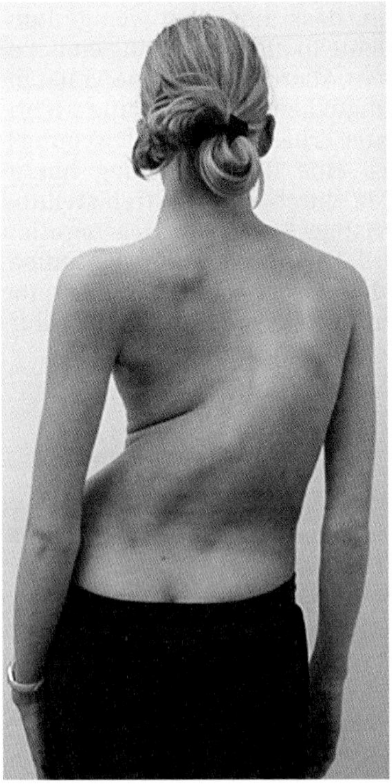

18

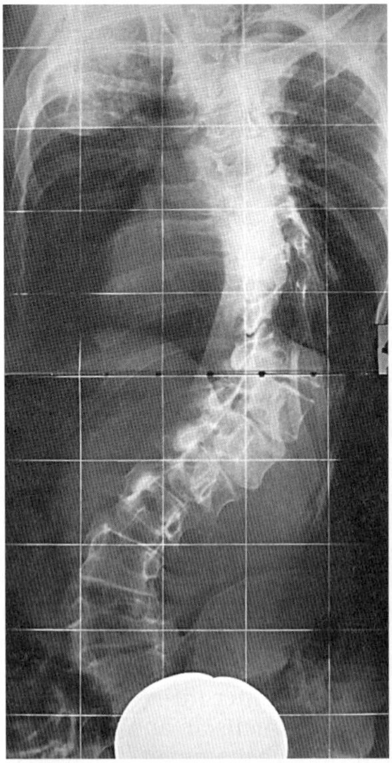

19

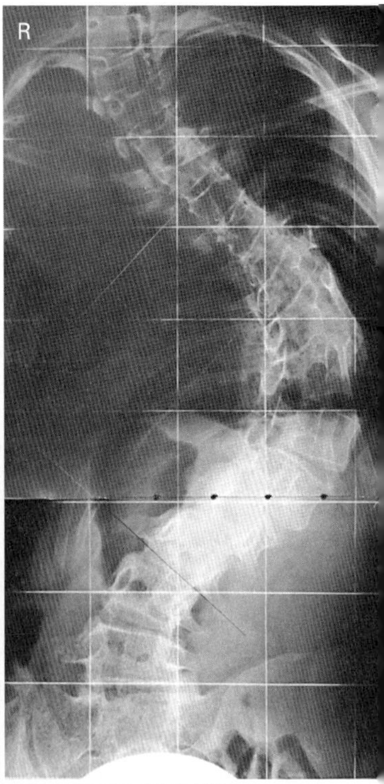

Abb. 17–21
14-jähriges Mädchen mit schwerer und rigider rechts konvexer Thorakalskoliose (Abb. 17). Radiologisch zeigt sich eine mäßige Korrektur der Krümmung in der Bending-Aufnahme gegenüber dem Ausgangsbefund (Abb. 18 und 19). Korrektur durch ventrales Release, dorsale Derotationsspondylodese und konkavseitige Thorakoplastik. Röntgenbild und klinisches Erscheinungsbild 1 Jahr postoperativ (Abb. 20 und 21)

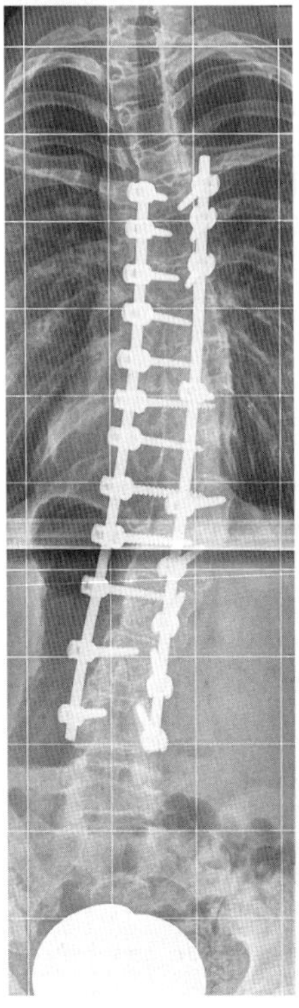

20

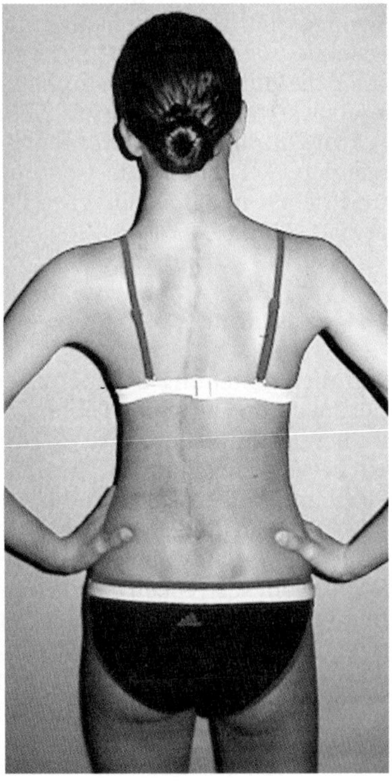

21

monitoring eingesetzt, das während der gesamten Operation sensorisch und motorisch evozierte Potenziale ableitet. Dadurch können instrumentations- oder korrekturbedingte Beeinträchtigungen des Rückenmarks sofort erkannt und intraoperativ beseitigt werden (39).

Für die Spondylodese wurde in den vergangenen Jahrzehnten immer auf autologe Spongiosa aus dem Beckenkamm oder von den Dornfortsätzen zurückgegriffen. Seit der rasanten Entwicklung von Knochenersatzmaterialien kann man auf die Entnahme von Beckenkammspongiosa nahezu immer verzichten. Wir verwenden mit guten Resultaten die Dornfortsätze der Wirbelsäule als autologes Material in Kombination mit einem Knochenersatzstoff.

Patienten mit sehr schweren Skoliosen, deren Wirbelkörperrotation naturgemäß stärker ist, leiden auch stark unter ihrem Rippenbuckel. Um eine kosmetisch ansprechendere Thoraxform zu bekommen, können die Thorakoplastik mit Partialresektion der Rippen auf der Konvexseite oder die anhebende Costoplastik an der Konkavseite ergänzend zur Skoliosekorrektur durchgeführt werden (40). Wir wenden die anhebende Costoplastik an und haben mit ihr sehr gute Ergebnisse erzielt (Abb. 17-21).

Folgezustände

Auf die Entstehung degenerativer Veränderungen im Laufe des Lebens, vor allem im Bereich lumbaler (Rest-)Krümmungen, ist bereits eingegangen worden. Andere Probleme ranken sich um die Anschlussabschnitte an die Versteifungsstrecken. Es ist einsichtig, dass besonders bei langen Spondylodesestrecken eine große Last auf den verbleibenden Bewegungssegmenten liegt. So konnte nachgewiesen werden, dass mit der Zahl der erhaltenen lumbalen Bewegungssegmente das Risiko der Bandscheibendegeneration deutlich abnimmt (41). Deshalb ist es von großer Wichtigkeit, dass möglichst wenige lumbale Segmente in die Versteifung einbezogen werden. Allerdings ist eine vollständig begradigte Lendenwirbelsäule wichtiger, als unter Erhaltung eines Bewegungssegmentes, eine Restkrümmung hinzunehmen, da durch eine Restfehlstellung das langfristige Risiko der Degeneration erhöht wird. Die Abschätzung der lumbalen Spondylodesestrecke ist daher eine der großen Aufgaben in der Skoliosechirurgie.

Literatur

1. Willner S, Udén A. A prospective prevalence study of scoliosis in Southern Sweden. Acta Orthop Scand 1982; 53: 233-237.

2. Yong F, Wong HK, Chow KY. Prevalence of adolescent idiopathic scoliosis among female school children in Singapore. Ann Acad Med Singapore 2009; 38: 1056-1063.

3. Yawn BP, et al. A population-based study of school scoliosis screening. JAMA 1999; 282: 1427-1432.

4. Andersen MO, Thomsen K, Kyvik KO. Adolescent idiopathic scoliosis in twins: a population-based survey. Spine 2007; 32: 927-930.

5. Weiss HR. Idiopathic scoliosis: how much of a genetic disorder? Report of five pairs of monozygotic twins. Dev Neurorehabil 2007; 10: 67-73.

6. Kouwenhouven JW, et al. Effects of dorsal versus ventral shear loads on the rotational stability of the thoracic spine: a biomechanical porcine and human cadaveric study. Spine 2007; 32: 2545-2550.

7. Guo X, et al. Relative anterior spinal overgrowth in adolescent idiopathic scoliosis. Results of disproportionate endochondral-membranous bone growth. J Bone Joint Surg Br 2003; 85: 1026-1031.

8. Huynh AM, et al. Pedicle growth asymmetry as a cause of adolescent idiopathic scoliosis: a biomechanical study. Eur Spine J 2007; 16: 523-529.

9. Doménech J, et al. Motor cortical hyperexcitability in idiopathic scoliosis: could focal dystonia be a subclinical etiological factor? Eur Spine J 2010; 19: 223-230.

10. Burwell RG, Dangerfield PH. Etiologic theories of idiopathic scoliosis: neurodevelopmental concepts to be evaluated. Stud Health Technol Inform 2002; 91: 15-19.

11. Lenke LG, et al. Curve prevalence of a new classification of preoperative adolescent idiopathic scoliosis:

does classification correlate with treatment? Spine 2002; 27: 604–611.
12. Lenke LG, et al. Adolescent idiopathic scoliosis: a new classification to determine extent of spinal arthrodesis. J Bone Joint Surg Am 2001; 83: 1169–1181.
13. Wu L, et al. The left thoracic curve pattern: a strong predictor for neural axis abnormalities in patients with »idiopathic« scoliosis. Spine 2010; 35: 182–185.
14. Raso VJ, et al. Trunk distortion in adolescent idiopathic scoliosis. J Pediatr Orthop 1998; 18: 222–226.
15. Pratt RK, et al. Patient and parental perception of adolescent idiopathic scoliosis before and after surgery in comparison with surface and radiographic measurements. Spine 2002; 27: 1543–1550.
16. Hamzaoglu A, et al. Assessment of curve flexibility in adolescent idiopathic scoliosis. Spine 2005; 30: 1637–1642.
17. Nakahara D, et al. Magnetic resonance imaging evaluation of patients with idiopathic scoliosis: a prospective study of four hundred seventy-two outpatients. Spine 2010 May 14 (Epub ahead of print).
18. Tan KJ, et al. Curve progression in idiopathic scoliosis: follow-up study to skeletal maturity. Spine 2009; 34: 697–700.
19. Charles YP, et al. Progression risk of idiopathic juvenile scoliosis during pubertal growth. Spine 2006; 31: 1933–1942.
20. Meurer A, Hopf C, Heine J. Natural course in idiopathic scoliosis. Orthopäde 1994; 23: 228–235.
21. Weinstein SL. Idiopathic scoliosis in adolescence. Incidence and progression of untreated scoliosis. Orthopäde 1989; 18: 74–86.
22. Cordover AM, et al. Natural history of adolescent thoracolumbar and lumbar idiopathic scoliosis into adulthood. J Spinal Disord 1997; 10: 193–196.
23. Weinstein SL, et al. Health and function of patients with untreated idiopathic scoliosis: a 50-year natural history study. JAMA 2003; 289: 559–567.
24. Diméglio A, et al. Accuracy of the Sauvegrain method in determining skeletal age during puberty. J Bone Joint Surg Am 2005; 87: 1689–1696.
25. Negrini S, et al. Exercises reduce the progression rate of adolescent idiopathic scoliosis: results of a comprehensive systematic review of the literature. Disabil Rehabil 2008; 30: 772–785.
26. Weiss HR, Weiss G, Petermann F. Incidence of curvature progression in idiopathic scoliosis patients treated with scoliosis in-patient rehabilitation (SIR): an age and sex-matched controlled study. Pediatr Rehabil 2003; 6: 23–30.
27. Seifert J, Selle A. Is night-time bracing still appropriate in the treatment of idiopathic scoliosis. Orthopäde 2009; 38: 146–150.
28. Katz DE, et al. Brace wear control of curve progression in adolescent idiopathic scoliosis. J Bone Joint Surg Am 2010; 92: 1343–1352.
29. Katz DE, Durrani AA. Factors that influence outcome in bracing large curves in patients with adolescent idiopathic scoliosis. Spine 2001; 26: 2354–2361.
30. Bylski-Austrow DI, et al. Spinal hemiepiphyseodesis decreases the size of verebral growth plate hypertrophic zone and cells. J Bone Joint Surg Am 2009; 91: 584–593.
31. Zielke K. Ventral derotation spondylodesis. Results of treatment of cases of idiopathic lumbar scoliosis. Z Orthop Ihre Grenzgeb 1982; 120: 320–329.
32. Bullmann V, et al. Selective ventral derotation spondylodesis in idiopathic thoracic scoliosis: a prospective study. Z Orthop Ihre Grenzgeb 2003; 141: 65–72.
33. Newton PO, et al. Surgical treatment of main thoracic scoliosis with thoracoscopic anterior instrumentation. Surgical technique. J Bone Joint Surg Am 2009; 91: 233–248.
34. Harrington PR. Treatment of scoliosis. Correction and internal fixation by spine instrumentation. J Bone Joint Surg Am 1962; 44: 591–610.
35. Cotrel Y, Dubousset J. A new technic for segmental spinal osteosynthesis using the posterior approach. Rev Chir Orthop Reparatrice Appar Mot 1984; 70: 489–494.
36. Kim YJ, et al. Comparative analysis of pedicle screw versus hook instrumentation in posterior spinal fusion of adolescent idiopathic scoliosis. Spine 2006; 31: 291–298.
37. Lee SM, Suk SI, Chung ER. Direct vertebral rotation: a new technique of three-dimensional deformity correction with segmental pedicle screw fixation in adolescent idiopathic scoliosis. Spine 2004; 29: 343–349.
38. Dobbs MB, et al. Anterior/posterior spinal instrumentation versus posterior instrumentation alone for the treatment of adolescent idiopathic curves more than 90 degrees. Spine 2006; 31: 2386–2391.
39. Schwartz DM, et al. Neurophysiological detection of impending spinal cord injury during scoliosis surgery. J Bone Joint Surg Am 2007; 89: 2440–2449.
40. Min K, Waelchli B, Hahn F. Primary thoracoplasty and pedicle screw instrumentation in thoracic idiopathic scoliosis. Eur Spine J 2005; 14: 777–782.
41. Pérez-Grueso FS, et al. The low lumbar spine below Cotrel-Dubousset instrumentation: long-term findings. Spine 2000; 25: 2333–2341.

Die juvenile idiopathische Kyphose (Morbus SCHEUERMANN)

KATRIN SCHELLING

HOLGER SCHEUERMANN hat 1921 eine besonders rigide kyphotische Veränderung der Wirbelsäule in Abgrenzung zur kyphotischen Haltungsschwäche erstmals beschrieben. Die SCHEUERMANN-Erkrankung ist radiologisch durch Keilwirbel gekennzeichnet und verursacht Wachstumsstörungen der Endplatten der Wirbelkörper.

Definition

Unter dem Begriff der juvenilen idiopathischen Kyphose sind alle Ossifikationsstörungen der Wirbelkörper zu verstehen, chronisch oder akut, nicht infektiös, nicht angeboren, nicht traumatisch, die zu einer Pathologie mit Verminderung der Bandscheibenfächer und Folgezuständen nach Wachstumsabschluss führen. Der M. SCHEUERMANN ist nur eine spezielle Manifestation dieser Erkrankung. Weitere Bezeichnungen sind »Adoleszentenkyphose«, Kyphosis dorsalis juvenilis, Osteochondritis vertebralis und juvenile osteochondrotische Kyphose.

Epidemiologie und Prognose

Die Erkrankung ist erst in Verbindung mit der Vertikalisierung des Menschen aufgetreten.

Die Häufigkeit ist schwierig zu erheben, wird aber unterschätzt. Radiologische Zeichen finden sich bei 19–37% der Bevölkerung, klinische Symptome sind wesentlich seltener und werden mit 0,4–8% angegeben. Eine familiäre Häufung ist zu beobachten.

Die Geschlechterverteilung ist ausgewogen, aber bestimmte Lokalisationen scheinen bei einem Geschlecht häufiger vorzukommen, wie die »klassische thorakale Kyphose« beim Jungen. Die thorakolumbale und lumbale Lokalisation steigt entsprechend der sportlichen Aktivität; diese Formen manifestieren sich jedoch häufiger symptomatisch als die höher gelegene, oft latent verlaufende thorakale Form.

Ob die juvenile idiopathische Kyphose eine benigne Erkrankung ist oder nicht, bleibt eine schwierige Frage, da viele Studien ungenau oder widersprüchlich sind. BIOT (1), der 200 Erwachsene mit Rückenschmerzen untersucht hat, fand darunter 11% mit einer juvenilen idiopathischen Kyphose und kommt zum Ergebnis, dass die Kyphose nur langsam zunimmt und gut toleriert wird. MURRAY et al. (2) stellten bei 67 Erwachsenen mit durchschnittlich 70°-Kyphosewinkeln nach 25 Jahren nur geringe Einschränkungen fest, allerdings bei 7% der Patienten stärkere Schmerzen und neurologische Symptome.

Mehrere Argumente sprechen für die Schwere der Erkrankung und ihre Auswirkungen im Erwachsenenalter. Es ist schwer vorstellbar, wie eine schmerzhafte, deformierende und im Verlauf des Wachstums fortschreitende Pathologie in einem asymptomatischen (fast) normalen Zustand enden soll. Ferner besteht eine Relation zwischen der juvenilen idiopathischen Kyphose und Rückenschmerzen im Kindesalter. BURTON et al. (3) haben gezeigt, dass 30% der Jugendlichen an Lumbalgien leiden oder litten und der Anteil der von Rückenschmerzen Betroffenen zwischen dem 11. und 17. Lebensjahr von 12% auf 50% ansteigt.

Des Weiteren muss man das Verhältnis von Rückenschmerzen und juveniler idiopathischer Kyphose betrachten. 50% der Patienten mit Rückenschmerzen zeigen auch Zeichen eines lumbalen M. SCHEUERMANN und 84% der Schüler mit Lumbalgien und Zeichen der juvenilen idiopathischen Kyphose im Alter von 14 Jahren bleiben weiterhin schmerzsymptomatisch. Darüber hinaus besteht ein Zusammenhang zwischen Rückenschmerzen und Degeneration der Bandscheiben, wie er bei symptomatischer thorakolumbaler und lumbaler juveniler idiopathischer Kyphose auftritt. Selten kommt es sogar zu neurologischen Komplikationen im Verlauf der SCHEUERMANN-Erkrankung und der juvenilen idiopathischen Kyphose.

Es scheint also durchaus, dass diese Pathologie später im Erwachsenenalter schlecht toleriert wird und aufgrund der Bandscheibenbeteiligung und der Kyphosierung der thorakolumbalen und lumbalen Region Ursache von Rückenbeschwerden ist.

Embryologie und Anatomie

Während der embryonalen Entwicklung der Wirbelsäule werden Wirbelkörper und Bandscheiben aus der Fusion von 2 benachbarten somitischen Sklerotomen gebildet. Der kaudale Anteil des Sklerotoms ist Ursprung des Wirbelkörpers, der kraniale Anteil wird zur Bandscheibe, die eine gemischte Struktur aus Somit und Chorda dorsalis ist. Die enchondrale Ossifikation im Bereich des zunächst knorpeligen Wirbelkörpers beginnt im 2. Embryonalmonat in sphärischer Ausbreitung, sodass die ursprüngliche Knorpelscheibe in 2 Zonen getrennt wird, in eine kraniale und in eine kaudale Zone. In diesem Stadium entspricht der Wirbelkörper einem knöchernen Zylinder mit knorpeligem Deckel und Boden, deren periphere Abgrenzungen die Randleiste oder Ringapophyse darstellt.

Die weitere Ossifikation erfolgt ebenfalls enchondral, von zentral nach peripher. Verkalkungen im Bereich der Randleiste treten erst später auf, begleitend zur Entwicklung der Bandscheiben, die aus dem zentralen Nukleus und dem peripheren Anulus fibrosus bestehen.

Die Grund- und Deckplatten der Wirbelkörper sind normalerweise strikt parallel, der ventrale Bereich der Wirbelkörper ist schwächer. Die Menge der Spongiosa ist je nach Lokalisation in thorakalen und lumbalen Wirbelkörpern unterschiedlich. Der Nukleus der Bandscheiben haftet am Wirbelkörper, Fasern des Anulus fibrosus strahlen in die Randleisten ein. Die Dicke der Bandscheiben nimmt entsprechend der Belastung von kranial nach kaudal zu.

In Verbindung mit der Vertikalisation des Menschen vom Vierbeiner zum Zweibeiner war die Ausbildung eines Gleichgewichtes erforderlich, was nur aufgrund der Hüftstreckung und Beckenkippung und einem ausbalancierten, flexiblen Verhältnis von lumbaler Lordose und thorakaler Kyphose möglich war. Infolge dieser Entwicklung ist jedoch die mechanisch schwächste Stelle der Wirbelkörper einer Belastung ausgesetzt, und die Kyphose erhöht diese Belastungen. Der Scheitel - Apex - der Kyphose ist dabei am gefährdetsten.

In Ruhe sind die Krümmungen im Gleichgewicht, unter Belastung kommt es zu einer Zunahme der thorakalen Kyphose und zu einer Abnahme der lumbalen Lordose. Die Bandscheiben dienen der Druckverteilung. Jede Belastung erhöht den Druck im Nukleus und die Spannung der Fasern im Anulus fibrosus, es kommt zur Dehydrierung und Verminderung der Bandscheibendicke. Normalerweise ist dies reversibel, außer bei wiederholten oder anhaltenden Belastungen, die zu unvollständiger Erholung führen. Bei Überlastung kommen Deckplatteneinbrüche oder Einrisse des Anulus fibrosus vor mit irreversiblen Bandscheibenschäden.

Beim Gehen, Stehen, Sitzen und bei vielen sportlichen Aktivitäten kommt es durch Rumpfbeugungen zu Kompressionen der Bandscheiben und zur Zunahme einer globalen Kyphose.

Pathogenese

Aktuell gilt die Auffassung, dass Störungen der Wachstumszonen der Wirbelkörper zur Ausbildung der juvenilen Adoleszentenkyphose führen. Dies wird durch histologische Untersuchungen von AUFDERMAUER (4) sowie IPPOLITO und PONSETI (5), unterstrichen, die Auffälligkeiten im Wachstumsknorpel zeigten, und zwar sowohl in der Matrix als auch in den Zellen.

Es werden weniger und dünnere Kollagenfasern gebildet, sodass es zu einem höheren Gehalt an Proteoglykanen kommt. Die enchondrale Ossifikation ist in den veränderten Knorpelarealen verlangsamt, teilweise wird Knorpel direkt in Knochen umgewandelt. In den normal erscheinenden Anteilen der Deckplatten besteht eine schnellere Wachstumsgeschwindigkeit. Mechanische Einflüsse wirken sich negativ auf diese Wachstumsstörung aus und führen zu Keilwirbelbildungen und Kyphose. Durch Druckanstieg in den Bandscheiben kommt es zur Dehydrierung und in der Folge zu verminderter Schockaufnahme.

Bei intaktem Anulus fibrosus wird zentral das Bandscheibenmaterial des Nucleus pulposus in den spongiösen Wirbelkörper gedrückt und es entsteht eine intraspongiöse Hernie, ein SCHMORL-Knötchen. Bei bestehenden Läsionen des Anulus fibrosus kommt es in der Peripherie zum Austritt von Bandscheibengewebe unter die Randleiste und somit zu Randleistenhernien. Die Bandscheibendegeneration führt wiederum durch Fehlverteilung der lokalen Belastungen zu Wachstumsstörungen und Keilwirbelbildungen.

Symptomatik

Symptome, die zur Vorstellung eines Patienten führen, sind häufig Schmerzen, eine sichtbare Wirbelsäulendeformität oder beides. Die Erkrankung manifestiert sich erst im Jugendalter. Die Schmerzen sind meist mechanischer Art und wenig beeinträchtigend, werden jedoch rasch chronisch.

Bei der Untersuchung fällt fast immer die Haltungsschwäche mit nach vorn hängenden Schultern, »kurzem« Schultergürtel und Verkürzung der Pectoralismuskeln auf. Bei einer thorakolumbalen oder lumbalen Kyphose besteht ein Flachrücken. Charakteristisch ist erst die rigide Verkrümmung eines Wirbelsäulenabschnitts; eine flexible Kyphose ist nicht Ausdruck eines M. SCHEUERMANN. Beim Vornüberbeugen im Stehen zeigt sich die Lokalisation der Krümmung mit ihrem Scheitelpunkt. Beim raschen Aufrichten kann die Flexibilität der Kyphose eingeschätzt werden, ebenso in Bauchlage mit den Händen hinter dem Kopf.

Begleitend findet sich häufig eine Verkürzung der ischiokruralen Muskulatur, die ihren Ausdruck in einem großem Finger-Boden-Abstand beim Vornüberbeugen findet. Auch Hüftbeugekontrakturen können vorliegen. Die Wirbelsäulenbeweglichkeit und die Flexibilität von Kyphose und Lordose müssen stets evaluiert werden! Im Verlauf der Erkrankung nimmt die Versteifung der sagittalen Wirbelsäulenkrümmung zu.

Da bei 23% der Patienten zugleich eine Skoliose vorliegt, muss nach Rippenbuckel, Lendenwulst und Rumpfasymmetrien gesucht werden. Diese Skoliosen weisen meist nur eine geringe Seitkrümmung (10–20°) und nur eine geringe Rotation auf; sie entstehen durch eine Asymmetrie der Läsionen an Wirbelkörpern und Bandscheiben. Bei sogar 50% der Patienten ist die Assoziation mit einer Spondylolyse oder einer Spondylolisthese beschrieben; sie wird besonders bei thorakalen Kyphosen gefunden, die kompensatorisch mit einer Hyperlordose einhergehen, was zu Druckerhöhungen in der Interartikularportion der unteren Lendenwirbel führt.

Abb. 1
Randleistenhernie und SCHMORL-Knötchen an einem Lendenwirbel

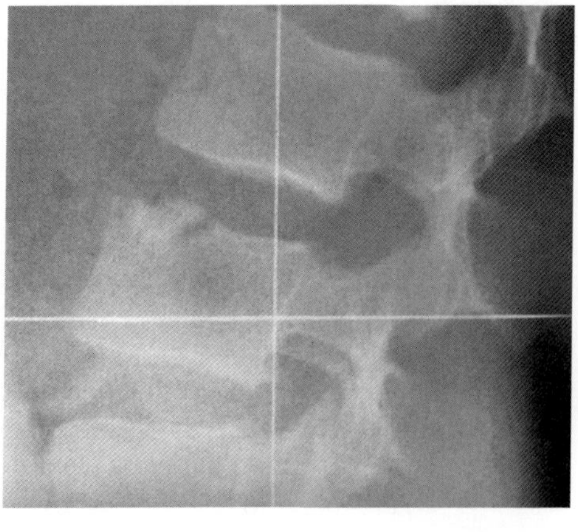

Es gibt unterschiedliche Krümmungsformen. Die häufige, klassische Manifestation des M. SCHEUERMANN ist die thorakale Hyperkyphose mit Rundrücken. Bei diesen Patienten ist der Krümmungsscheitel zwischen BWK 7 und BWK 9. Typischerweise wird die thorakale Form gut toleriert und ist weniger schmerzhaft. Die atypischen und rasch symptomatischen Formen mit thorakolumbaler Krümmung bei einem Scheitel zwischen BWK 10 und BWK 12 und lumbaler Krümmung haben demgegenüber eine verminderte thorakale Kyphose. Diese Formen sind häufig druckschmerzhaft bei Palpation der Wirbelsäule. Oft haben diese Patienten ihre körperlichen und sportlichen Aktivitäten reduziert.

Röntgenbefund

Der Röntgenbefund der Erkrankung ist charakterisiert durch Veränderungen an Wirbelkörpern und Bandscheiben. Auf Ganzaufnahmen der Wirbelsäule im Stehen im a.p. und im lateralen Strahlengang lassen sich der Kyphosewinkel und die Lokalisation bestimmen. Nach der Methode nach COBB werden Geraden durch die Deckplatten der am stärksten gegeneinander verkippten Wirbelkörper gezogen. Der Winkel zwischen diesen Geraden entspricht dem Gesamtkyphosewinkel. Normwerte für die thorakale Kyphose sind mit 20–40° festgelegt, ab 40° spricht man von einer Hyperkyphose.

Typische radiologische Zeichen sind Deckplattenunregelmäßigkeiten, abgeflachte Wirbel und Keilwirbel von >5° mit Verlust der Parallelität von Grund- und Deckplatten. Im Bereich der Bandscheiben zeigen sich Einklemmungen und Verschmälerungen. Intraspongiöse Hernien können peripher als Randleistenhernien oder zentral als SCHMORL-Knötchen zu erkennen sein.

2

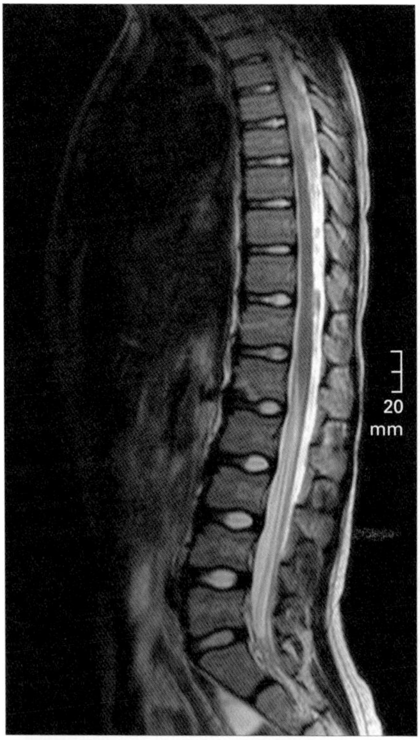

Abb. 2
MRT bei thorakolumbaler Kyphose: Dorsalverschiebung des Nucleus pulposus der Bandscheiben

3

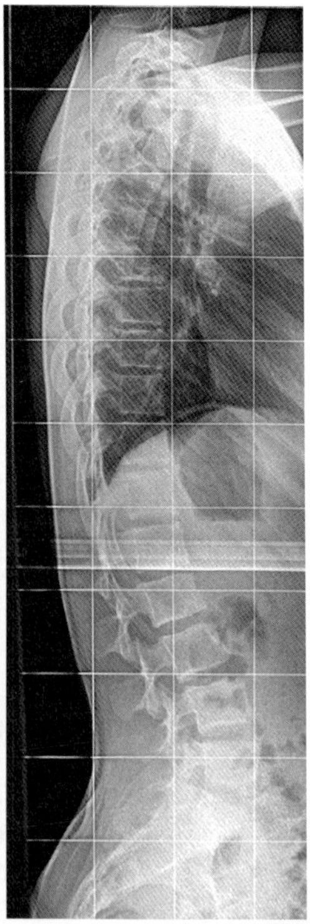

Abb. 3
Verlauf ohne Behandlung: 2 Jahre nach Diagnosestellung mit ungünstiger Kyphosierung des thorakolumbalen Übergangs und Verschmälerung der Bandscheiben

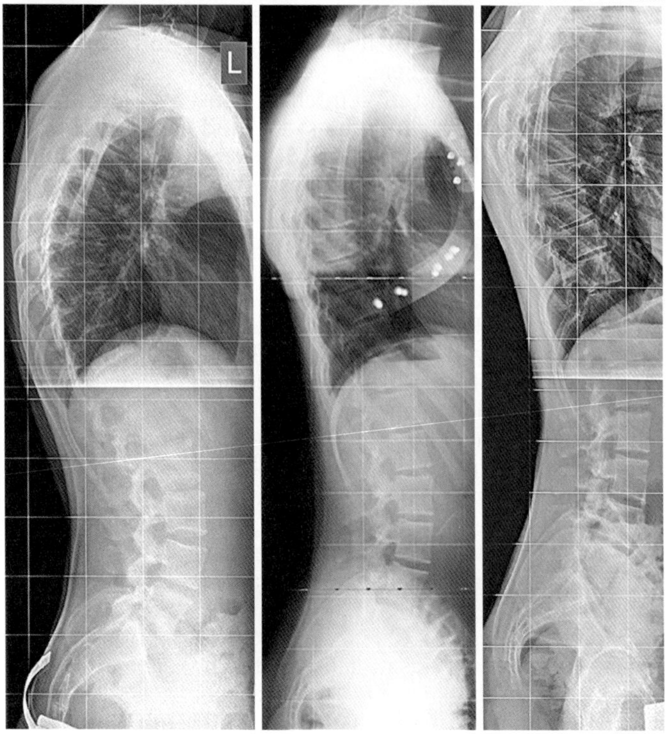

4 5 6

Abb. 4–6
18-jähriger Patient im Verlauf während aufrichtender Korsettbehandlung: Korrektur von 70° thorakaler Kyphose auf 40° bei Wachstumsabschluss

Nach HEFTI (6) ist zur Diagnosestellung für den thorakalen M. SCHEUERMANN ein Gesamtkyphosewinkel >50° zu fordern mit klinischer Fixation der Kyphose, unabhängig von den Röntgenveränderungen. Bei Kyphosewinkeln <50° kann die Diagnose bei Vorliegen von mindestens 2 Keilwirbeln >5° oder SCHMORL-Knötchen oder Randleistenhernien gestellt werden. Bandscheibenverschmälerungen und Deckplattenunregelmäßigkeiten reichen für die Diagnose nicht aus. Im thorakolumbalen und lumbalen Bereich kann die Diagnose schon bei einem Keilwirbel >5° oder einem SCHMORL-Knötchen oder einer Randleistenhernie gestellt werden, ohne Relevanz des Gesamtkyphosewinkels.

Konservative Therapie

Eine kausale Therapie des M. SCHEUERMANN gibt es nicht. In erster Linie sind präventive Maßnahmen wirksam, die Überbelastungen vermeiden und eine adaptierte Haltung im Alltag, vor allem beim Sitzen, fördern. Auch sollten sportliche Aktivitäten angepasst werden, altersentsprechend und in zeitlichem Umfang und Intensität. Empfehlenswert sind Sportarten mit Bewegungen in Rückenstreckung, z. B. Schwimmen, Basketball und Volleyball. Ungeeignet sind Rudern, Fahrradfahren mit Rennlenkern und Gewichtheben.

Schmerzen und Haltungsdeformität können im Frühstadium der Erkrankung durch Physiotherapie günstig beeinflusst werden. Ziele der Behandlung sind ein Erhalt der Flexibilität, eine Korrektur der lumbalen Hyperlordose und die Kräftigung der Rückenstreckmuskulatur. Eine Verbesserung der Symptome kann nach 3-6 Monaten erwartet werden, wobei der Erfolg natürlich stark von der Motivation abhängt.

Der M. SCHEUERMANN lässt sich gut durch ein Korsett behandeln. Idealerweise wird die Therapie im Frühstadium und vor Erreichen der Skelettreife begonnen. Geeignet sind Patienten mit guter Wirbelsäulenbeweglichkeit und mindestens 40%-igem Korrekturpotenzial bei Krümmungen zwischen 50° und 70°. Eine Aufrichtung der Keilwirbel ist jedoch nur möglich, wenn die Wirbel noch ausreichend lange ein aktives Wachstumspotenzial haben und in den ventralen Anteilen kompensatorisch aufholen können. Werden die Wirbelkörpervorderkanten nicht wieder regelrecht aufgebaut, ist im Follow-up ein Korrekturverlust zu erwarten.

Es kommen verschiedene Korsette zur Anwendung. Ein Dreipunktkorsett verbessert die Aufrichtung der thorakalen Wirbelsäule, sodass es bei Kyphosen mit einem Scheitel zwischen BWK 6 und BWK 9 indiziert ist. Ein anderes Prinzip beruht auf der Entlordosierung der lumbalen Wirbelsäule; dies führt zur Verlagerung des Schwerpunktes nach vorne; der Patient muss seine Brustwirbelsäule aktiv aufrichten, um nicht nach vorne zu kippen. Eine passive Aufrichtung lässt sich mit einem Reklinationsbügel erreichen.

Die Empfehlungen zur Tragedauer der Korsette variieren. Gute Erfolge werden bei Tragezeiten von 18–23 Stunden täglich über einen Zeitraum von 18–24 Monaten beobachtet und bei einem Fortsetzen der Therapie bis zur Skelettreife. Im Gegensatz zur Skoliosebehandlung kann beim M. SCHEUERMANN durch ein Korsett nicht nur eine Krümmungsprogredienz verhindert, es kann auch eine Korrektur erreicht werden. Angestrebt wird eine physiologische Krümmung mit 40–50° zum Wachstumsabschluss.

Chirurgische Therapie

Die Indikation zur chirurgischen Therapie ist selten und wird bei thorakalen Kyphosen im Wesentlichen aus kosmetischen Gründen für Krümmungen über 75° gestellt. Schmerzen im Bereich der Deformität oder lumbal sowie eine Progredienz der Krümmung können ebenfalls zur Operation führen, besonders im Erwachsenenalter. Es kommen ventrale oder dorsale Verfahren zur Anwendung, teilweise kombiniert. Bei sehr rigiden und großen Krümmungen wird ein ventrales Release empfohlen, entweder offen, mini-offen oder thorakoskopisch angewendet. An dorsalen Eingriffen werden Keilosteotomien realisiert und ausgedehnte Spondylodesen zur Aufrichtung, wobei die gesamte Krümmung bis zur Lordose fusioniert werden muss, um eine sagittale Dekompensation zu vermeiden.

Postoperativ verbleiben in bis zu 30% Schmerzen. Auch müssen Infektionen, Pseudarthrosen, Implantatbrüche und neurologische Läsionen als Komplikationsrisiken berücksichtigt werden.

Literatur

1. Biot B. Revue à long terme de la maladie de Scheuermann. In: Les cyphoses: de l'enfant à l'adulte. Paris: Masson 1995.
2. Murray PM, Weinstein S, Spratt KF. The natural story and long-term follow-up of Scheuermann's kyphosis. J Bone Joint Surg 1993; 75A: 236–248.
3. Burton AK, Clarke RD, Tillotson KM. The natural history of low back pain in adolescents. Spine 1995; 20: 2323–2328.
4. Aufdermauer M. Juvenile kyphosis (Scheuermann's disease): radiography, histology and pathogenesis. Clin Orthop 1981; 54: 166–174.
5. Ippolito E, Ponseti I. Juvenile kyphosis: histological and histocemical studies. J Bone Joint Surg 1981; 63A: 175–182.
6. Hefti F. Morbus Scheuermann. In: Kinderorthopädie in der Praxis. Berlin-Heidelberg-New York: Springer 2006.

Skoliosebehandlung mit dem VEPTR-Verfahren

MICHA LANGENDÖRFER

Das Vertical-Expandable-Prosthetic-Titanium-Rib-Verfahren (VEPTR; *Synthes Spine Co.,* West Chester, PA, USA) wurde primär als neues Behandlungssystem für Kinder mit einem Thoraxinsuffizienzsyndrom 1989 von ROBERT M. CAMPBELL entwickelt. Hierzu gehören Patienten mit hypoplastischem Thorax wie beim JEUNE-Syndrom, JARCHO-LEVINE-Syndrom und ELLIS VAN CREVELD-Syndrom sowie Patienten mit konstriktiven Thoraxveränderungen durch Rippenfusionen und Skoliose.

Die Behandlungsindikation unterliegt mittlerweile einem Wandel, sodass auch Kinder mit einer progredienten kongenitalen oder neurogenen Skoliose mit dem VEPTR-System erfolgreich behandelt werden. Bei einigen dieser Patienten liegt durchaus auch eine durch die Deformität bedingte Thoraxinsuffizienz minderer Ausprägung vor.

Technische und biologische Funktionsweise

Da das VEPTR-Implantat prinzipiell zur Thoraxdeformitätenkorrektur beim wachsenden Kind gedacht war, bestehen die Hauptkomponenten aus ringförmigen Haken, die um je eine Rippe proximal und distal angelegt und mit einem expandierbaren Teleskopstabsystem miteinander verbunden werden. Dadurch kommt es zu einem Aufspreizen der Rippenzwischenräume und somit zu einer Vergrößerung des Thorax. Bei einzelnen Patienten mit Fehlbildungsskoliosen sind Trennungen von synostosierten Rippen erforderlich.

Mit der Weiterentwicklung des Systems sind Implantate entwickelt worden, die die simultane Fassung von 2 Rippen ermöglichen, um somit eine stärkere und sicherere Verankerung im Bedarfsfall zu

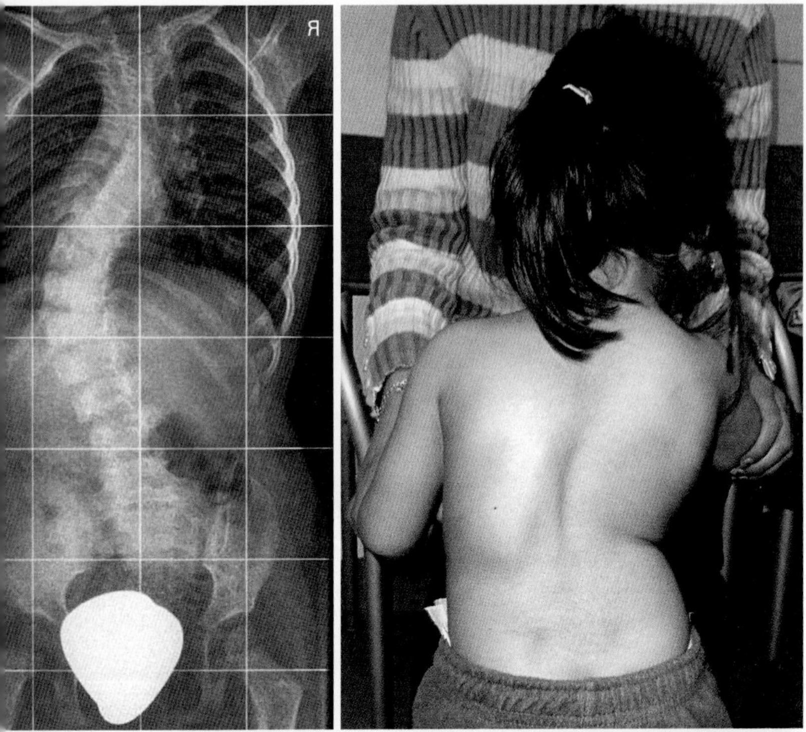

Abb. 1 und 2
Kongenitale Skoliose ohne Fehlbildungen von 65° linkskonvex thorakal, 50° rechtskonvex proximal thorakal

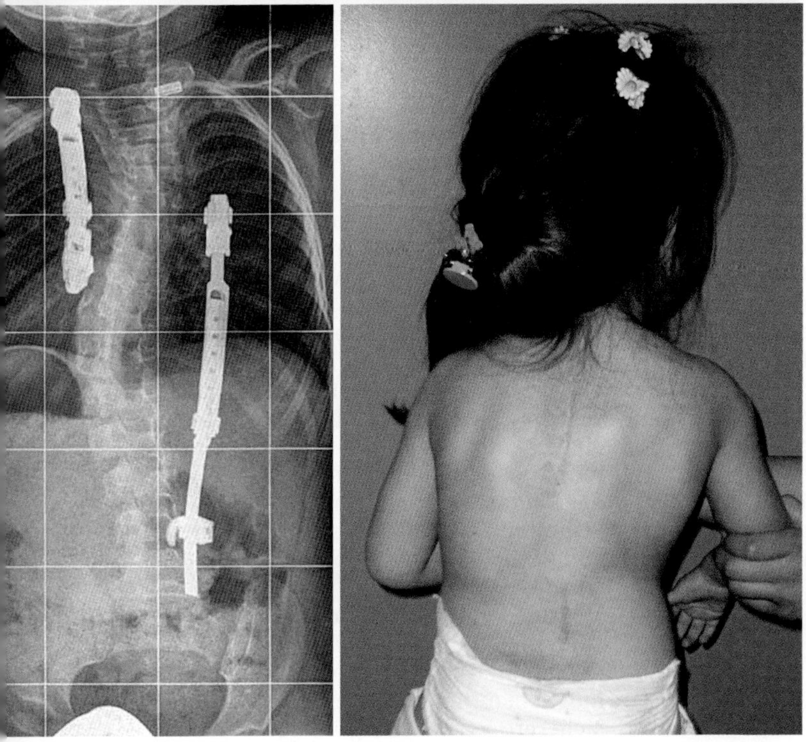

Abb. 3 und 4
Korrektur auf 35° thorakal durch Hybridkonstruktion (Laminahaken Lendenwirbel auf Rippe) und 25° proximal thorakal durch Rippe-zu-Rippe-Konstruktion nach Implantation

ermöglichen. Ebenso gibt es Haken, die direkt an der Wirbelsäule im Lendenwirbelsäulenbereich an der Lamina angebracht werden können, um auch lumbale Korrekturen einleiten zu können (Abb. 1-4).

Alternativ besteht die Möglichkeit, auch mit Pedikelschrauben zu arbeiten, wobei hier wegen der hohen Ausrissbelastungen 2 Wirbelkörper instrumentiert werden sollten. Des Weiteren kann eine Beckenabstützung über Spezialhaken (DUNN-MCCARTHY), an der hinteren Beckenschaufel angebracht, erreicht werden, was vor allem bei der Behandlung von neurogenen Skoliosen erforderlich ist.

Vor der Operation sind in der Regel konventionelle Wirbelsäulenaufnahmen in 2 Ebenen als auch sog. Bendingaufnahmen anzufertigen, die die zu erwartende Biege- und damit Korrekturfähigkeit der Wirbelsäule abschätzen lassen. Zudem ist eine Kernspintomographie der gesamten Wirbelsäule notwendig, um sowohl knöcherne als auch weichteilige strukturelle Deformitäten sowie intraspinale Fehlbildungen erkennbar und auswertbar zu machen. Anhand der erhobenen Befunde werden dann jeweils auf der Konkavseite der Krümmung über den Apex hinweg die Expander implantiert und direkt korrigierend verankert.

Bei der kranialen Verankerung sollte die 1. Rippe vermieden werden, da es hier zu Läsionen des neurovaskulären Bündels kommen kann. Generell sollte die Wirbelsäule nicht freigelegt werden, und wenn, dann nur umschrieben und nach Möglichkeit wenig invasiv, das Periost schonend. Meistens ist eine Darstellung des kranialen und des kaudalen Verankerungspunktes ausreichend, sodass der Expanderkorpus dann unter der Muskulatur tunneliert und minimal-invasiv eingeschoben werden kann, was auch die Weichteiltraumatisierung deutlich reduziert und zudem das Implantat vor akzidenteller Freilegung bei instabiler Narbenbildung schützt (1).

Bei der Notwendigkeit von Rippensynostosierungslösungen muss besonders die Aufdehnung der Rippen sehr langsam über einen längeren Zeitraum stattfinden; dabei kann es bei größeren Distanzen zum Einreißen der Pleura kommen, die dann künstlich gedeckt und mit einer Thoraxdrainage versorgt werden sollte. Postoperativ ist dann auch ein gezieltes Atemtraining angezeigt.

Die Implantate sind jedoch so stabil verankert, dass keine wesentlichen Einschränkungen vorliegen; so kann z. B. bei Beckenverankerungen bei neurogenen Skoliosen eine Rumpfmiederversorgung sinnvoll sein. Hier wird oft eine bilaterale Beckenabstützung mit DUNN-MCCARTHY-Haken als Hybridkonstruktion an die 8. oder 9. Rippe angelegt, da dadurch eine stabile Aufrichtung und Balancierung des Patienten erzielt werden kann (Abb. 5-7) (2, 3).

In der Regel sollte alle 4-6 Monate eine Distraktion der Implantate durchgeführt werden, um dem natürlichen Wachstum des Skeletts zu entsprechen und um eine weitere graduelle Korrektur zu erzielen. Für diese Eingriffe genügen dann Miniinzisionen über dem Verstellmechanismus des Expanders, die dennoch für die Kinder durch die Häufigkeit ein belastender Eingriff bleiben. Die Zukunft wird hier bei selbstverlängernden Implantaten mit einem magnetischen Mechanismus liegen, die ein geschlossenes System ermöglichen. Momentan liegen hierzu jedoch nur tierexperimentelle Studien vor, das System ist noch nicht serienreif.

Bei der Behandlung von Patienten mit Thoraxinsuffizienzsyndrom und gleichzeitig bestehender Skoliose ließen sich die positiven Auswirkungen des VEPTR-Systems auf die Korrektur der Skoliose beobachten. An der Konkavseite der Deformität angebracht, lässt sich ein wachstumslenkender Effekt mit einer Wachstumsbeschleunigung der distrahierten Anteile nachvollziehen. Dies gilt beson-

5

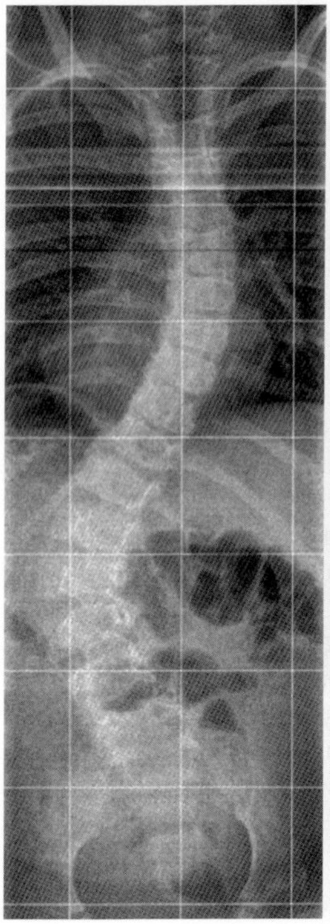

6

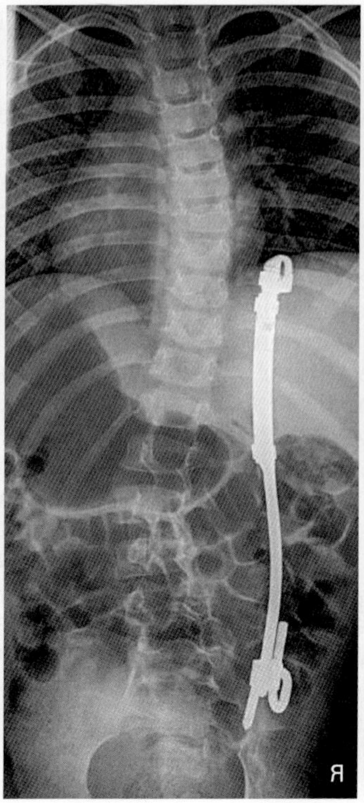

7

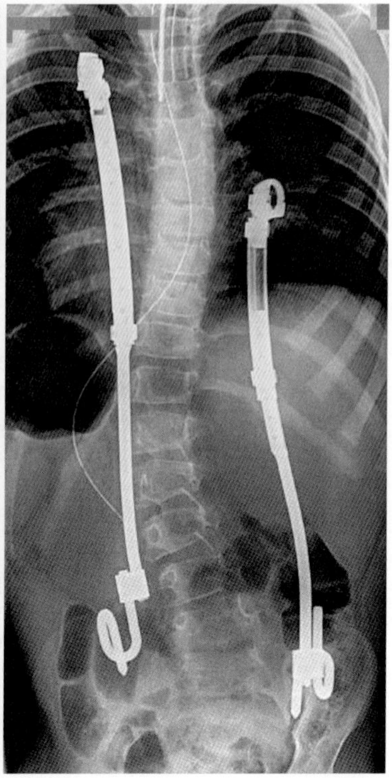

Abb. 5
Neurogene Skoliose bei Muskeldystrophie von 60° nach Cobb linkskonvex thorakolumbar und von 40° rechtskonvex thorakal, progredient bei schlechter Korsettcompliance

Abb. 6
Deutliche Korrektur der lumbalen Deformität bereits nach Einsetzen einer rechtsseitigen Hybridkonstruktion von Beckenkamm auf Rippe

Abb. 7
Im weiteren Verlauf Verlängerung und Ergänzen durch ein linksseitiges Hybridkonstrukt zur Balancierung und proximalen Korrektur auf 10° nach Cobb thorakal rechtskonvex und 25° nach Cobb lumbal linkskonvex

ders auch für Fehlbildungsskoliosen mit Wirbelkörperverschmelzungen im Sinne einer unilateralen Spangenbildung (»unilateral unsegmented bar«).

Auch bei diesen schweren Verläufen lässt sich eine graduelle, strukturelle Deformitätenkorrektur feststellen, ausgeübt durch die Distraktionskräfte über den langen Hebel der Rippen (4). Teilweise liegen gleichzeitig Verschmelzungen von mehreren Rippen vor, die auch eine Progredienz der Skoliose bedingen und zudem ein erhebliches Hindernis bei einer Korsettbehandlung darstellen. Diese müssen intraoperativ getrennt und mit den dafür vorgesehenen Rippe-zu-Rippe Expandern gespreizt werden (Abb. 8–14).

Somit sind mit dem VEPTR-System indirekt weitgehende Korrekturen von bestehenden Wirbelsäulendeformitäten zusätzlich zur Thoraxvolumensteigerung und zur Wiederherstellung der Thoraxsymmetrie möglich.

Therapiekonzept und Indikationen

Die VEPTR-Behandlung ist sicher nur als ein Baustein in der Therapie von kongenitalen und infantilen bzw. »Early-Onset«- als auch neurogenen Skoliosen zu betrachten. Primär ist nahezu jedem Patienten der Behandlungsbeginn mit Physiotherapie auf neurophysiologischer Basis und auch eine CHENEAU-Korsettversorgung zu empfehlen. Auch eine Gipskorsettversorgung kann indiziert sein. Limitationen ergeben sich hinsichtlich der Patientencompliance und auch bei Patienten mit einer manifesten Thoraxinsuffizienz, für die eine Korsettbehandlung nicht infrage kommt.

Bei einer raschen Progredienz mit deutlicher Auswirkung auf die Gesamtstatik und insgesamt nicht ausreichender Korrekturwirkung im Korsett bzw. bei nicht ausreichender Compliance ist bei einer Deformität > 50° nach COBB ein operatives Vorgehen anzuraten, da mit einer weiteren Zunahme gerechnet werden muss und eine frühe versteifende Korrekturspondylodese mit den Folgeproblemen einer erheblichen Rumpfverkürzung und Thoraxvolumenminderung in Kauf zu nehmen wäre.

Somit ist, abgesehen vom Thoraxinsuffizienzsyndrom, nach wie vor die Hauptindikation für das VEPTR-Verfahren eine kongenitale Skoliose mit unilateralen unsegmentierten Spangenbildungen sowie fusionierten Rippen und kontralateralen Halbwirbeln, da die konservative Therapie hier nicht selten sehr früh erhebliche Probleme aufwerfen kann. Progrediente »Early-Onset« und auch neurogene Skoliosen können bei der zuvor erwähnten Problematik ebenfalls eine gute Indikation darstellen; prinzipiell sollte aber eine umfassende Ausschöpfung der konservativen Möglichkeiten gerade bei diesen Patienten gewährleistet sein.

Alternative: Growing-Rod-Verfahren

Es gibt allerdings auch gut etablierte, direkte Wirbelsäulenkorrekturverfahren, sog. »Growing Rod«-Systeme. Dabei wird direkt an der Wirbelsäule korrigiert, indem der obere und der untere Neutralwirbel mit Haken oder Pedikelschrauben an Stäben fixiert und immer wieder Distraktionen über dem Krümmungsapex vorgenommen werden, die dann im weiteren Verlauf zu einer langsamen Ausgeradung führen (1, 5).

Alternativ gibt es das SHILLA-Konzept, bei der eine akute Korrektur im Apex der Krümmung vorgenommen wird und dann nach distal und nach proximal eine graduelle Ausgeradung entlang der Stäbe erfolgen soll. Abgesehen von dem doch gegenüber dem VEPTR-Verfahren höheren Operationsrisikos für die Wirbelsäule ist vor allem die Gefahr der spontanen Fusion der Wirbelsäule in den instrumentierten Bereichen nicht zu unterschätzen. Bei einer ausgedehnten Instrumentation ist durch die Freilegung des kindlichen Periosteums eine hohe Gefahr der unbeabsichtigten knöchernen Durchbauung gegeben, was zu einem Wachstumsstopp und damit zu einer signifikanten Rumpfgrößenminderung in Abhängigkeit des Alters und der skelettalen Entwicklung führen kann.

Diese Gefahr kann mit dem VEPTR-Verfahren weitgehend vermieden werden, außerdem ist zu einem späteren Zeitpunkt bei Bedarf immer noch eine nahezu »unberührte« Situation zur direkten Wirbelsäulenkorrektur mit einem klassischen Standardverfahren, z. B. der dorsalen Derotationsspondylodese, gegeben.

8

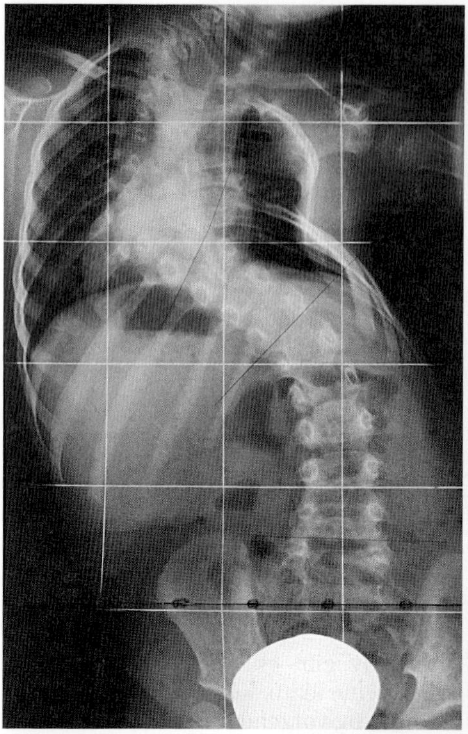

9

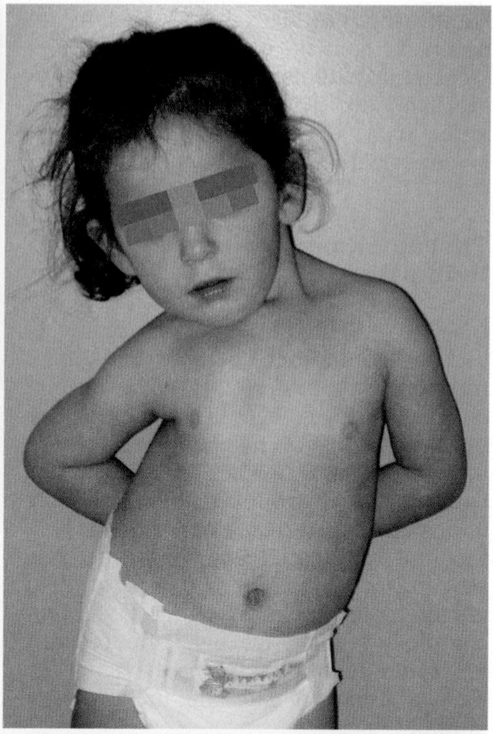

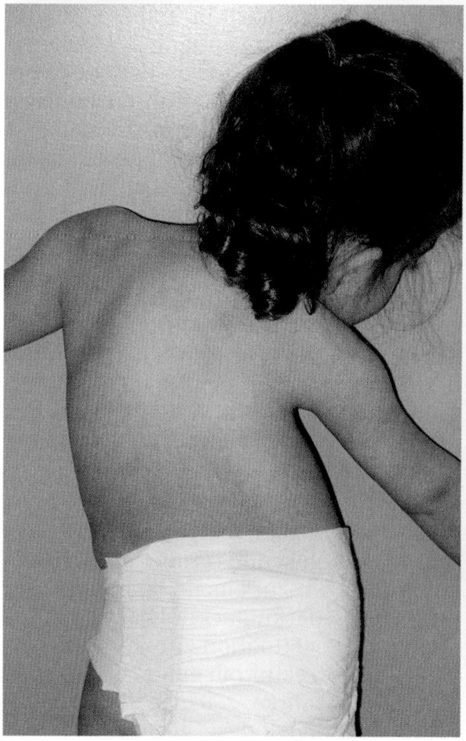

10

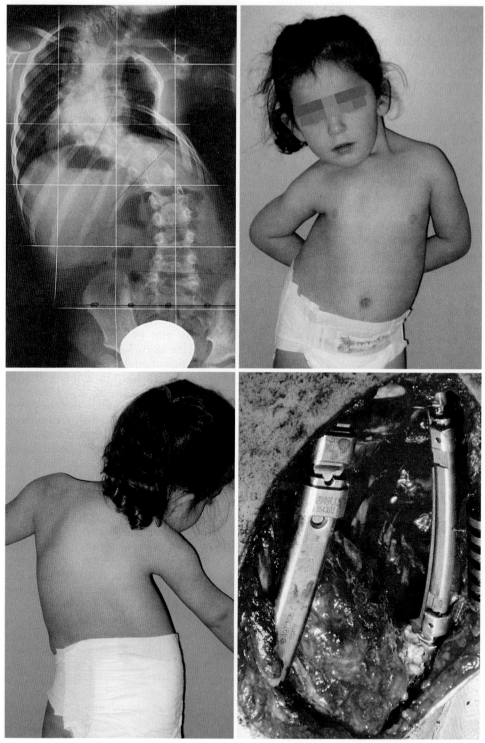

11

12

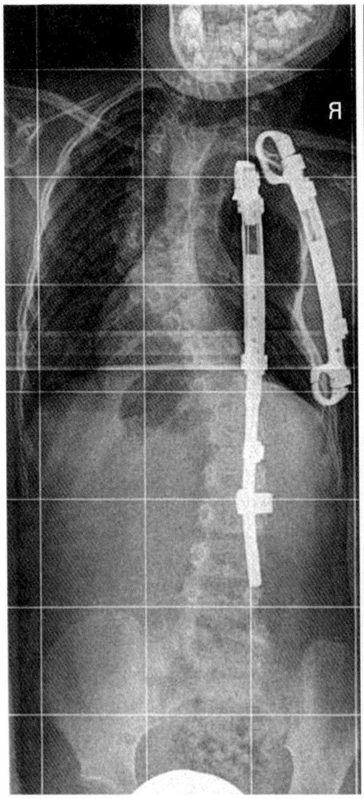

13

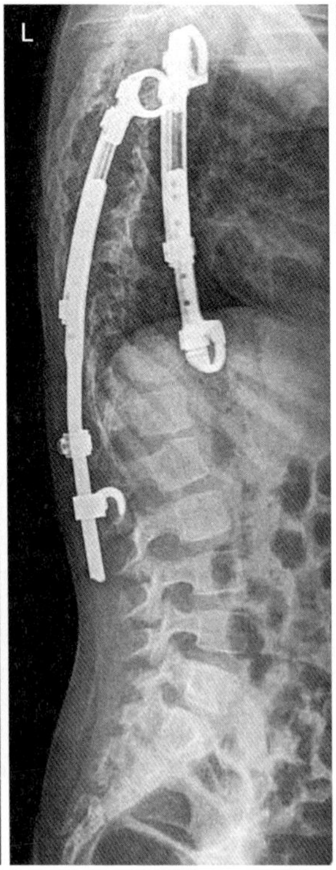

14

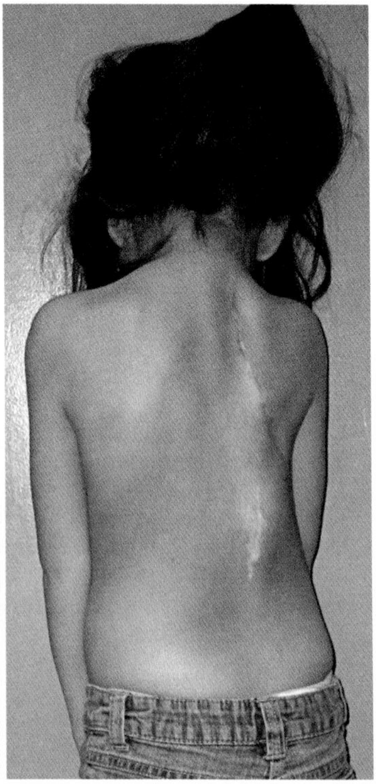

Abb. 8–10
Kongenitale Fehlbildungsskoliose von 80° nach COBB linkskonvex mit multiplen Rippensynostosierungen und Thoraxdysplasie rechts. Erhebliche Fehlstatik mit Auswirkung auf aktive Kopfhaltung und signifikantem kosmetischem Problem

Abb. 11
Intraoperativer Situs bei Primärkorrektur mit Darstellung beider Expanderköpfe und -korpus, darunter durchtrennte Rippensynostosen, rechtsdistale Rippenfixation mit dargestellt. Hier wird bei Verlängerung die Halteklammer gelöst und der Expander ausgefahren

Abb. 12–14
Status nach Implantation, 3 Verlängerungen und 1 Implantatwechsel (verlängerungsbedingt) mit nochmaliger Synostosierungstrennung und deutlicher Korrektur der Skoliose auf 56° nach COBB, Volumenkorrektur der Thoraxdeformität und erhebliche statische Verbesserung des klinischen Befunds

Komplikationen und Kontraindikationen des VEPTR-Verfahrens

Auch das VEPTR-Verfahren ist nicht ohne Komplikationen: Besonders beim sehr kleinen oder untergewichtigen Kind (was bei Thoraxinsuffizienz häufig ist) kann es zu einem sehr prominenten Hervorstehen des Implantates unter der Haut kommen, was dann bei mehreren Verlängerungseingriffen zu einer instabilen Narbe und

Indikationen	Kontraindikationen
Flail-Chest-Syndrom	Inadäquate Knochenstärke (Rippen/Wirbelsäule)
Konstriktives Chest-Wall-Syndrom mit Rippenfusion und Skoliose	Fehlende proximale/distale Rippen zur VEPTR-Fixation
Hypoplastisches Thoraxsyndrom: JEUNE-Syndrom, Achondroplasie, JARCHO-LEVINE-Syndrom, ELLIS VAN CREVELD-Syndrom	Fehlende Diaphragmafunktion, Hyperkyphose >70° nach STAGNARA
Progrediente kongenitale Skoliose (mit/ohne Rippenanomalien)	Inadäquate Weichteildeckung des VEPTR-Implantates
Progrediente Early-Onset- oder infantile Skoliose (ohne Rippenanomalien)	Abgeschlossene skelettale Entwicklung
Progrediente neurogene Skoliose (ohne Rippenanomalien)	Alter <6 Monate
	Bekannte Allergie gegen Titan-Aluminium
	Infektion am Operationssitus

Tab. 1
Indikationen und Kontraindikationen des VEPTR-Verfahrens

schlimmstenfalls zu einem Wunddefekt mit freiliegendem Implantat führen kann. Des Weiteren sind Implantatlockerungen durch Ausreißen der Rippenverankerung und auch der lumbalen Verankerung beschrieben, was Folgeeingriffe mit Befestigung an der nächsthöheren Rippe bzw. an 2 Rippen erforderlich macht (1, 6).

Limitationen liegen auch bei der Behandlung von Patienten mit einer starken atypischen Kyphose vor.

Implantatbedingt lässt sich eine Zunahme einer vorhandenen Kyphose unter den Verlängerungen des leicht gebogenen Implantats nicht vermeiden. Eine Hyperkyphose >70° ist dadurch eine Kontraindikation (Tab. 1).

Neuromonitoring

Obwohl die Skoliose nur indirekt beeinflusst wird, sind neurologische Komplikationen vor allem im Bereich der oberen Extremitäten mit Plexusschädigungen beschrieben und nicht auszuschließen; es liegen auch Berichte über ein iatrogenes Thoracic-Outlet-Syndrom bei sehr hoher Rippenverankerung vor. Aus diesen Gründen sollten alle Primärimplantationen mit großer Vorsicht und auch unter konstantem Neuromonitoring mit Ableitung von SEP und MEP von sowohl oberer als auch unterer Extremität stattfinden.

Bei Auffälligkeiten während des operativen Eingriffs ist eine Rücknahme der Korrektur notwendig. Im Übrigen wird empfohlen, alle Patienten mit Auffälligkeiten in Bezug auf das Neuromonitoring bei Primärimplantation oder bei manifesten neurologischen postoperativen Veränderungen auch bei den weiteren Verlängerungsoperationen mit dem intraoperativen Neuromonitoring zu überwachen (7, 8). Bei unauffälligen Behandlungsverläufen ist dies in der Regel nicht erforderlich.

Gerade bei Kleinkindern ist die Neuromonitoringüberwachung eine besonders große Herausforderung für die Kinderanästhesie, da oftmals die Ableitung der Potenziale nur unter Ketaminanästhesie und Vermeidung von Inhalationsgasen und Muskelrelaxanzien möglich ist, was u. U. eine längere Nachbeatmungsphase und insgesamt erschwerte Narkosebedingungen nach sich ziehen kann.

Auswirkungen der VEPTR-Behandlung

Ziel der VEPTR-Behandlung ist primär die Korrektur vorhandener Thorax- und Wirbelsäulen-deformitäten bei gleichzeitiger Verbesserung der Lebensqualität. Dabei sind die positiven Auswirkungen hinsichtlich der Reduktion der Wirbelsäulendeformität, die mit etwa 30–40% angegeben werden, gut dokumentier- und nachvollziehbar. Auch die klinische Haltungsverbesserung zur Schulterbalancierung und auch zur Kopfhaltung werden sowohl von den Patienten als auch von den Eltern rasch positiv aufgenommen und sind eindeutig.

Das Thoraxvolumen lässt sich zwar klinisch und radiologisch als vergrößert messen, es scheint dennoch nicht zu einer Lungenvolumenvergrößerung zu kommen. Im Gegenteil: Die forcierte Vitalkapazität scheint ab- und das Residualvolumen zuzunehmen. Da es trotzdem zu einer Verbesserung der pulmonalen Funktion kommt, scheint der Effekt der VEPTR-Therapie eventuell auch durch eine Thoraxstabilisierung und Verbesserung der respiratorischen Hilfsmechanismen zu entstehen (9).

Zudem liegen Hinweise vor, dass sich die Behandlung positiv auf die Ernährungslage und Gewichtszunahme der oft untergewichtigen Patienten auswirken kann (10). So wird berichtet, dass es in den ersten 4–8 Monaten und bis zu den darauf folgenden 48 Monaten bei über 40% zu einer signifikanten Gewichtszunahme kommen kann. Eine mögliche Erklärung dafür ist, dass die vermehrte muskuläre Atemarbeit durch die Thoraxstabilisierung reduziert werden kann und der Energieverbrauch des Körpers dadurch ebenfalls günstig beeinflusst wird.

Literatur

1. Sankar WN, Acevedo DC, Skaggs DL. Comparison of complications among growing spinal implants. Spine 2010; 35: 2091–2096.
2. Hell AK, Campbell RM, Hefti F. The vertical expandable prosthetic titanium rib implant for the treatment of thoracic insufficiency syndrome associated with congenital and neuromuscular scoliosis in young children. J Pediatr Orthop B 2005; 14: 287–293.
3. Samdani AF, et al. Bilateral use of the vertical expandable prosthetic titanium rib attached to the pelvis: a novel treatment for scoliosis in the growing spine. J Neurosurg Spine 2009; 10: 287–292.
4. Hell AK, Hefti F, Campbell RM. Behandlung der kongenitalen Skoliose mit dem Vertical-expandable-prosthetic-titanium-rib-Implantat. Orthopäde 2004; 33: 911–918.
5. Thompson GH, Akbarnia BA, Campbell RM. Growing rod techniques in early-onset scoliosis. J Pediatr Orthop 2007; 27: 354–361.
6. Betz RR, et al. Mortality and life-threatening events after vertical expandable prosthetic titanium rib surgery in children with hypoplastic chest wall deformity. J Pediatr Orthop 2008; 28: 850–853.

7. Sankar WN, et al. Neurologic risk in growing rod spine surgery in early onset scoliosis: is neuromonitoring necessary for all cases? Spine 2009; 34: 1952–1955.
8. Skaggs DL, et al. Efficacy of intraoperative neurologic monitoring in surgery involving a vertical expandable prosthetic titanium rib for early-onset spinal deformity. J Bone Joint Surg Am 2009; 91: 1657–1663.
9. Mayer OH, Redding G. Early changes in pulmonary function after vertical expandable prosthetic titanium rib insertion in children with thoracic insufficiency syndrome. J Pediatr Orthop 2009; 29: 35–38.
10. Skaggs DL, et al. Weight gain following vertical expandable prosthetic titanium ribs surgery in children with thoracic insufficiency syndrome. Spine 2009; 34: 2530–2533.
11. Shah SC, et al. Vertical expandable prosthetic titanium rib: indications, technique and management review. Surg Tech Internat XVIII: 223–229.

Kapitel 2

Obere Extremität

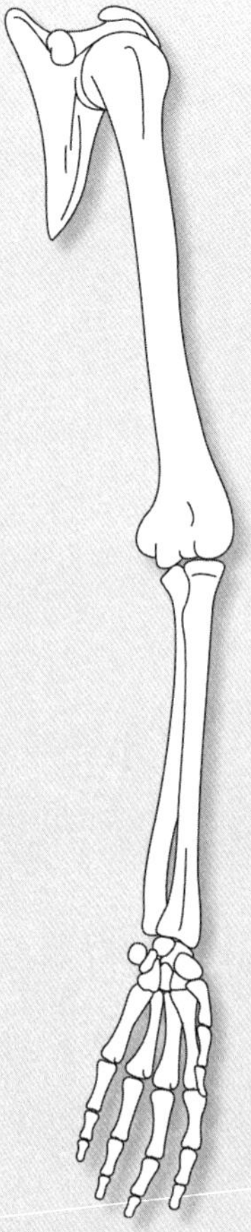

Orthopädische Therapie pathologischer Frakturen der oberen Extremität

FRANK TRAUB

Pathologische Frakturen sind Knochenbrüche, die in einem primär pathologisch veränderten Knochen bei inadäquaten Traumata entstehen. Die Relation von Gewalteinwirkung zur Verletzung wird genutzt, um zwischen adäquaten und inadäquaten Traumen zu unterscheiden. Von einer pathologischen Fraktur spricht man dann, wenn ein erkrankter Knochen bei einer Gewalteinwirkung bricht, der ein gesunder Knochen standgehalten hätte (1).

Die Strukturveränderungen der Knochen können systemische oder lokale Ursachen haben. Die »häufigsten« Erkrankungen bei Kindern und Jugendlichen sind (2):

Systemische Ursachen:

- Rachitis,
- juvenile Osteoporose,
- Hyperparathyreoidismus,
- Osteogenesis imperfecta,
- EHLERS-DANLOS-Syndrom,
- GAUCHER-Syndrom,
- KLINEFELTER-Syndrom,
- Mukopolysaccharidosen.

Lokale Ursachen:

- Primäre Knochentumoren,
- Osteomyelitis.

Aufgrund der höheren Belastung treten pathologische Frakturen häufiger in den unteren Extremitäten auf. Bei Patienten mit systemischen Ursachen für eine erhöhte Frakturrate wird die Diagnose häufig bei Geburt oder im Kleinkindalter gestellt. Allerdings kann auch die Frakturhäufigkeit den Verdacht auf eine verminderte Knochenfestigkeit lenken und somit zur Diagnosestellung führen.

Charakteristisch für systemische Knochenveränderungen sind Verbiegungen des Knochens durch Mikrotraumen. Im Röntgenbild zeigen sich knöcherne Auf- und Abbauvorgänge nebeneinander. Patienten die eine systemische Ursache für eine Strukturveränderung der Knochen haben, sollten immer interdisziplinär betreut werden. Bei einer pathologischen Fraktur sowie bei mehreren pathologischen Frakturen oder zur Begradigung der Extremitäten sollte eine intramedulläre Stabilisierung durchgeführt werden. Bewährt haben sich Teleskopnägel nach Bailey oder Fassier-Duval (2, 3).

Die meisten pathologischen Frakturen der oberen Extremität sind durch lokale Ursachen bedingt und nur selten durch systemische Erkrankungen. Bei den häufigsten primären Knochentumoren handelt es sich um benigne Läsionen, die auch als »tumor-like lesions« bezeichnet werden. Bei der Therapie der malignen Knochentumoren, wie das Osteosarkom oder das Ewing-Sarkom, steht die Grunderkrankung im Vordergrund und nicht die Therapie möglicher Frakturen, weshalb im Folgenden nicht weiter auf maligne Knochentumoren eingegangen wird (4, 5).

Insgesamt ist die solitäre Knochenzyste am häufigsten ursächlich für pathologische Frakturen an der oberen Extremität bei Kindern und Jugendlichen. Die Ätiologie der Läsion sowie das Ausmaß der Fraktur bestimmen die weitere Therapie. Maligne Tumoren, wie das Osteosarkom oder das Ewing-Sarkom, fallen häufig früh durch Schmerzen auf.

Nachstehend die häufigsten benignen Läsionen, welche für eine pathologische Fraktur im Kindes- und Jugendalter ursächlich sind:

- Solitäre Knochenzyste,
- fibröse Dysplasie,
- nicht-ossifizierendes Knochenfibrom bzw. fibröser metaphysärer Defekt,

Abb. 1 und 2
4-jähriger Junge mit einer Osteogenesis imperfecta. Bei stattgehabten multiplen Frakturen und resultierender Fehlstellung im linken Oberarm wurde eine intramedulläre Stabilisierung mittels Fassier-Duval-Nagel durchgeführt

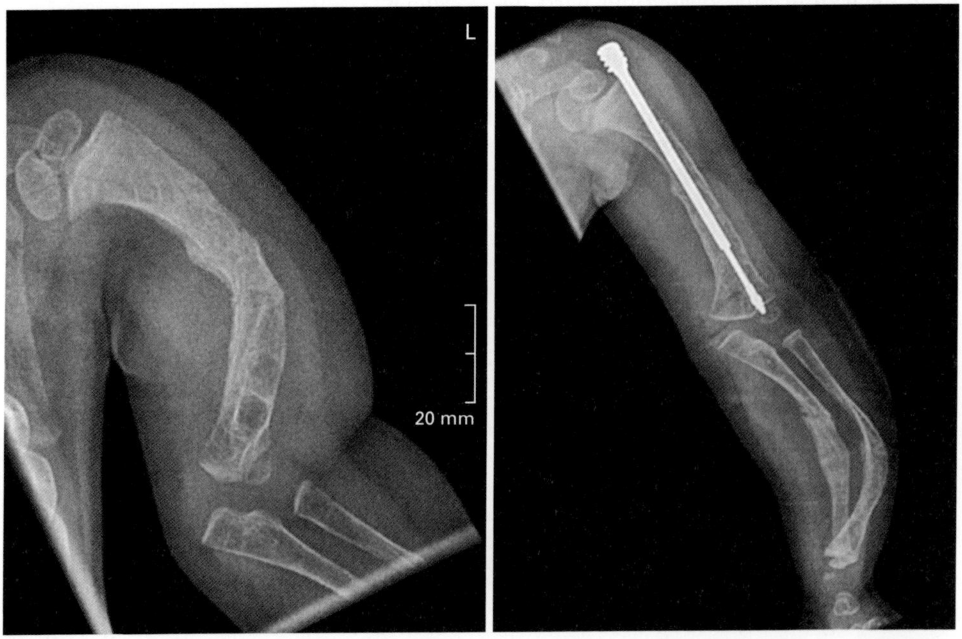

- Enchondrom bzw. Enchondromatose,
- aneurysmatische Knochenzyste,
- Riesenzelltumor.

Im Folgenden werden die einzelnen Ätiologien kurz rekapituliert und im Anschluss die Therapieoptionen diskutiert.

Solitäre Knochenzyste

Die solitäre (oder auch juvenile) Knochenzyste ist eine einkammerige, mit klarer oder sanguilenter Flüssigkeit gefüllte expansiv wachsende Zyste im Knochen. Ausgekleidet ist die Höhle mit einer fibrösen Membran. Die Läsion befindet sich in der Regel in den langen Röhrenknochen (Dia- und Metaphysen), der proximale Humerus ist bei fast 50% der Patienten betroffen. Radiologisch erkennt man im Röntgenbild eine ein- oder mehrkammerige ovaläre Strukturveränderung. Charakteristisch für Frakturen bei solitären Knochenzysten ist das »Fallen-Fragment«; hierbei handelt es sich um ein gefallenes Knochenfragment innerhalb einer Knochenzyste.

Gewöhnlich verursachen solitäre Knochenzysten keine Symptome. Die Diagnose wird entweder durch eine pathologische Fraktur oder durch auffällige Deformität gestellt. Nach einer Fraktur zeigt sich gelegentlich eine Selbstausheilung der Zyste, was auf die Druckentlastung zurückgeführt wird.

Bei unkomplizierten Frakturen ist eine konservative Therapie ausreichend (GILCHRIST-Verband). Bei einer instabilen Fraktur ist eine intramedulläre Stabilisierung (ESIN [elastic-stable intramedullary nailing] oder PREVOT-Nagel) notwendig. Bei einer fehlenden Konsolidierung der Zyste hat sich die mehrmalige Injektion von Cortisol oder Knochenmark als lohnend bzw. kurativ gezeigt. Die intramedullären Kraftträger sollten erst nach vollständiger Konsolidierung bzw. nach dem Wachstumsabschluss entfernt werden. Bei großen Läsionen oder rezidivierenden Frakturen sind eine Kürettage und eine Spongiosaplastik notwendig. Von einer Druckentlastung der solitären Knochenzyste (mittels Lochschrauben), wie sie in den 1980er- und 1990er-Jahren propagiert wurde, hat man sich in den letzten Jahren wieder abgewendet, da die Cortisoltherapie bessere Ergebnisse zeigte (5, 6).

Fibröse Dysplasie

Bei der fibrösen Dysplasie handelt es sich um eine Knochenstrukturveränderung, ausgehend von der Markhöhle. Der Knochen wird durch ein weiches fibröses Gewebe ersetzt. Die fibröse Dysplasie (M. JAFFÉ-LICHTENSTEIN) manifestiert sich bei der Mehrzahl der Kinder zwischen dem 5. und 15. Lebensjahr. Die Erkrankung kann zusammen mit dem MCCUNE-ALBRIGHT-Syndrom auftreten. Ferner wird durch das Befallsmuster zwischen einer monostotischen und einer polyostotischen Form der fibrösen Dysplasie unterschieden.

Sitz der Knochenveränderung ist die Metaphysen- und Diaphysenregion der langen Röhrenknochen mit Bevorzugung der proximalen Gliedmaßenabschnitte (obere Extremität in ~18% befallen). Radiologisch zeigt sich die Markhöhle der befallenen Knochenabschnitte weit und unregelmäßig begrenzt. Die Kortikalis erscheint ausgedünnt, die Spongiosatrabekel fehlen. Die befallenen Knochen erscheinen aufgetrieben und deformiert.

Die medikamentöse Therapie mit Bisphosphonaten hat keine Verbesserung des Verlaufs gezeigt. Knochenbrüche an der oberen Extremität sollten konservativ behandelt werden. Die Knochenheilung ist in den befallenen Knochen im Vergleich zu gesunden Knochen nur geringfügig verzögert. Chirurgische Interventionen sind bei erheblichen Fehlstellungen notwendig. Dabei sollten intramedulläre Verfahren gewählt werden, da es häufig zu Lockerung von Platten und Schrauben kommt. Eine Resektion der Läsionen und eine Spongiosaauffüllung (oder Allograft-Interposition) sollten erst nach Abschluss der Skelettreifung erfolgen. Bei ausgeprägtem Befall können er-

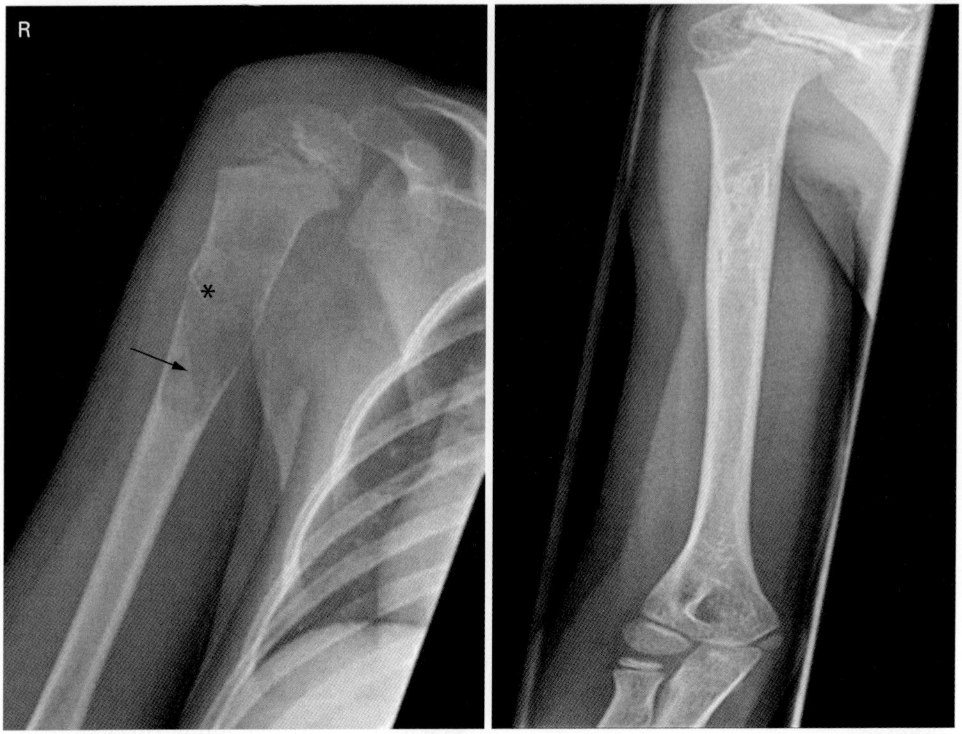

Abb. 3 und 4
Typische solitäre Knochenzyste mit eingedrücktem Kortikalisfragment (Stern) bei Frakturereignis und 30 Monate danach

Pfeil = »Falten-Fragment«

hebliche Deformitäten und invalidisierende Befunde verbleiben (2, 5, 7).

Nicht-ossifizierendes Knochenfibrom

Ein sehr häufig gefundener Tumor bei Kindern ist das nicht-ossifizierende Knochenfibrom, das mannigfaltige Synonyme besitzt (fibröser metaphysärer Defekt, histiozytäres Fibrom, fibröser Kortikalisdefekt, fibröses Xanthom). Dabei handelt es sich um einen zystischen Knochentumor, der aus fibrösem Gewebe (Histiofibroblasten) besteht. Im Allgemeinen ist die Läsion in der Metaphyse lokalisiert, besonders häufig in der Knie- und Sprunggelenkregion; an der oberen Extremität ist das nicht-ossifizierende Knochenfibrom eher selten zu finden (~5%). Es findet sich fast ausschließlich im fibroossären Übergangsbereich, also im Übergang von Sehnen und Bändern in den Knochen und ist somit exzentrisch in der Kortikalis gelegen.

Nicht-ossifizierende Knochenfibrome verursachen in der Regel keine Symptome und werden zufällig entdeckt. *Radiologisch* zeigt sich eine ovaläre Kompakt-

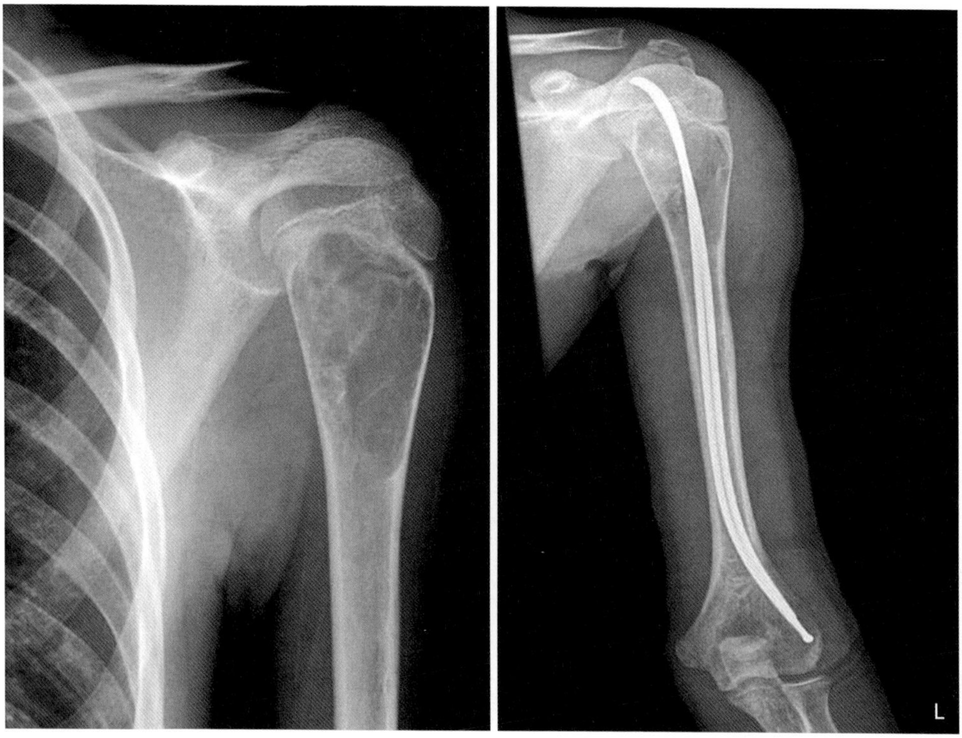

Abb. 5 und 6
Große solitäre Knochenzyste bei einem 9-jährigen Patienten. Es erfolgte eine prophylaktische intramedulläre Stabilisierung

aufhellung (traubenförmig) mit Randsklerose, deren Achse parallel zur Knochenachse verläuft. Bei großen Herden (> hälfte Schaftdurchmesser) können zur Vorbeugung einer Fraktur eine Kürettage und eine Spongiosaauffüllung indiziert sein. Bei einer Fraktur sollten eine Reposition und eine intramedulläre Stabilisierung angestrebt werden, da es sonst zu deutlichen Achsabweichungen kommen kann. Der intramedulläre Kraftträger sollte erst nach vollständiger Ausheilung bzw. nach dem Wachstumsabschluss entfernt werden (5, 7).

Enchondrom bzw. Enchondromatose

Die WHO definiert das Enchondrom (oder auch Chondrom) als einen benignen hyalinen Knorpeltumor des Knochenmarkraumes, der meistens solitär auftritt und nur selten mehr als einen Knochen involviert. Beim polyostotischen und polytopen Auftreten von Enchondromen spricht man von Enchondromatose. Dabei handelt es sich um eine angeborene Entwicklungsstörung des Skeletts. Der Befall einer Körperhälfte wird als M. Ollier bezeichnet. Bestehen zusätzlich zu den multiplen Enchondromen

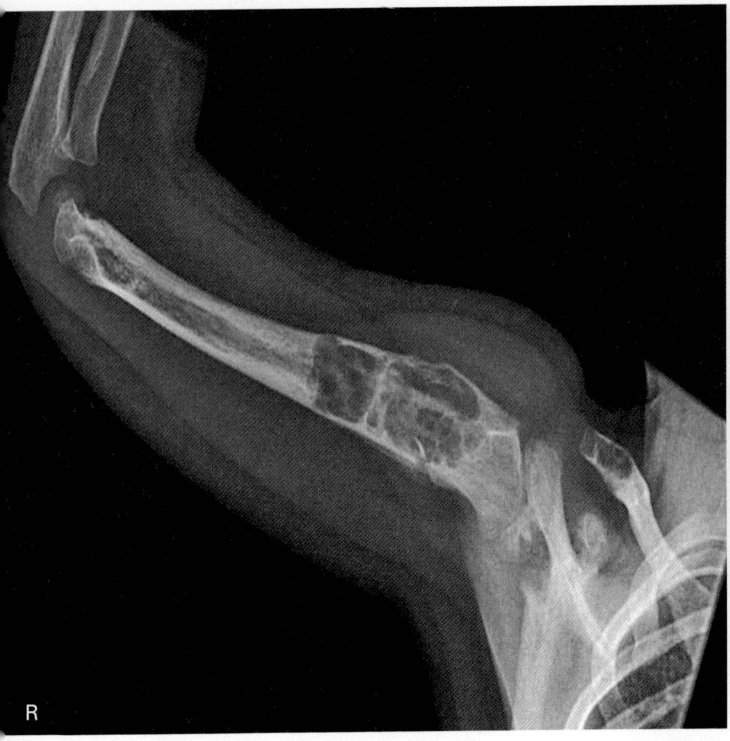

Abb. 7
3-jähriger Patient mit einer polyostotischen Form der fibrösen Dysplasie

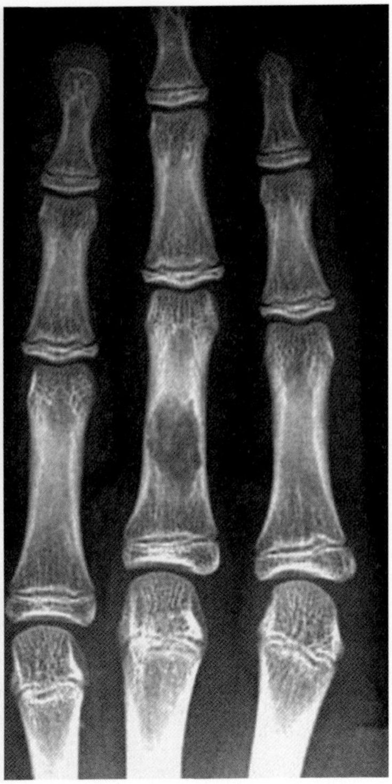

Abb. 8
Solitäres Enchondrom im Grundglied des Mittelfingers der linken Hand bei einer 12-jährigen Patientin

noch (sub-)kutane Hämangiome, so handelt es sich um ein MAFFUCCI-Syndrom.

Enchondrome sind die zweithäufigsten Knochentumoren des Kindesalters. Etwa 60% der Enchondrome treten in den kleinen Röhrenknochen der Hände auf. Die Läsion imponiert als runde bis spindelige zystische Strukturauslöschung im Röntgenbild. Zumeist ist die Läsion scharf begrenzt, selten von einem Sklerosesaum umgeben. Typischerweise machen Enchondrome keine Symptome.

Die Auftreibung an den Hand- oder an den Fingerknochen führt zur Vorstellung beim Arzt. Spontanfrakturen sind selten und kommen in belasteten Knochen häufiger vor als in den Fingerknochen. Bei der Therapie von Frakturen sind sich die meisten Kliniker nicht einig; das Spektrum reicht von der konservativen Therapie bis zur En-bloc-Resektion. Da es bei einer Fraktur nicht zu einer Restitutio ad integrum kommt, wird in unserer Klinik die achsgerechte Reposition und Kürettage mit Spongiosaauffüllung empfohlen. Bei plötzlicher Größenzunahme der Enchondrome (besonders bei der Enchondromatose) in Verbindung mit Schmerzen ist eine Resektion im Gesunden angezeigt, da eine Transformation zum Low-grade-Chondrosarkom möglich ist (5, 8).

Aneurysmatische Knochenzyste

Die aneurysmatische Knochenzyste ist eine benigne zystische expansiv wachsende Läsion des Knochens, die aus blutgefüllten Räumen, welche durch Bindegewebssepten getrennt sind, besteht. Betroffen sind überwiegend die Metaphysen der langen Röhrenknochen und die Wirbelsäule. Das Röntgenbild zeigt eine osteolytische exzentrische, selten subperiostale Läsion. Eine blasenförmige Auftreibung mit einer verdünnten Periostschale ist charakteristisch. Klassischer Befund in der MRT ist die »Spiegelbildung« des Zysteninhalts, also Flüssigkeit-Flüssigkeitsspiegel mit unterschiedlichen Signalintensitäten (interossärer Ileus).

Die Symptomatik ist durch Schmerzen und häufig durch Schwellungen gekennzeichnet, auch pathologische Frakturen können die Aufmerksamkeit auf die Läsion lenken. Die Versorgung einer aneurysmatischen Knochenzyste sollte stets nach bioptischer Sicherung erfolgen. Die Therapie sollte immer eine Kürettage der Zyste (eventuell mit lokalen Adjuvanzien) und die Auffüllung (Spongiosa oder Knochenzement) beinhalten. Bei Rezidiven kann eine En-bloc-Resektion nötig sein. Bei pathologischen Frakturen, bedingt durch eine aneurysmatische Knochenzyste, ist eine konservative oder chirurgische Frakturversorgung obsolet (9).

Riesenzelltumor

Der Riesenzelltumor ist eine benigne, lokal aggressive Neoplasie und tritt im Kindesalter sehr selten und im Jugendalter selten auf. 40% der Tumoren werden im Alter zwischen 20 und 30 Jahren diagnostiziert. Nur etwa 15% der Riesenzelltumoren werden bis zum 20. Lebensjahr symptomatisch. Die häufigste Lokalisation ist die Metaphyse der langen Röhrenknochen. Nach Schluss der Wachstumsfuge ist ein epiphysäres Wachstum häufig. Bis zu ~20% der Riesenzelltumoren manifestieren sich an der oberen Extremität, die Knieregion ist in 50% befallen.

Zu Beginn der Symptomatik steht der Schmerzbefund im Bereich der Gelenke. Häufig kommt es zu pathologischen Frakturen mit entsprechender Symptomatik. Radiologisch zeigt sich eine exzentrisch häufig aufgetriebene metaphysäre Osteolyse ohne Matrixverknöcherung sowie eine Verdünnung der Kortikalis. Die Läsion kann bis subchondral an den Gelenkspalt reichen (5).

Die Therapie des Riesenzelltumors an der oberen Extremität sollte immer die vollständige Kürettage beinhalten. Die Auffüllung des Defekts mit Knochenzement hat den Vorteil, dass nicht entfernte Tumorzellen durch die thermische Reaktion zerstört werden und ein Rezidiv leichter zu erkennen ist. Zu Rezidiven des Riesenzelltumors kommt es bei bis zu 15% der Patienten. 2009 konnte gezeigt werden, dass eine Therapie mit Denosumab *(Prolia)* nach Resektion eines Riesenzelltumors eine deutliche Verminderung der Rezidivrate bewirkte (10).

Osteomyelitis

Die Osteomyelitis ist eine eitrige Infektion des Knochens mit Befall des Markraums, der Kortikalis und des Periosts. Im Wachstumsalter ist die hämatogene Osteomyelitis die häufigste Form. Eine durch Osteomyelitis oder posttraumatische Osteitis verursachte pathologische Fraktur ist an der oberen Extremität eine Rarität.

Die Therapie der Osteomyelitis besteht aus der lokalen Herdausräumung. Bei besonders schweren Verläufen sollte eine Spül-Saug-Drainage gesetzt oder lokale Antibiotikaträger eingebracht werden. Neben der chirurgischen Therapie sind eine generalisierte Antibiotikatherapie und Ruhigstellung notwendig. In unserer Klinik wird standardmäßig 14 Tage eine i.v. Antibiose, gefolgt von 4 Wochen oraler Antibiose durchgeführt. Es gibt Studien, die nach 7 Tagen i.v. und 2 Wochen oraler Antibiose sehr gute Ergebnisse zeigen.

Bei rechtzeitiger Diagnose und adäquater Therapie kann häufig eine Restitutio ad integrum erreicht werden. Gegebenenfalls müssen Fehlstellungen, Wachstumsstörungen und Gelenkdestruktionen nach vollständiger Ausheilung der Osteomyelitis versorgt werden. Hier können rekonstruktive Maßnahmen mittels Osteosynthese aber auch (Ring-)Fixateur-Therapie Anwendung finden (2, 11).

Literatur

1. Tscherne H. Unfallchirurgie. Unfallchirurgie im Kindesalter. Teil 1. Berlin-Heidelberg-New York: Springer; 2006.

2. Hefti F. Kinderorthopädie in der Praxis. 2. Aufl. Berlin-Heidelberg-New York: Springer; 2006.

3. Zeitlin L, Fassier F, Glorieux FH. Modern approach to children with osteogenesis imperfecta. J Pediatr Orthop B 2003; 12: 77.

4. Campanacci M. Bone and soft tissue tumors. Berlin-Heidelberg-New York: Springer; 1990.

5. Freyschmidt J, Ostertag H, Jundt G. Knochentumoren. 3. Aufl. Berlin-Heidelberg-New York: Springer; 2010.

6. Capanna R, Campanacci DA, Manfrini M. Unicameral and aneurysmal bone cysts. Orthop Clin North Am 1996; 27: 605.

7. Adler CP. Knochenkrankheiten. 3. Aufl. Berlin-Heidelberg-New York: Springer; 2004.

8. Mirra JM. Bone tumors. Philadelphia: Lea & Febiger; 1989.

9. Leithner A, et al. Aneurysmal bone cyst. Clin Orthop 1999; 363: 176.

10. Thomas D, Skubitz K. Giant cell tumour of bone. Curr Opin Oncol 2009; 21: 338.

11. Copley LA. Pediatric musculoskeletal infection: trends and antibiotic recommendations. J Am Acad Orthop Surg 2009; 17: 618.

Erworbene Ellbogenfehlstellungen im Kindes- und Jugendalter

FRANCISCO FERNANDEZ FERNANDEZ

Das Ellbogengelenk gilt aufgrund seiner Funktion an der oberen Extremität als das wichtigste Gelenk. Bei Einschränkungen des Ellbogengelenks können die benachbarten Gelenke nur begrenzt dessen Funktion mit übernehmen, sodass es nach in Fehlstellung verheilten Frakturen häufig zu überproportional ausgeprägten Einschränkungen des Armes kommt.

Bei Kindern zählen Ellbogenfrakturen mit etwa 8–17% aller knöchernen Verletzungen zu den häufigsten Frakturen im Wachstumsalter.

Die Ellbogengelenkregion wird unterteilt in:

- Extraartikuläre distale Humerusfrakturen (suprakondyläre Frakturen).
- Intraartikuläre distale Humerusfrakturen.
- Proximale intraartikuläre Unterarmfrakturen.
- Proximale extraartikuläre Unterarmfrakturen.

Am distalen Oberarm sind die suprakondylären Ellbogenfrakturen mit ~60–70% die häufigsten Frakturen, gefolgt von den transkondylären Frakturen (in erster Linie den Condylus-radialis-Frakturen) mit 10–20% und den epikondylären Frakturen mit etwa 10%.

Die proximale Wachstumsfuge trägt mit 70–80% zum Längenwachstum des Humerus bei. Damit hat der distale Humerus nur ein sehr begrenztes Spontankorrekturpotenzial, um eine Achsenfehlstellung durch Remodellierung maximal bis zu einem Alter von 7–8 Jahren auszugleichen. Die Spontankorrektur kann nur in der Sagittalebene, der Bewegungsebene des Ellbogengelenks stattfinden. In der Frontalebene, der Ebene der Cubitus-varus-Fehlstellung, findet keine Spontankorrektur statt.

Erworbene Ellbogenfehlstellungen entstehen im Wesentlichem nach Frakturen in der Ellbogengelenkregion. Die Ellbogen sind im Kindesalter die komplikationsträchtigsten Gelenke; hier treten mit Abstand die meisten Komplikationen des Arms auf. Die meisten Komplikationen sind iatrogen; nur bei einem deutlich geringeren Anteil handelt es sich um komplexe, unabwendbare und schicksalhafte Wachstumsstörungen, die primär nicht beeinflussbar waren.

Die Ursachen für Fehlstellungen sind vielfältig. Am häufigsten scheinen die belassene, nicht spontan korrigierbare, übersehene Fehlstellung und die übersehene Fraktur mit Achsenabweichung zu sein.

Nicht zu vernachlässigen sind jedoch auch Indikations- und Therapiefehler.

Die Folgen dieser Komplikationen auf die Funktion sind unterschiedlich. Die Tab. 1 zeigt posttraumatische Fehlstellungen am Ellbogen des Kindes.

Cubitus varus

Der Cubitus varus ist die häufigste posttraumatische Deformität am kindlichen Ellbogen und die häufigste Komplikation nach suprakondylären Frakturen.

Aufgrund der dreidimensionalen Fehlstellung kommt es zunächst zu Funktionseinschränkungen. Vor allem Streckung und Beugung sind eingeschränkt. Bei jungen Kindern bildet sich dieses Funktionsdefizit unter der Remodellierung meist zurück, und es verbleibt die Achsfehlstellung mit zum Teil erheblichen kosmetisch störenden Fehlstellungen.

Die Akzeptanz dieser Fehlstellung ist unter den Kindern bzw. Jugendlichen wie auch deren Eltern sehr unterschiedlich. Das Ausmaß der Varisierung reicht von einer leichten Aufhebung der physiologischen Armachse bis zu erheblichen Varusfehlstellungen mit >40° (Abb. 1).

Die Angaben in der Literatur über die Häufigkeit dieser Deformität sind sehr unterschiedlich und werden mit 9–67% angegeben. Aufgrund der verbesserten operativen Techniken (K-Draht-Osteosynthesen) und der Kenntnis dieses Problems ist die Inzidenz des Cubitus varus deutlich zurückgegangen.

Tab. 1
Posttraumatische Fehlstellungen am Ellbogen des Kindes

Posttraumatische Deformität	Auswirkung auf die Funktion
Cubitus-varus-Fehlstellung	Gering bis keine Funktionseinschränkung
Cubitus-valgus-Fehlstellung	Keine Funktionseinschränkung
Chronische Radiuskopfluxation	Geringe Funktionseinschränkung
Condylus-radialis-Pseudarthrosen	Geringe Funktionseinschränkung
Fischschwanzdeformität	Keine Funktionseinschränkung
Radiuskopfdeformierungen	Funktionseinschränkung
Antekurvationsfehlstellung	Funktionseinschränkung

Es werden 3 Ursachen für die Entwicklung einer Varisierung der Armachse diskutiert:

○ Die häufigste Ursache mit der Entwicklung eines ausgeprägten Cubitus varus ist eine ulnare Abkippung aufgrund einer Instabilität oder ein Nichterkennen der ulnaren Einstauchung bei suprakondylären Humerusfrakturen (Abb. 2–9).

○ Eine andere (seltenere) Ursache ist eine stimulative Wachstumsstörung am Condylus radialis. Sie zeigt geringe ausgeprägte Deformierungen der Armachse.

Die stimulative Wachstumsstörung tritt meist nach Condylus-radialis-Frakturen (Abb. 10–14) bzw. nach den deutlich selteneren transkondylären Humerusfrakturen auf. Das Ausmaß des radialseitigen Mehrwachstums ist abhängig von der Dauer der Stimulation. Die Stimulation ist wiederum abhängig von der Zeit der knöchernen Konsolidierung: Je kürzer die Konsolidierungzeit, desto geringer die Fehlstellung. Häufig besteht noch ein Valgus der Armachse, der jedoch im Vergleich zur Gegenseite mit einem physiologischen Valguswinkel von 5–10% deutlich geringer ist. Varisierungen nach einem stimulativen radialseitigen Mehrwachstum führen in der Regel nicht zu einem Funktionsdefizit.

○ Neben dem stimulativen Effekt auf der radialen Seite kann es auch zu einer hemmenden Wachstumsstörung auf der ulnaren Seite mit Entwicklung einer Varisierung der Armachse kommen. Häufig treten diese Wachstumsstörungen nach operativer Versorgung auf (Abb. 15–19). Diese Art von Varisierung kann sich im weiteren Wachstum durch eine Erholung des Kondylus zurückbilden. Es kommt meist zu keinen Funktionsdefiziten.

Neben dem kosmetischen Aspekt des Cubitus varus können noch andere Probleme auftauchen. Beschrieben werden N.-ulnaris-Läsionen durch Druck der Trizepssehne in Verbindung mit der Fehlstellung. Auch wird über eine erhöhte Gefahr zu Condylus-radialis-Frakturen und Radiuskopfluxationen berichtet.

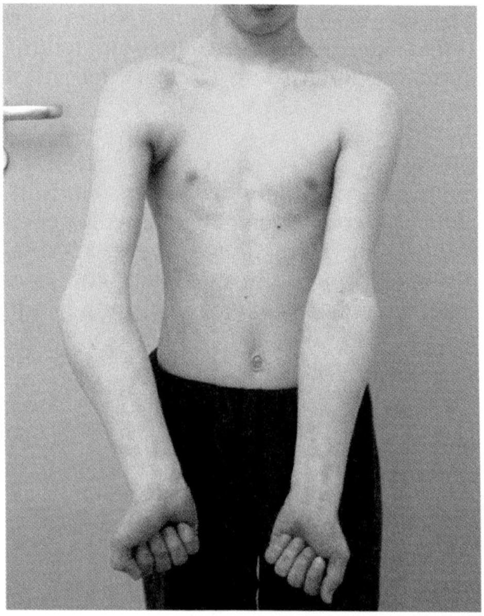

Abb. 1
12-jähriger Junge mit Cubitus varus nach suprakondylärer Fraktur

Operative Korrektur

Die operative Korrektur des Cubitus varus ist bei N.-ulnaris-Läsionen indiziert. Da meist keine funktionellen Defizite bestehen, verbleibt die kosmetische Deformität. Die Indikation zur operativen Korrektur ist meist der Leidensdruck der Patienten. In einer Gesellschaft mit zunehmenden ästhetischen Ansprüchen muss der Leidensdruck des Patienten ernst genommen werden.

Allerdings wird bei operativen Korrekturen in bis zu 20–30% über Komplikationen wie Bewegungseinschränkung, Nervenschaden und rekurrente Fehlstellung berichtet, auch wenn es sich hier meist um ältere Literatur handelt.

Die operative Korrektur der Fehlstellung am distalen Humerus ist weitgehend unabhängig vom Alter möglich. Angegeben werden unterschiedliche operative Operationsverfahren mit medialen bzw. lateralen Zugängen. Es gibt 3 grundlegende unterschiedliche Osteotomieformen: die Dome-Osteotomie, die radiale Closing-wedge-Osteotomie und die dreidimensionale Korrekturosteotomie.

Aufgrund der anatomischen Besonderheiten am distalen Humerus gilt die Stabilisation als schwierig. Hier werden die unterschiedlichsten Osteosyntheseverfahren (Platten, KIRSCHNER-Drähte, Schrauben, Fixateur externe) angewendet. Eine elegan-

2
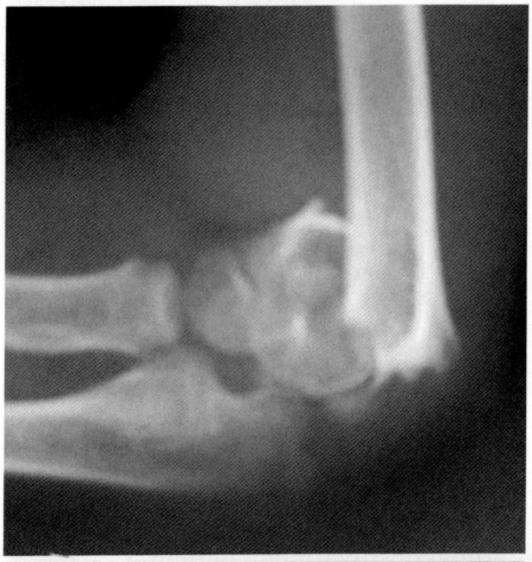

Abb. 2
10-Jähriger mit grob dislozierter suprakondylärer Fraktur GARTLAND III

Abb. 3 und 4
Derselbe Patient wie in Abb. 2. Reposition und K-Drahtosteosynthese. Postoperativ kommt es zu einem Korrekturverlust mit ulnarer Einstauchung und Verlust des humerokondylären Winkels mit Wanderung der K-Drähte

3
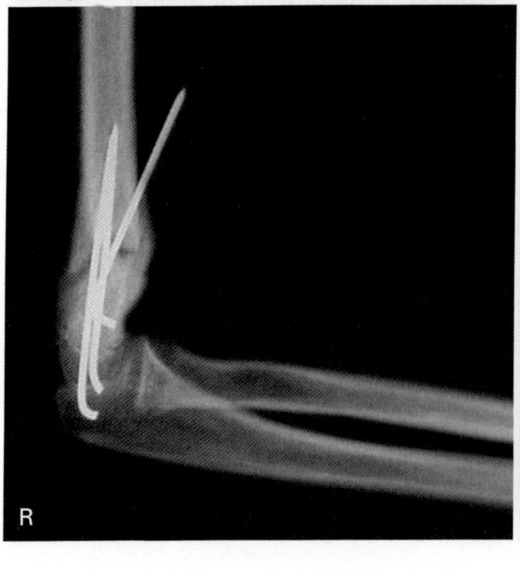

4
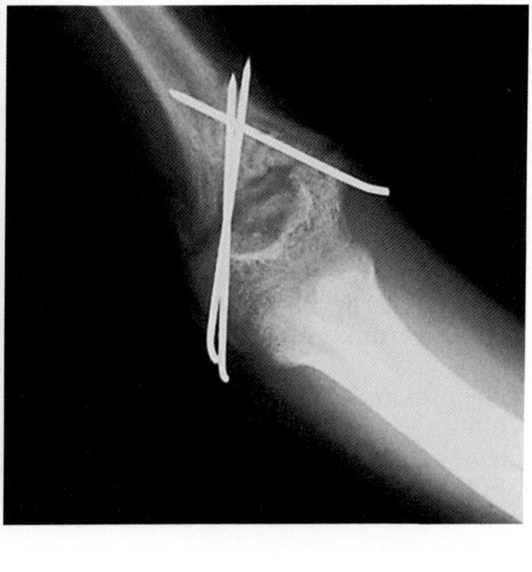

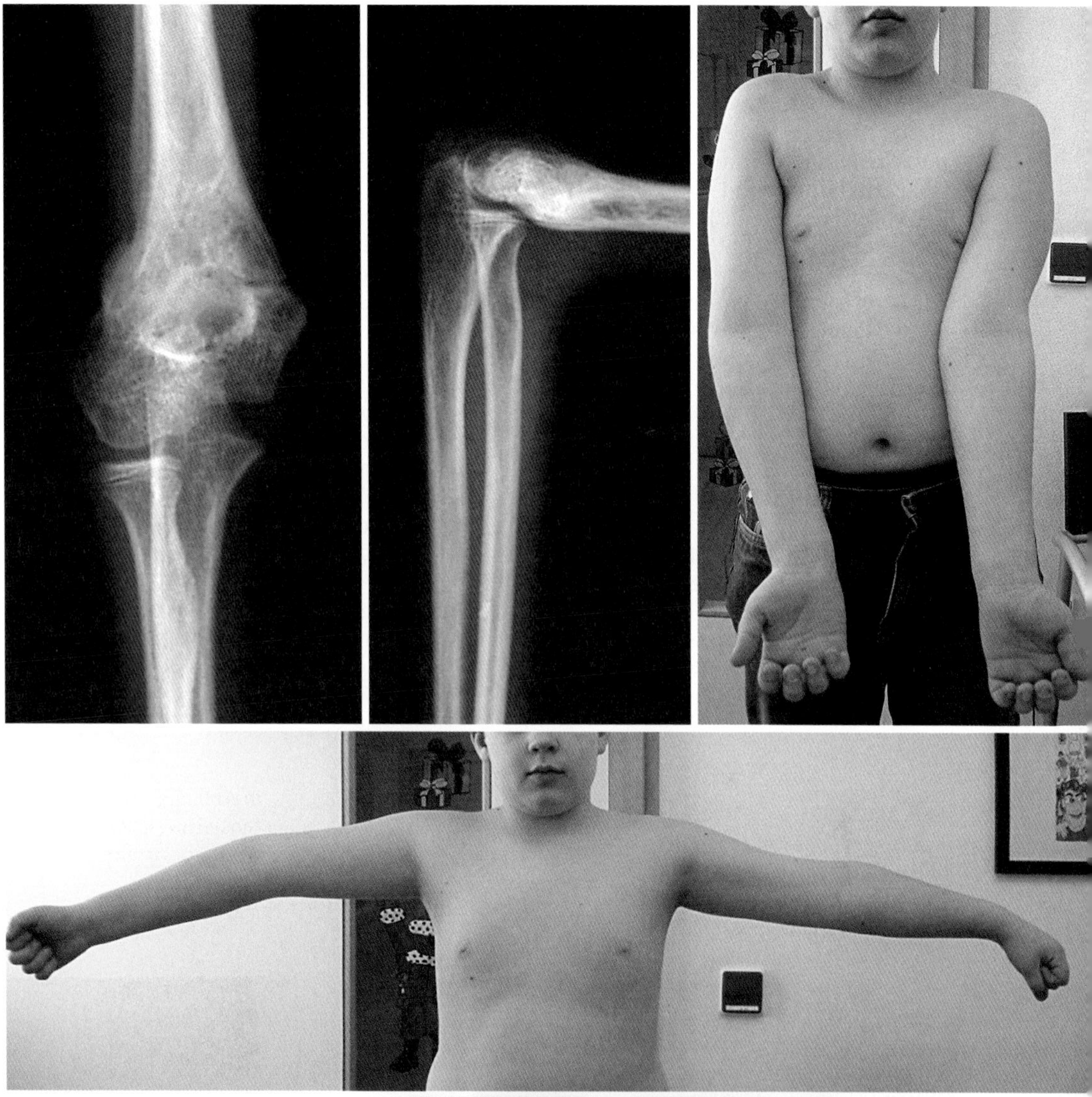

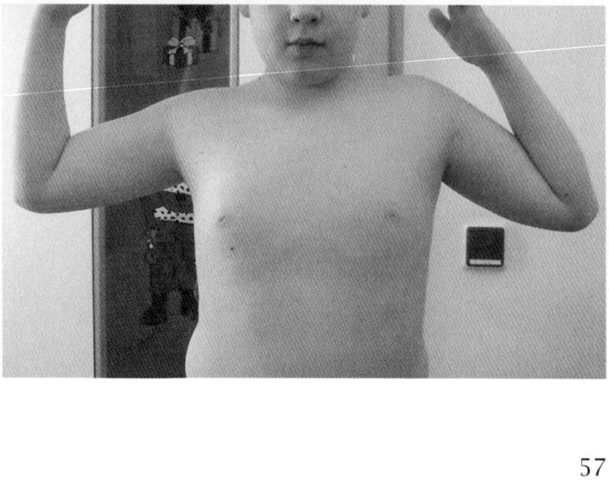

Abb. 5-9
Derselbe Patient wie in Abb. 2-4. 6 Monate nach Unfall Cubitus varus ~10° mit Beugedefizit von 30° und Überstreckung von ~10°

te Technik, die Fehlstellung zu korrigieren, könnte eine temporäre Epiphyseodese im Sinne einer Epiphyseodese mit Klammern oder Plattenosteosynthese sein (z.B. die Eight-Plate). Da das Längenwachstum im Wesentlichen aus dem proximalen Oberarm kommt und nicht aus dem distalen, müsste frühzeitig über eine Epiphyseodese nachgedacht werden.

Wir favorisieren in unserer Klinik die Open- oder Closing-wedge-Osteotomie mit Stabilisierung über eine Winkelplatte für Kinder, die eine hohe Stabilität erlaubt (Abb. 20–23).

Cubitus valgus

Der Cubitus valgus tritt deutlich seltener auf als die Varusfehlstellung. Der physiologische Valguswinkel des Arms beträgt 5–10%. Haben wir eine posttraumatische Armachsendifferenz von > 10° zur Gegenseite, so sprechen wir von einem Cubitus hypervalgus. Die Armachse darf nur in voller Streckung des Ellbogengelenks beurteilt werden, da bereits ein Streckdefizit von 10° eine Valgusfehlstellung vortäuscht.

Der Cubitus valgus ist meist eine unmittelbare Folge einer Condylus-radialis-Fraktur, die nicht knöchern konsolidiert ist und aus der heraus sich eine Pseudarthrose bildet (Abb. 24 und 25).

Allerdings führt nicht jede Pseudarthrose des Condylus radialis zu einem Cubitus valgus. Bei der Pseudarthrose des Condylus radialis kann es zu einer Dislokation des Kondylus nach proximal und radial kommen, was dann zur Fehlstellung führt.

Eine ausgeprägte Valgisierung kann zu einer Beeinträchtigung des N. ulnaris füh-

Abb. 10 und 11
4-jähriger Junge mit instabiler Condylus-radialis-Fraktur nach Sturz am Spielplatz. Es wurde eine 4-wöchige konservative Therapie durchgeführt

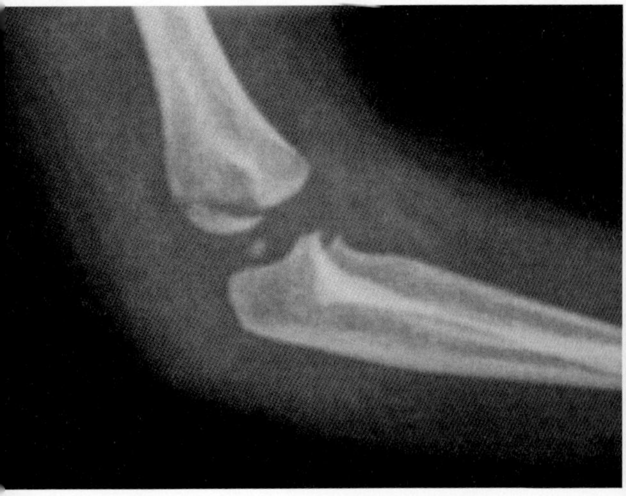

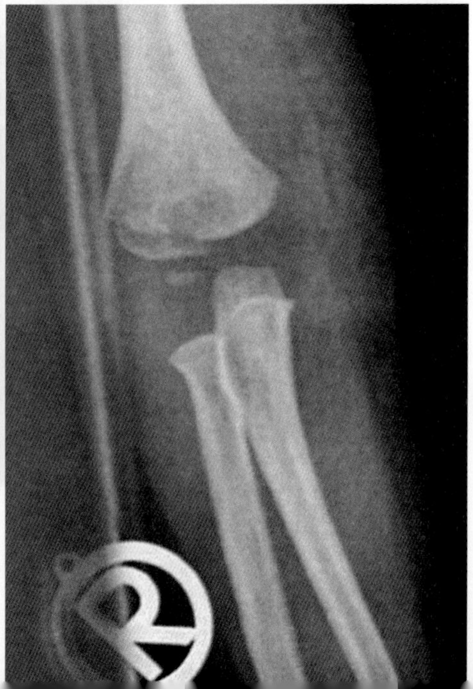

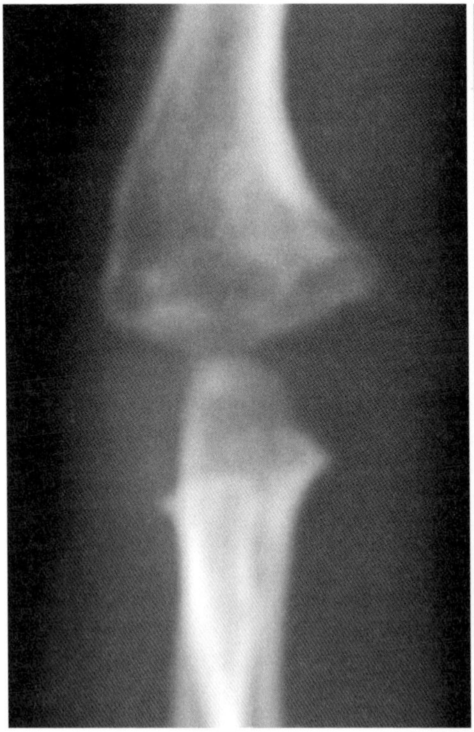

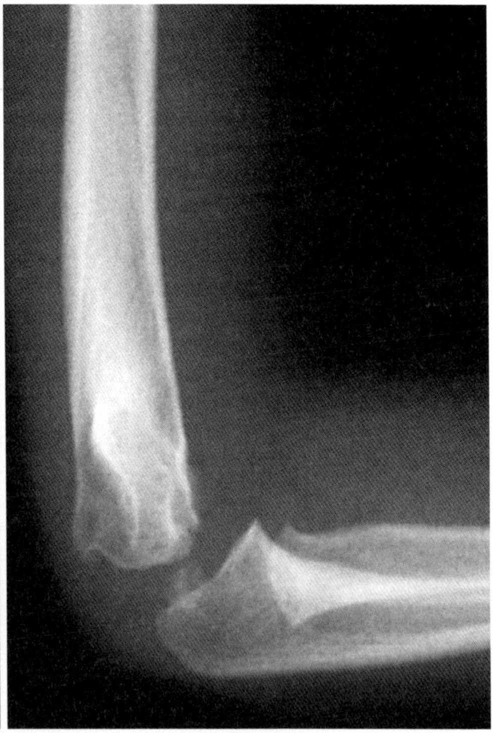

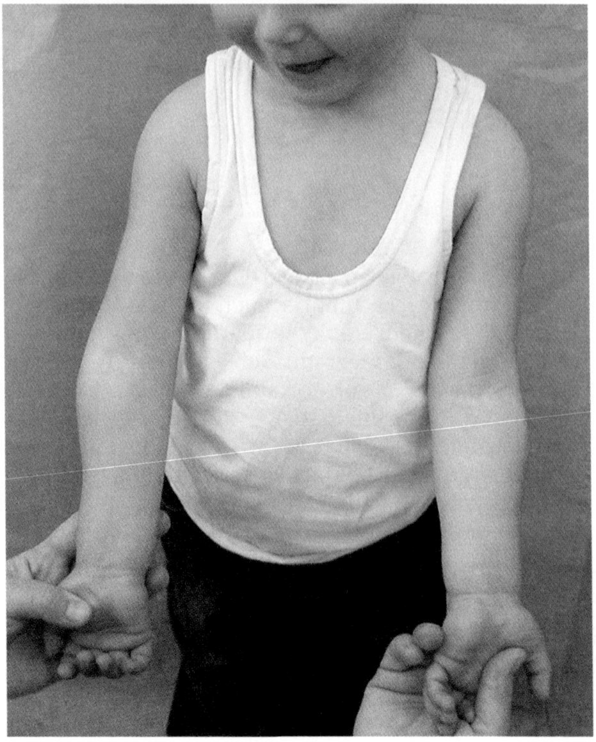

Abb. 12–14
Nach 6 Monaten Entwicklung eines Cubitus varus von etwa ~ 5°. Gegenseite: physiologischer Cubitus valgus

15
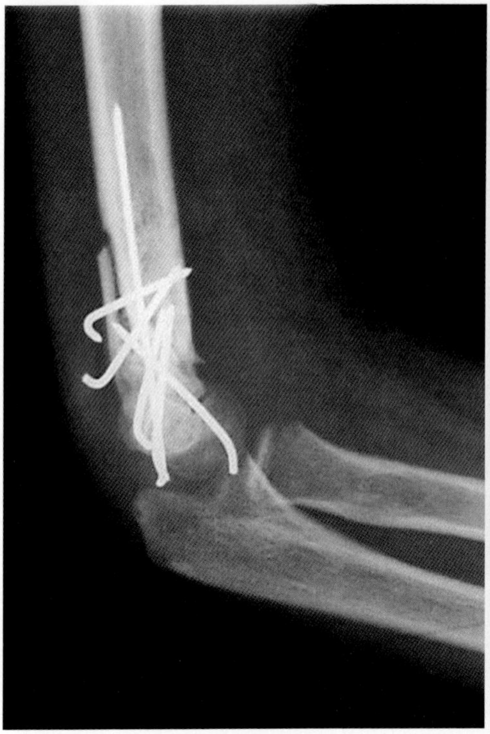

16
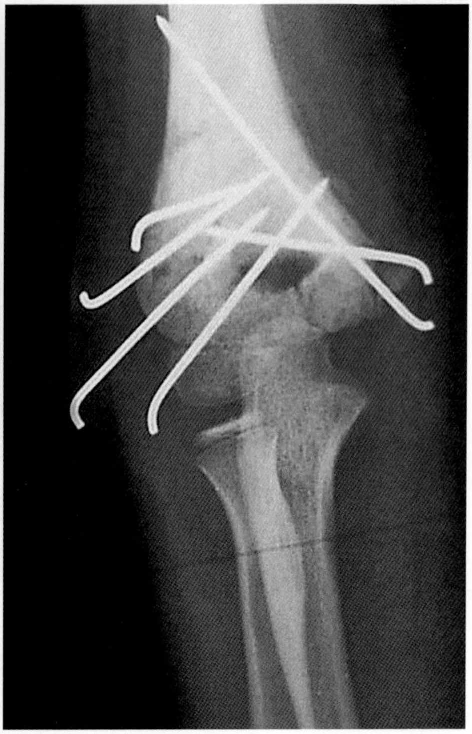

Abb. 15 und 16
7-jähriger Junge mit Kirschner-Draht-Osteosynthese nach auswärtig versorgter suprakondylärer Humerusfraktur

ren. Hier muss abgewogen werden, ob eine Verlagerung des N. ulnaris nach ventral oder eine Armachsenkorrektur durchgeführt werden soll. Liegt ein Achsenfehler ohne Pseudarthrose vor, so kann die Achse weitgehend unproblematisch korrigiert werden. Handelt es sich jedoch um eine Condylus-radialis-Pseudarthrose, so muss darauf geachtet werden, dass einige Patienten eine sehr gute Beweglichkeit haben, weil sie u. a. in der Pseudarthrose bewegen. Intraoperativ gilt es zu prüfen, mit wie viel Funktionsverlust durch eine Fixierung der Pseudarthrose zu rechnen ist. Aufgrund der Fehlstellung des Kondylus ist der Ellbogen als instabil zu betrachten.

Manchmal (selten) ist die Valgusfehlstellung auch eine Unfallfolge nach einer suprakondylären Fraktur.

Ebenfalls selten kann auch eine Radiuskopfluxation im Sinne einer chronischen Monteggia-Läsion zu einer Valgusfehlstellung führen (Abb. 26–29).

Operative Korrektur

Die operative Korrektur der Valgusfehlstellung des distalen Humerus ist weitgehend unabhängig vom Alter möglich. Unserer Meinung nach kann eine operative Korrektur durchgeführt werden, sobald

17

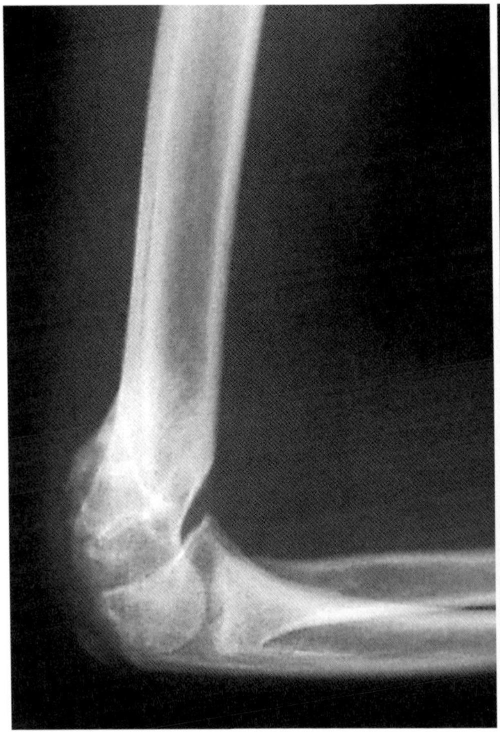

18

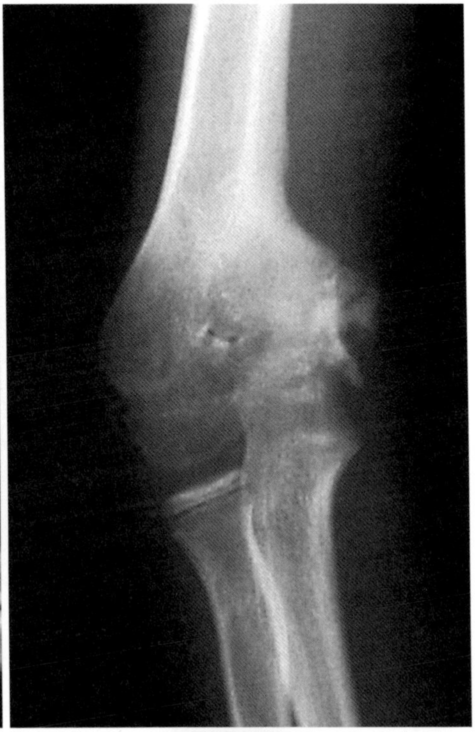

19

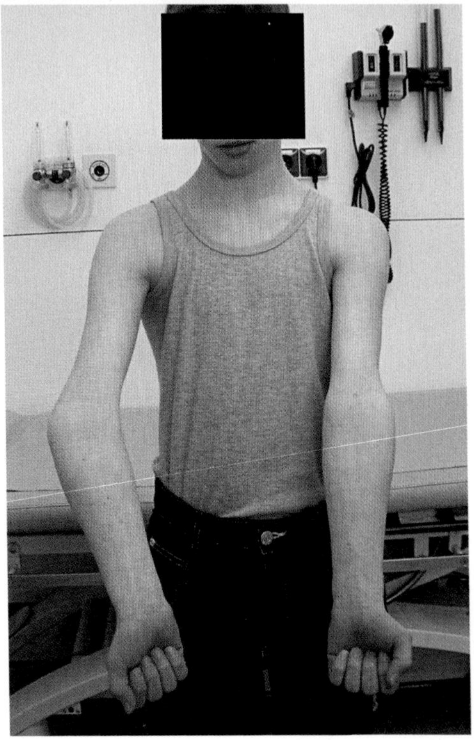

Abb. 17–19
Derselbe Patient wie in Abb. 15 und 16. Röntgenbilder 2 Jahre nach Trauma mit einer Nekrose des Condylus ulnaris (Abb. 17 und 18) und klinisch mit einem Cubitus varus von ~25° (Abb. 19)

20

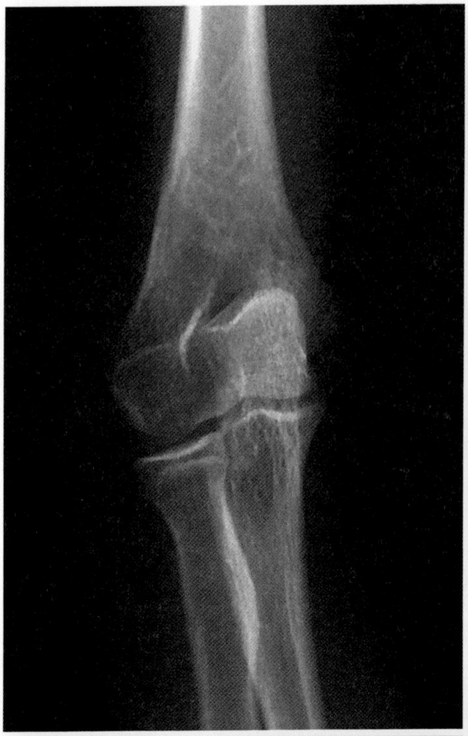

21

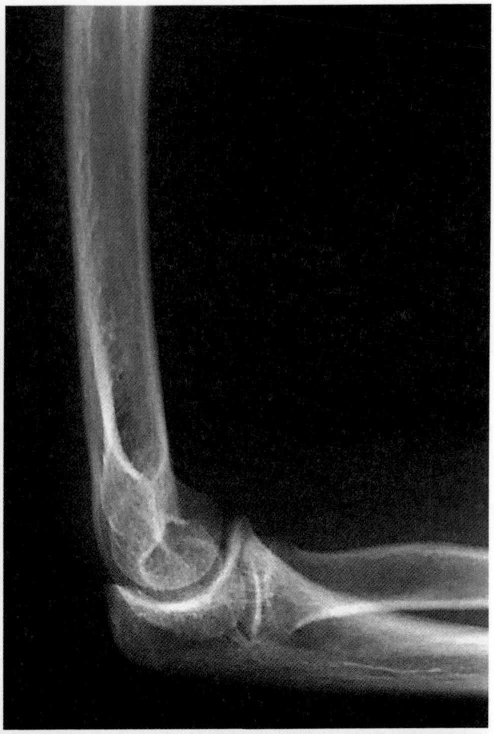

22

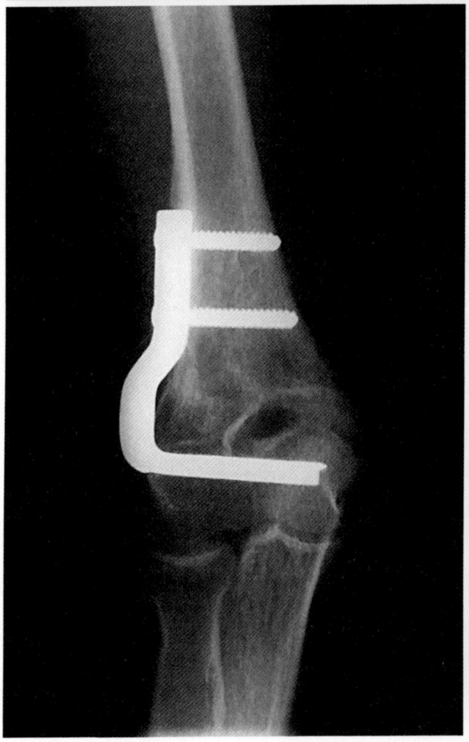

23

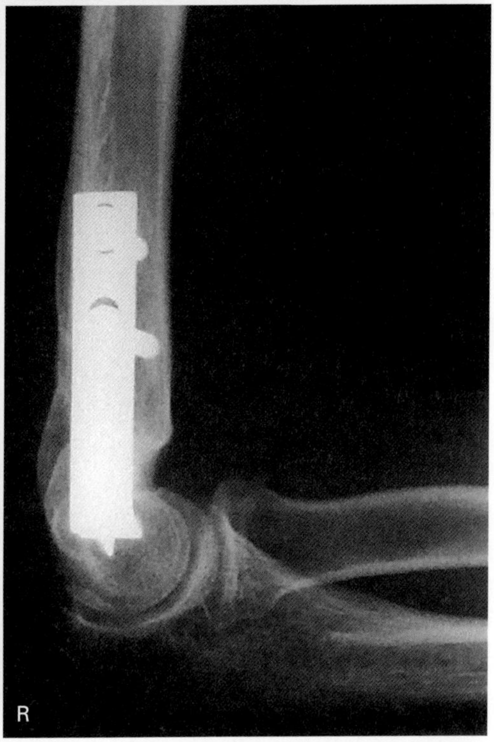

Abb. 20–23
16-jähriger Junge mit Cubitus varus nach suprakondylärer Humerusfraktur im Alter von 5 Jahren. Nunmehr störende kosmetische Fehlstellung des Arms.
6 Monate nach suprakondylärer Umstellungs-osteotomie mit einer Winkelplatte für Kinder. Physiologische Stellung von ~5° valgus, davor ~20° Cubitus-varus-Fehlstellung. Der Patient ist sehr zufrieden

◁

24

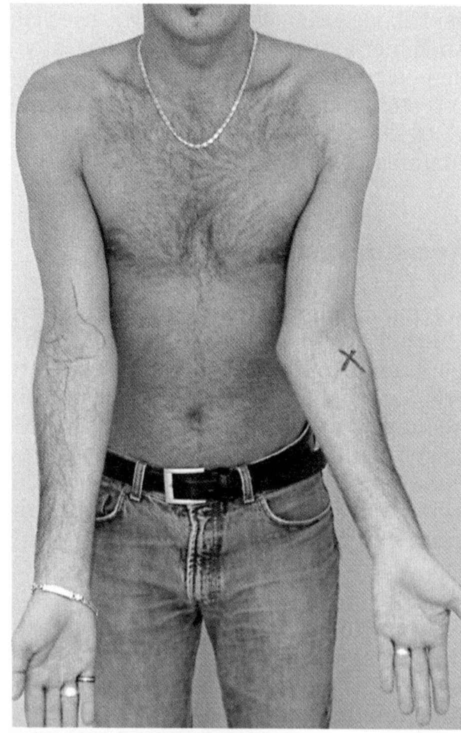

25

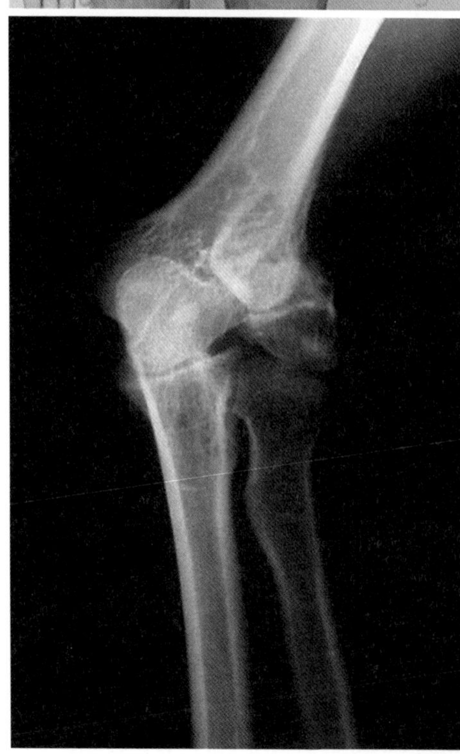

▷

Abb. 24 und 25
31-jähriger Patient mit Condylus-radialis-Fraktur, konservativer Behandlung und Entwicklung eines Cubitus valgus bei Condylus-radialis-Pseudarthrose. Dislokation des Condylus radialis nach dorsal und proximal. Der Patient hat nun belastungsabhängige Ellbogenschmerzen

der Ellbogen weitgehend ausgewachsen ist. Auch hier gibt es unterschiedliche Osteotomieformen: die ulnare Closing-wedge-Osteotomie, die Dome-Osteotomie oder die Distraktionsosteotomie über einen monolateralen Fixateur.

Antekurvationsfehlstellung

Antekurvationsfehlstellung bedeutet eine Fehlstellung in der Sagittalebene, d. h., der humerokondyläre Winkel ist reduziert bzw. aufgehoben. Häufig treten diese Fehlstellungen in Kombination mit Fehlstellungen in der Frontalebene auf. Zu Antekurvationsfehlstellungen kommt es nach suprakondylären Frakturen, die nicht adäquat eingeschätzt bzw. therapiert wurden.

Bis zum Alter von 7–8 Jahren kann sich diese Fehlstellung auswachsen. Da der Häufigkeitsgipfel für suprakondyläre Frakturen um das 5. Lebensjahr liegt, können sich hier die Funktionsdefizite (meist Flexionsdefizite mit Überstreckung im Ellbogengelenk) gut zurückbilden. Tritt die Fehlstellung in der sagittalen Ebene jedoch nach dem 8. Lebensjahr auf, so muss mit einer bleibenden Funktionsstörung gerechnet werden. Die häufig begleitende Fehlstellung in der Frontalebene hat keine Remodellierungsfähigkeit.

Verbleibt ein ausgeprägtes Funktionsdefizit, das die Kinder im Alltagsleben beeinträchtigt (z.B. wenn die Hand nicht das Gesicht erreicht), so sollte eine flektierende suprakondyläre Umstellungsosteotomie besprochen werden.

Fischschwanzdeformität

Es können 2 Arten von Fischschwanzdeformitäten auftreten. Die mit Abstand häufigste Ursache ist die zentrale Instabilität nach Condylus-radialis-Frakturen; sie tritt sowohl nach konservativer wie auch nach operativer Therapie auf. Die andere Ursache ist eine Nekrose der lateralen Seite der Trochlea humeri.

Die Fischschwanzdeformität stellt eine im Wesentlichen radiologische Veränderung ohne klinisch-funktionelle Bedeutung dar und bedarf keiner Therapie.

Chronische Radiuskopfluxation – chronische MONTEGGIA-Läsion

Die Häufigkeit der chronischen Radiuskopfluxation ist nicht bekannt. Viele der Patienten kommen erst nach Jahren zum Arzt. Die Dunkelziffer jener Patienten, die mit veralteten Luxationen den Arzt nicht aufsuchen, ist unbekannt.

Wahrscheinlich handelt es sich bei allen chronischen Radiuskopfluxationen im Kindesalter um stattgehabte MONTEGGIA-Läsionen. Bei den sog. isolierten Radiuskopfluxationen kann es sich um nicht erkannte Ulnaverletzungen im Sinne einer Bowing-Ulna gehandelt haben.

Die MONTEGGIA-Läsion ist definiert als eine Fraktur der Ulna mit begleitender Radiuskopfluxation. Beim Sturz auf den ausgestreckten Arm kommt es zu einem

▷

Abb. 26–29
10-jähriges Mädchen nach einer MONTEGGIA-Läsion mit Olekranon- und Radiushalsfraktur. Es kam zur knöchernen Konsolidierung mit einer chronischen Luxation des Radiusköpfchens mit Cubitus valgus

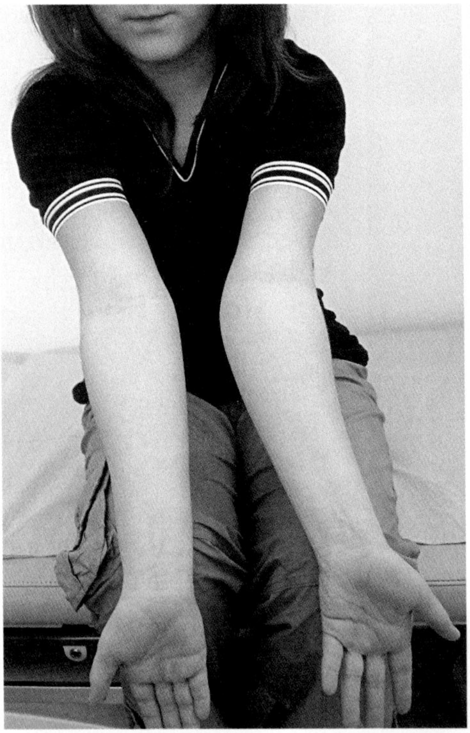
 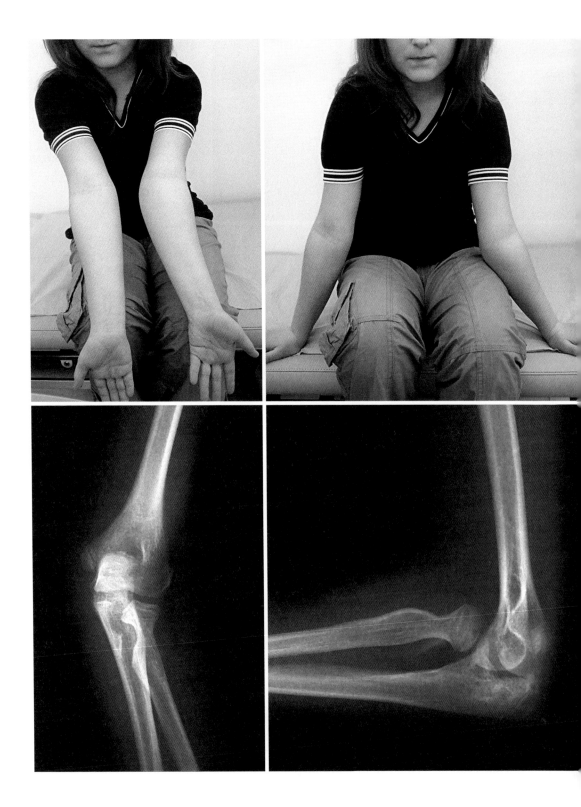
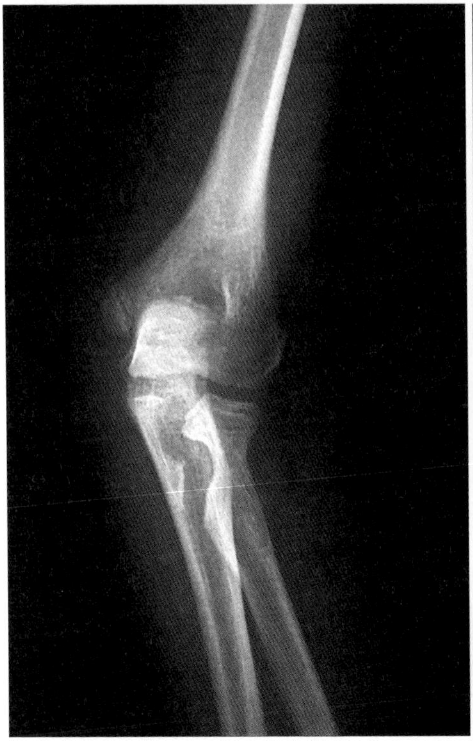
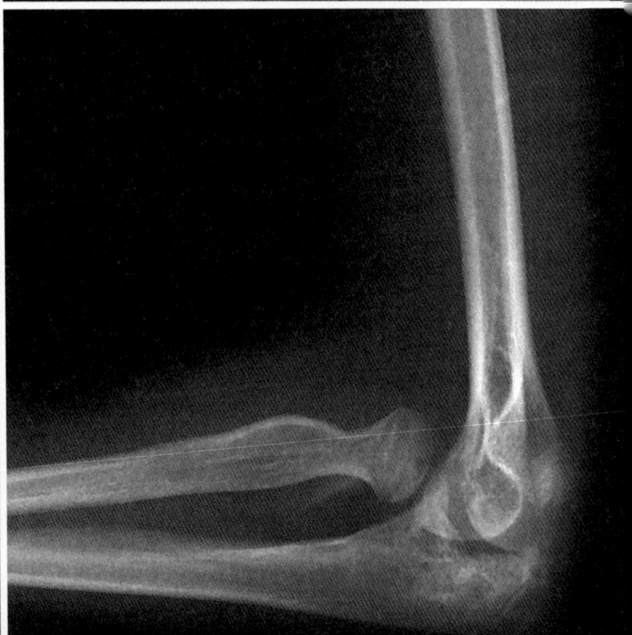

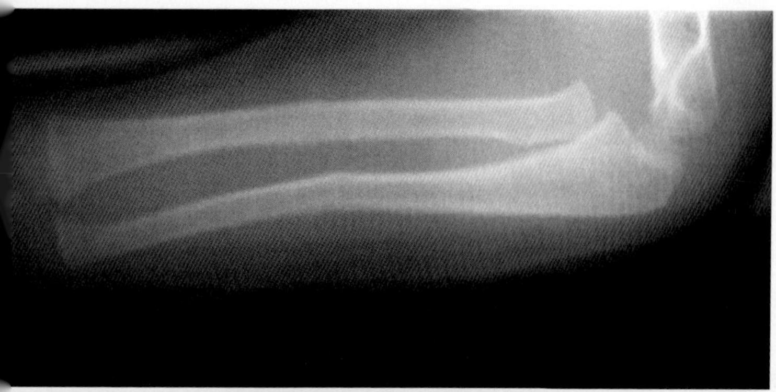

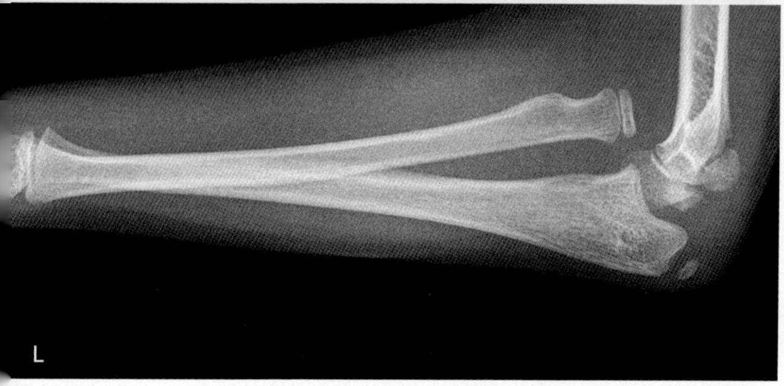

Abb. 30 und 31
3-jähriges Mädchen mit MONTEGGIA-Fraktur. Therapie: Ruhigstellung im Oberarmgips zur Versorgung der Ulnafraktur. Die Radiuskopfluxation wird nicht erkannt. Der Radiuskopf zeigt nicht auf das Capitulum humeri. 5 Jahre später Schmerzen im Ellbogen und Beugedefizit

Bruch oder auch nur zu einer Verbiegung der Ulna mit einer Luxation des Radiusköpfchens.

Die primär erkannte MONTEGGIA-Fraktur und die adäquat versorgte Läsion haben eine sehr gute Prognose für Funktion und weiteres Wachstum.

Übersehene bzw. nicht adäquat behandelte Läsionen (Abb. 30 und 31) haben einen bedeutend höheren operativen Aufwand. Da die Ulna in einer Fehlstellung verheilt ist, muss hier eine Ulnaosteotomie mit Verlängerung und Angulation durchgeführt werden.

Die funktionellen Ergebnisse sind bedeutend schlechter als bei den primär adäquat versorgten Läsionen. Auch ist die Gefahr einer Reluxation erhöht.

Die beste Therapie ist, es erst gar nicht zu einer chronischen Radiuskopfluxation kommen zu lassen. Bei jeder akuten Radiuskopfluxation ist der ganze Unterarm zu röntgen und bei Ulnafrakturen die Stellung des Radiusköpfchens in allen Ebenen (a.p. und seitlich) zu beurteilen; dabei muss immer das Radiusköpfchen auf das Capitulum humeri zeigen (Abb. 30 und 31).

Die häufigste Ursache für eine chronische MONTEGGIA-Läsion ist die übersehene Radiuskopfluxation; entweder, weil der Ellbogen nicht mitgeröntgt oder weil die Ulnaläsion nicht diagnostiziert wurde.

Chronische Radiuskopfluxationen können zu folgenden Einschränkungen und Beschwerden führen:

- Zunahme der Dislokation im Ellbogengelenk durch asymmetrisches Wachstum der Unterarmknochen (Abb. 30 und 31).
- Funktionseinschränkung der Supination und Pronation.
- Belastungsabhängige Schmerzen am Ellbogen und eventuell auch am Handgelenk.
- Entwicklung eines Cubitus valgus (Abb. 26-29).

Operative Korrektur

Bei der Indikation zur operativen Korrektur müssen verschiedene Faktoren in Betracht gezogen werden:

- Luxationsdauer (je länger umso schlechter sind die Prognosen).
- Verschlechterung der Ellbogenbeweglichkeit.
- Verschlechterung der Unterarmbeweglichkeit.
- Irritation des N. ulnaris.
- Inkongruente Gelenke, Verlust der Konkavität des Radioulnargelenks.
- Je länger die Luxation, desto deformierter ist das Radiusköpfchen (Abb. 26-29).
- Je älter das Kind und je länger die Dislokation, umso vorsichtiger ist die Indikation zur Operation zu stellen.
- Die operative Rekonstruktion des Radiohumeralgelenks erfordert viel Erfahrung des Chirurgen.

Aufgrund der Komplexität dieser Fehlstellung müssen alle Faktoren berücksichtigt werden. Jeder Verlauf ist individuell zu evaluieren. Nicht alle Patienten müssen operiert werden. Der Spontanzustand kann von den Beschwerden und der Funktion her besser sein als der Zustand nach einer Operation mit misslungener Einstellung. Selbst zentrierte Radiusköpfchen, d. h. trotz anatomischer Stellung des Radiuskopfes, kommt es zu einer Verschlechterung der Beweglichkeit.

Kapitel 3

Die Hüfte

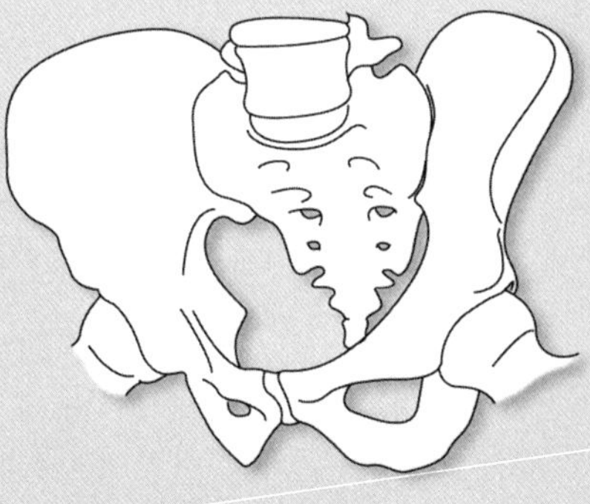

Aktuelle Behandlungsstrategien beim Morbus PERTHES

THOMAS WIRTH

Der M. PERTHES, in der angloamerikanischen Literatur M. LEGG-CALVÉ-PERTHES genannt, bezeichnet eine partielle oder komplette Nekrose des Hüftkopfes im Wachstumsalter. Seine Ätiologie ist bis heute nicht geklärt. Die Erkrankung zeigt einen klassischen stadienhaften Verlauf und führt in der Ausheilungsphase zu einer mehr oder weniger ausgeprägten Wachstumsstörung des koxalen Femurendes und zu einer Hüftkopfverformung.

Der M. PERTHES kommt im Alter von 2–12 Jahren vor. Der Altersgipfel liegt zwischen dem 5. und 8. Lebensjahr. Unter einem Erkrankungsalter von 5 Jahren spricht man vom Früh-PERTHES, ab einem Erkrankungsalter von 9 Jahren vom Spät-PERTHES.

Ätiologie

Die Ursache der Erkrankung ist seit der Erstbeschreibung vor 100 Jahren weiter ungeklärt. Es gibt eine Vielzahl von Theorien, sodass nicht selten eine multifaktorielle Genese der unbestrittenen Durchblutungsstörung des kindlichen Hüftkopfes postuliert wird. Die Ursache für die Nekrose des Hüftkopfes ist eine Perfusionsstörung, wobei unklar ist, ob sie durch eine Störung im arteriellen oder im venösen Schenkel verursacht wird. Eine These ist, dass Mikrofrakturen zu einem pathologischen Insult des konstitutionell schwachen und vulnerablen Knochens beitragen. Wir wissen, dass bei den betroffenen Kindern eine Retardierung des Skelettalters um bis zu 3 Jahren vorliegt, welche zudem eine stärkere Verzögerung bei ausgeprägten Nekrosen zeigt (1).

Als mögliche Ursache wurde auch die Präsenz eines intraartikulären Ergusses angesehen, der über eine Erhöhung des Gelenkinnendruckes zu einer Drosselung der Blutzufuhr führen könnte. Eine direkte Verbindung zwischen der Entstehung eines M. PERTHES und der Coxitis fugax konnte nie gefunden werden (2, 3).

Eine Reihe von Publikationen beschäftigt sich mit der Prädisposition zu Thrombophilie, z. B. bei Protein-C- oder -S-Mangel oder Faktor-V-Leiden-Mutation und den Zusammenhang zur

Entstehung des M. PERTHES, wobei sich positive und negative Meinungen die Waage halten (4–6). Diese teilweise positiven Zusammenhänge werfen auch die Frage nach einer genetischen Prädisposition auf. Sie wird generell mit einem Risiko für Familienmitglieder bei einer PERTHES-Erkrankung mit 2,4% angesiedelt (7). Dabei tauchen nicht nur in der Thrombophiliediskussion, sondern auch im Zusammenhang mit Kollagendefekten und dem M. GAUCHER Berichte über eine familiäre Häufung von Patienten mit M. PERTHES auf (8, 9), wobei für den M. PERTHES keine genetische Prädisposition besteht (10).

Andere Einflussgrößen, die im Zusammenhang mit der Ätiologie des M. PERTHES diskutiert werden, sind Ernährungsaspekte und soziale Herkunft. Es konnte aber weder die Vermutung eines Zusammenhangs zu Vitaminmangel und Mangelernährung bestätigt, noch niedriger Sozialstatus als Risikofaktor identifiziert werden (11, 12). Die einzig gesicherte externe Ursache ist Passivrauchen, das das Risiko, an M. PERTHES zu erkranken, um den Faktor 5 erhöht (13).

Epidemiologie

Die Inzidenz des M. PERTHES variiert regional sehr stark. Sie zeigt aber auch ethnische Unterschiede. LIVESEY (14) berichtet von einer Inzidenz von 1:4750 für alle Patienten und 1:3000 für Jungen sowie 1:11800 für Mädchen. Eine norwegische Untersuchung nennt eine Inzidenz von 9,2 auf 100000 Individuen unter 15 Jahren mit großer regionaler Variabilität und eine Auftretensrate von 1:714 (15).

Verlauf und Klassifikation

Der M. PERTHES verläuft nach einem nicht beeinflussbaren stadienhaften Muster, welches von WALDENSTRÖM beschrieben wurde (Abb. 1–5). Auf ein Initialstadium, das lediglich durch eine Gelenkspaltverbreiterung charakterisiert ist, folgt das Kondensationsstadium, in dem sich die Epiphyse abflacht und im Röntgenbild verdichtet erscheint. In diesem Stadium kann man auch eine subchondrale Fraktur finden. Der Hüftkopf zerfällt anschließend und kann sich weiter abflachen, er befindet sich jetzt im Fragmentationsstadium. Es folgt der Wiederaufbau des Kopfes im Regenerationsstadium, bis er zum Wachstumsabschluss das endgültige Ausheilungsstadium erreicht. In den Phasen bis zum Fragmentationsstadium findet sich sonographisch immer wieder ein Begleiterguss des Hüftgelenks (16).

Die WALDENSTRÖM-Stadien helfen in der Praxis sehr, den Krankheitsverlauf einzuordnen. In der Realität laufen aber die beiden Vorgänge, Abräumen des nekrotischen Knochens und Aufbau des Hüftkopfes während der akuteren Krankheitsphase, immer parallel ab.

Der M. PERTHES führt während seines Verlaufs zu einer unterschiedlich stark ausgeprägten Verformung und Wachstumsstörung der Kopf- und Schenkelhalsregion. Von der Hüftkopfform und ihrer Beziehung zur Pfanne hängt das Risiko ab, frühzeitig eine sekundäre Koxarthrose zu bekommen. STULBERG (17) hat 3 grundsätzliche Ausheilungsvarianten beschrieben: das sphärische und kongruente Gelenk, das asphärische und kongruente Gelenk und das asphärische und inkongruente Gelenk (Abb. 6–8). Nur letzteres trägt das Risiko einer signifikant früheren Entstehung einer Koxarthrose.

Für den akuten Krankheitsverlauf haben sich 3 Klassifikationen etabliert, die die Ausdehnung der Nekrose und die Schwere der Betroffenheit beschreiben und damit auch eine prognostische Bedeutung haben.

Die SALTER-THOMPSON-Klassifikation beschreibt die Ausdehnung der subchondralen Fraktur in einem sehr frühen Erkrankungsstadium und korreliert mit der im Fragmentationsstadium anwendbaren CATTERALL-Klassifikation. Sie ist aber leider nur bei einem Drittel der Patienten einsetzbar, da nur in dieser Häufigkeit auf den angefertigten Röntgenbildern ei-

Abb. 1–5
Darstellung der WALDENSTRÖM-Stadien: Gelenkspaltverbreiterung (Abb. 1), Kondensation (Abb. 2), Fragmentation (Abb. 3), Regeneration (Abb. 4) und endgültiges Ausheilungsstadium (Abb. 5)

1

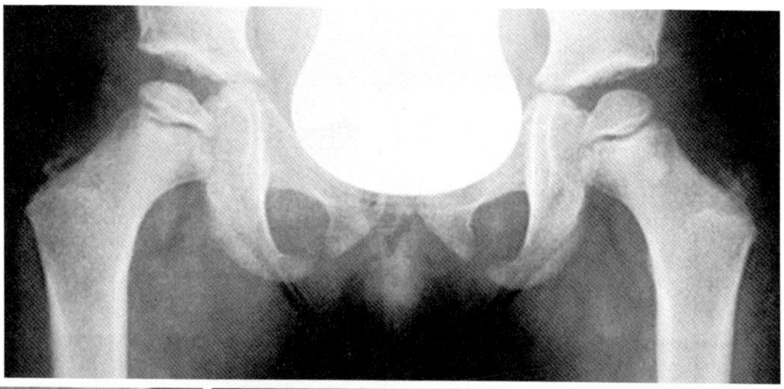

2

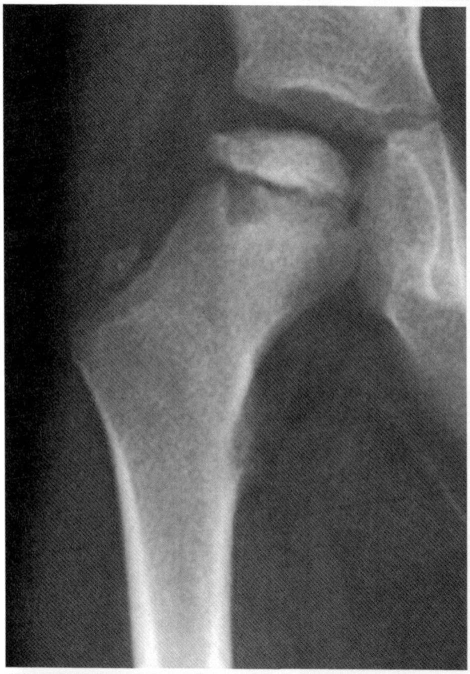

3

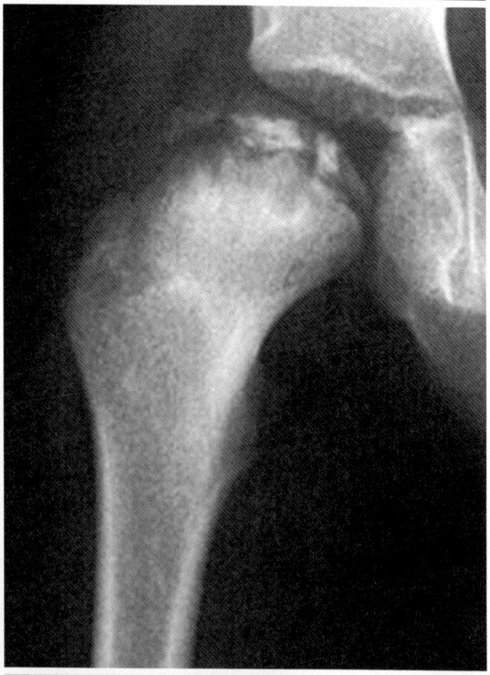

4

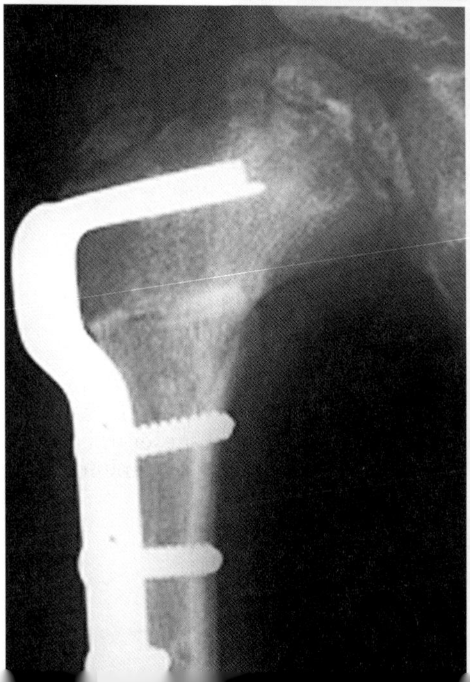

5

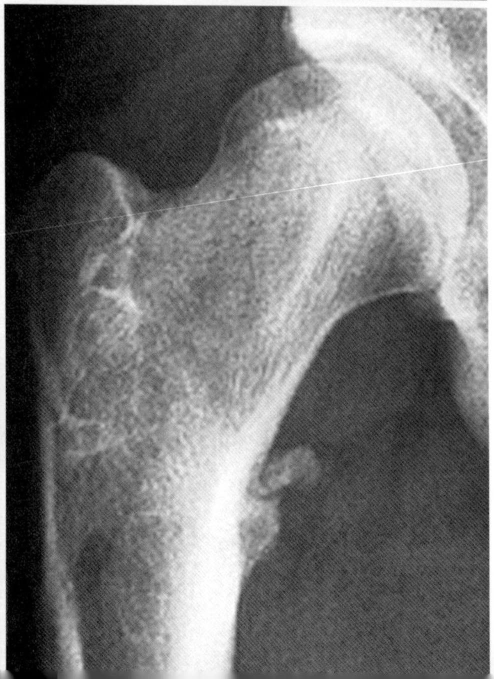

Abb. 6–8
STULBERG-Klassifikation

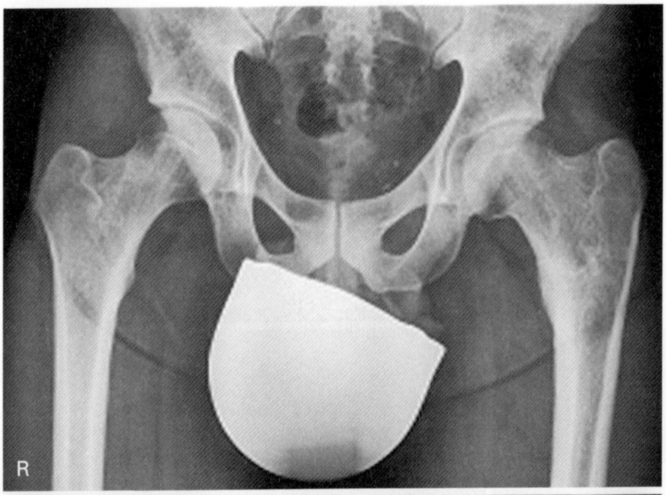

Abb. 6
Sphärische Kongruenz

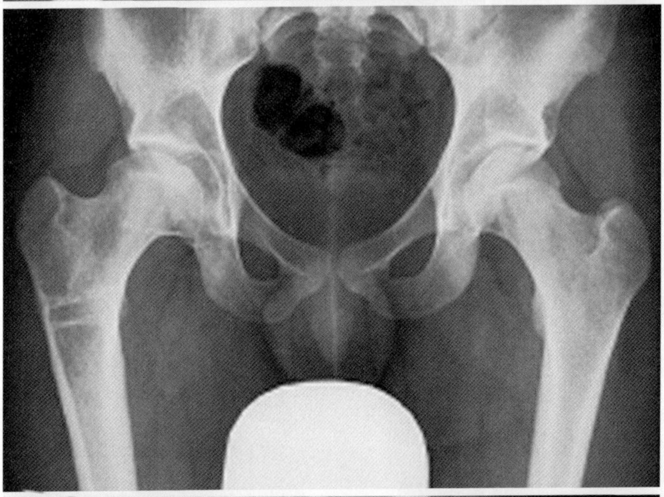

Abb. 7
Asphärische Kongruenz

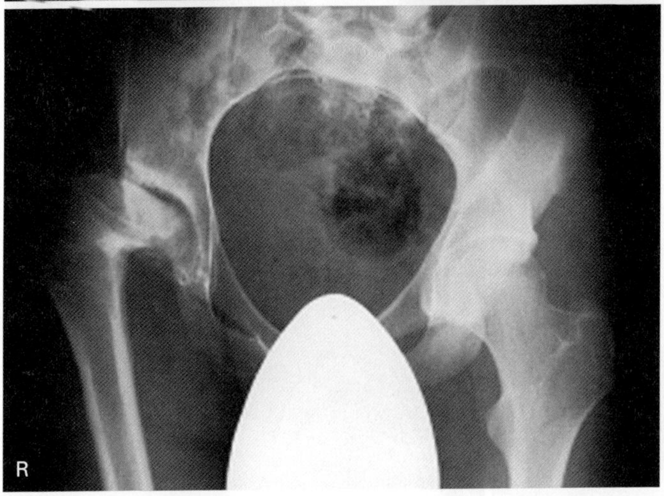

Abb. 8
Asphärische Inkongruenz

Abb. 9–11
CATTERALL-Klassifikation

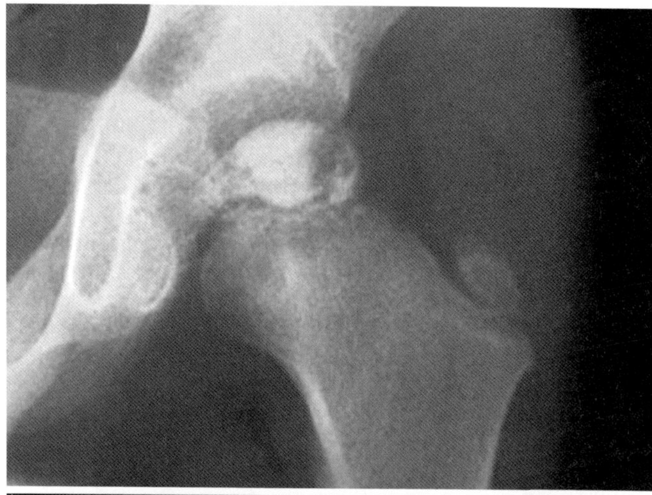

Abb. 9
CATTERALL II

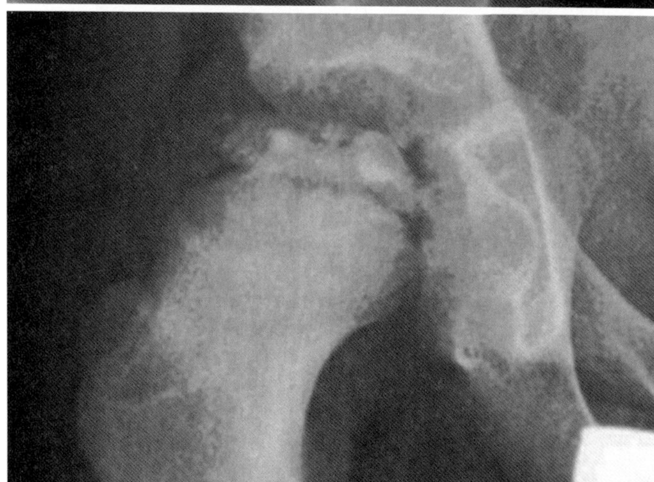

Abb. 10
CATTERALL III

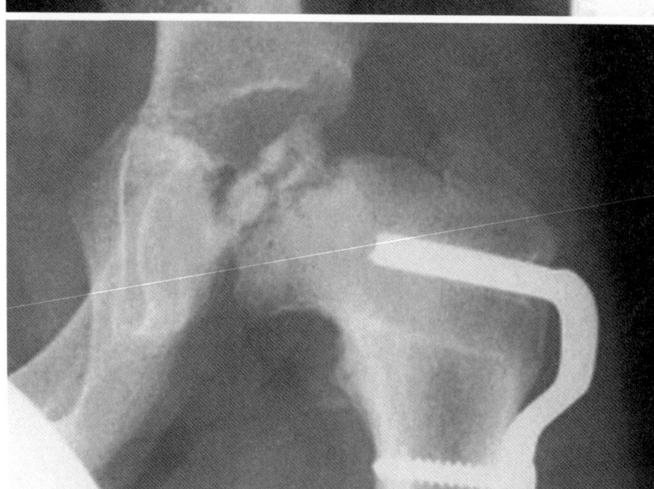

Abb. 11
CATTERALL IV

ne subchondrale Fraktur sichtbar ist. Die CATTERALL-Klassifikation beschreibt das Ausmaß der Kopfnekrose im Fragmentationsstadium. Es werden 4 Gruppen unterschieden, wobei die Nekrose ein Viertel, die Hälfte, ein Dreiviertel oder den kompletten Hüftkopf betrifft (Abb. 9–11). Darüber hinaus hat CATTERALL Kopfrisikozeichen beschrieben, die die Prognose der Erkrankung negativ beeinflussen.

HERRING hat sich in seiner Klassifikation auf die Bewertung der Höhe des lateralen Pfeilers der Epiphyse im Fragmentationsstadium konzentriert (Abb. 12–15). Auch in dieser Klassifikation gibt es 4 Gruppen, die die Höhe des lateralen Pfeilers beschreiben (HERRING A, B, B/C border, C).

Symptome und Diagnostik

Kinder, die an einem M. PERTHES erkrankt sind, klagen im Allgemeinen über Leisten-, Hüft- oder Knieschmerzen. Meistens gesellt sich ein hinkendes Gangbild hinzu. Dabei kann es in der floriden Krankheitsphase zu intermittierenden symptomatischen Episoden kommen, die meist mit einem sonographisch nachweisbaren Hüftgelenkerguss verbunden sind (16).

Bei der klinischen Untersuchung fällt eine schmerzhafte Hüftgelenkbeweglichkeit mit schmerzhafter Innenrotation und Einschränkung der Rotationsbeweglichkeit auf. Hinzu kommt eine Beschränkung der Abduktion des betroffenen Gelenks. Die Abduktionsfähigkeit des Hüftgelenks spielt eine wichtige Rolle während des gesamten Krankheitsverlaufs. Eine schlechte Abduktion oder gar die Entwicklung einer Abduktionskontraktur sind klinische Alarmzeichen, die einen schlechten Krankheitsverlauf anzeigen.

Die Diagnose wird in der Regel durch konventionelles Röntgen gestellt, das das bildgebende Verfahren erster Präferenz darstellt. Alle gängigen Klassifikationen und prognostischen Einschätzungen basieren auf dem Röntgenbild. Dabei werden die beschriebenen Klassifikationen eingesetzt, die Kopfrisikozeichen, vor allem die Kopflateralisierung und -subluxation bewertet und die Therapie unter Einbeziehung des klinischen Befundes festgelegt.

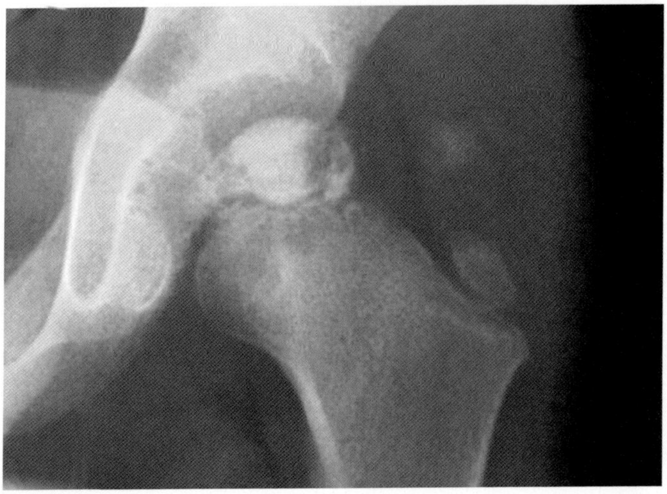

Abb. 12–15
HERRING-Klassifikation

Abb. 12
HERRING A

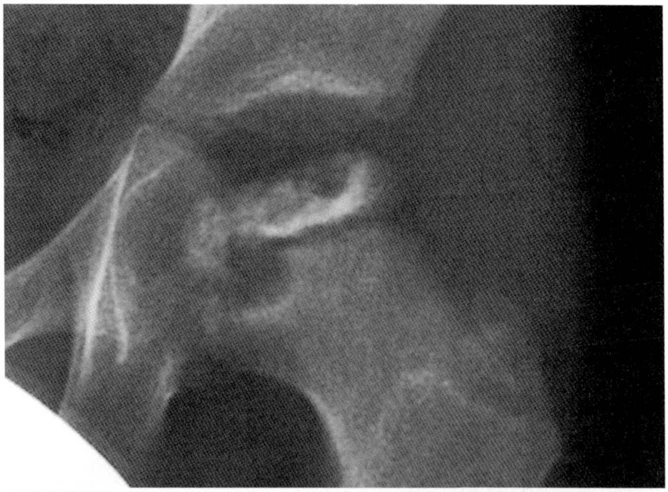

Abb. 13
HERRING B

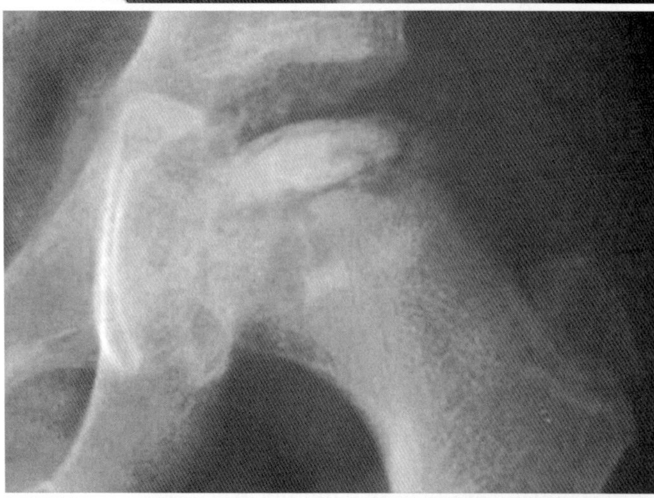

Abb. 14
HERRING B/C border

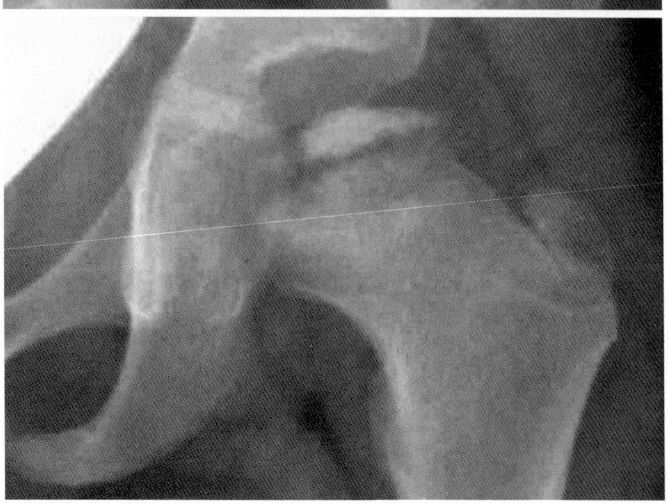

Abb. 15
HERRING C

	Konservativ	Konservativ/Operativ	Operativ
Alter	<6 Jahre	6–8 Jahre	>8 Jahre
Beweglichkeit	Sehr gut	Mäßig	Schlecht
Radiologisches Stadium	SALTER-THOMPSON A CATTERALL I und II HERRING A	SALTER-THOMPSON B CATTERALL II und III HERRING B, B/C	SALTER-THOMPSON B CATTERALL III und IV HERRING B/C, C
Risikozeichen		1–2 leichtgradige	Lateralisation, laterale Verkalkung

Tab. 1
Unsere PERTHES-Ampel:
Die Therapieempfehlungen verstehen sich nur als Entscheidungshilfe

Grün = heller Raster
Gelb = strichliert
Rot = dunkler Raster

Zu Beginn der Erkrankung kann die Diagnosestellung über das Röntgenbild diffizil sein. Dann kann eine Kernspintomographie indiziert sein, mit der die Diagnose frühzeitiger zu stellen ist. Das Ausmaß der Nekrose und die Lateralisation und Subluxation des Hüftkopfes können im MRT erkannt werden, jedoch ist bis zum heutigen Tag kein Einfluss der Befunde der Kernspintomographie auf die Therapie erkennbar. Dies mag sich mit der Weiterentwicklung der Technik und verfeinerten diagnostischen Möglichkeiten in Zukunft ändern, wie sich bereits durch erste Untersuchungen zur Knorpelbeschaffenheit andeutet (18). Die Sonographie eignet sich als ergänzendes Verfahren vor allem zur Ergussdiagnostik, aber auch zur Messung der lateralen Extrusion des Hüftkopfes (19).

Behandlungsprinzipien

Das Behandlungsziel beim M. PERTHES ist, im Ausheilungsstadium ein kongruentes Hüftgelenk mit einem sphärischen Hüftkopf zu erzielen, das keine Bewegungseinschränkung aufweist. Ein abgeflachter Hüftkopf und ein inkongruentes Gelenk müssen verhindert werden, da dies die Vorboten einer frühen Sekundärarthrose sind.

In vielen Studien konnten klinische und radiologische Risikofaktoren, die mit einem schlechteren klinischen und radiologischen Ergebnis, also schlechteren STULBERG-Kategorien einhergehen, herausgearbeitet werden.

Die wichtigsten klinischen Risikofaktoren sind das Alter bei Beginn der Erkrankung und das Bewegungsausmaß. So haben Kinder mit einem chronologischen Erkrankungsalter >8 Jahren eine schlechtere Prognose als jüngere Kinder (20). Außerdem gilt das weibliche Geschlecht als Risikofaktor. Eine Erklärung könnte sein, dass den Mädchen durchschnittlich 2 Jahre weniger Remodellierungszeit zur Verfügung stehen.

Zu den besonders bedeutsamen radiologischen Risikofaktoren gehören die Hüftkopflateralisation mit Subluxationstendenz und die Entstehung lateraler Verkalkungen in Höhe der Epiphyse (21). Außerdem haben die Größe des Nekroseareals und die Höhe des lateralen Epiphysenpfeilers prognostische Bedeutung. Daher schneiden Patienten der C-Gruppe nach HERRING schlechter ab (20).

Es gibt 3 Hauptstrategien in der Behandlung des M. PERTHES:

- Entlastung des betroffenen Gelenks.
- Bewegungstherapie mit dem Ziel völlig uneingeschränkter Gelenkbeweglichkeit.
- Containment-Prinzip.

Mit dem Containment-Prinzip meint man Therapieformen, die zu einer besseren Einfassung des Hüftkopfes durch die Pfanne führen. Dahinter steckt die Überlegung, dass durch eine intensivere Beziehung zwischen Hüftkopf und Hüftpfanne in der Phase des Wiederaufbaus des Hüftkopfes eine Mitreaktion der Pfanne erreicht wird, die zu einer guten Gelenkkongruenz führt. Während die beiden erstgenannten Therapiestrategien die Domäne der konservativen Behandlung sind, kann Containment sowohl über konservative als auch über operative Wege erreicht werden.

Therapie

Die Schwierigkeit in der Therapie des M. PERTHES besteht darin, für jeden einzelnen Patienten die bestmögliche Therapie zu finden, die ein gutes klinisches und radiologisches Ergebnis erbringt. Dabei müssen vor allem die Alarmzeichen, die einen problematischen Krankheitsverlauf anzeigen, erkannt werden; daraus sind die richtigen therapeutischen Schlüsse zu ziehen. Die konservative Therapie ist für eine hohe Anzahl von Patienten dabei völlig ausreichend. Geht das Bewegungsausmaß aber zurück, lateralisiert der Hüftkopf im Röntgenbild zunehmend und liegt ein ausgedehntes Erkrankungsstadium vor, dann müssen teilweise sehr aggressive operative Maßnahmen ergriffen werden, um die Chance auf ein gutes Endergebnis zu wahren.

Wir haben dazu eine PERTHES-Ampel entwickelt, die sich aber nur als Entscheidungshilfe versteht (Tab. 1). Zwischen Rot (dunkler Raster) und Gelb (strichliert), zwischen Grün (heller Raster) und Gelb (strichliert) und sogar zwischen Rot (dunkler Raster) und Grün (heller Raster) kann es Übergänge geben, wenn beispielsweise nur ein Kriterium im roten Bereich (dunkler Raster) ist, alle übrigen aber im günen Bereich (heller Raster) liegen.

Ein Patient, der im Alter von 4 Jahren an einem M. PERTHES erkrankt, CATTERALL-Stadium-IV, HERRING-Gruppe C, der aber immer eine uneingeschränkte Beweglichkeit in alle Richtungen und keine Kopfrisikozeichen im Röntgenbild aufweist, erreicht bei konservativer Behandlung ein gutes Ergebnis (Abb. 16 und 17).

Konservative Therapie

Es sind vielfältige nicht-operative Therapiemöglichkeiten propagiert worden, von denen nur sehr wenige einen Wirkungsnachweis in wissenschaftlichen Untersuchungen erbringen konnten (22).

Durch verschiedene Methoden kann die Entlastung des Hüftgelenks erreicht werden. Die einfachste ist die Entlastung an Unterarmgehstützen in Phasen schmerzhafter Bewegungseinschränkung des Hüftgelenks. Dies erfordert aber ein gewisses kooperatives Alter des Kindes, in der Regel mindestens ein Alter von 5 Jahren. Andere das Hüftgelenk entlastende Maßnahmen benötigen die Hilfe zum Teil sehr unhandlicher Entlastungsorthesen. Die bekanntesten sind die THOMAS-Schiene und die Mainzer Innenrotationsschiene. Über lange Jahre waren sie fest in der Therapie des M. PERTHES etabliert (23), heute jedoch, nach der wissenschaftlichen Erkenntnis der fehlenden therapeutischen Wirkung, sollten sie nicht mehr eingesetzt werden (24–26).

Die krankengymnastische Behandlung verfolgt 2 Ziele: Entlastung des Hüftgelenks durch manuelle Traktion und Wiederherstellung der Beweglichkeit. In der täglichen Praxis ist die Bedeutung der Krankengymnastik nicht hoch genug einzuschätzen, da die Beibehaltung oder Wiederherstellung einer sehr guten Gelenkfunktion immer mit einem guten Gesamtergebnis verknüpft ist. Diese Aussage steht etwas im Widerspruch zu den bisher publizierten wissenschaftlichen Daten (20).

Das Containment-Prinzip kann auch durch konservative Maßnahmen umgesetzt werden. Zur Anwendung kommen abduzierende Gipsverbände, wie beispielsweise der Petrie-Cast, oder abduzierende Oberschenkelorthesen, von denen sehr viele unterschiedliche Modelle existieren. Wäh-

16

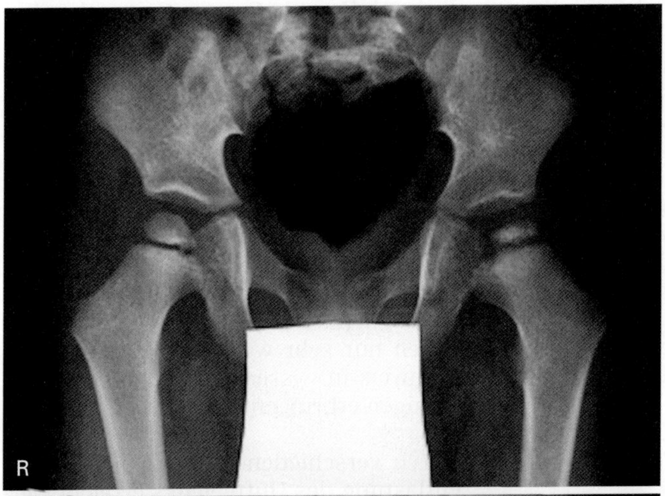

17

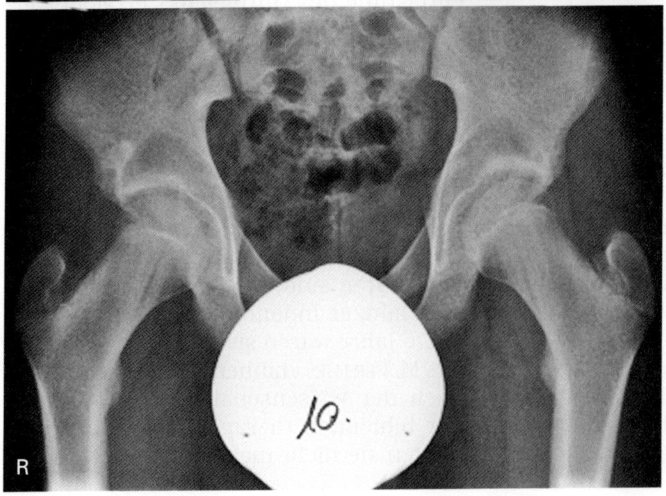

Abb. 16 und 17
Radiologisches Ergebnis eines bei Erkrankungsbeginn 4-jährigen Jungen mit M. Perthes, Catterall IV, Herring C ohne Kopfrisikozeichen (Abb. 16) nach einem Follow-up von 10 Jahren (Abb. 17). Sphärisches kongruentes Gelenk

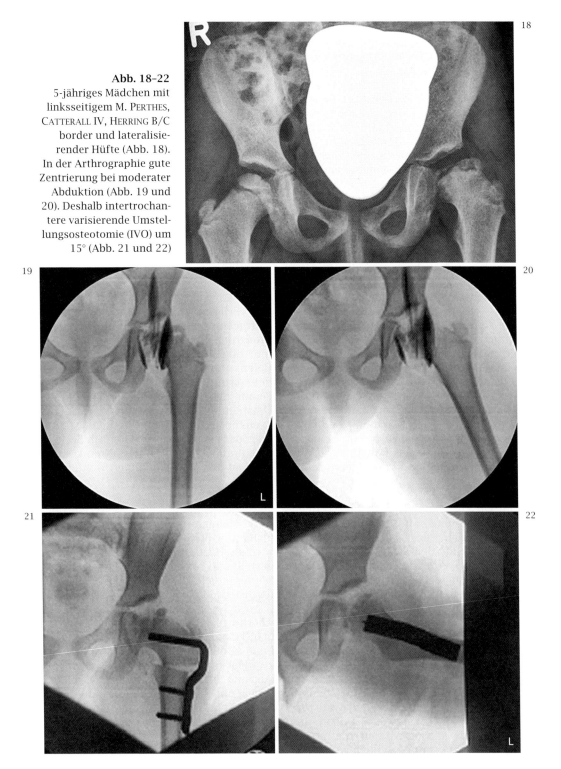

Abb. 18–22
5-jähriges Mädchen mit linksseitigem M. PERTHES, CATTERALL IV, HERRING B/C border und lateralisierender Hüfte (Abb. 18). In der Arthrographie gute Zentrierung bei moderater Abduktion (Abb. 19 und 20). Deshalb intertrochantere varisierende Umstellungsosteotomie (IVO) um 15° (Abb. 21 und 22)

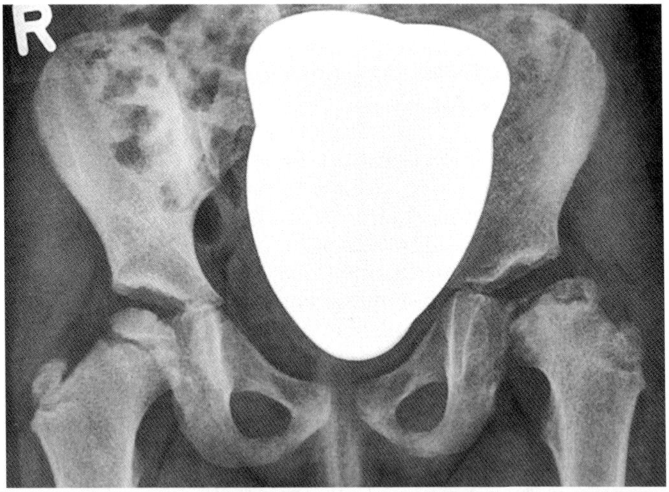

18

19

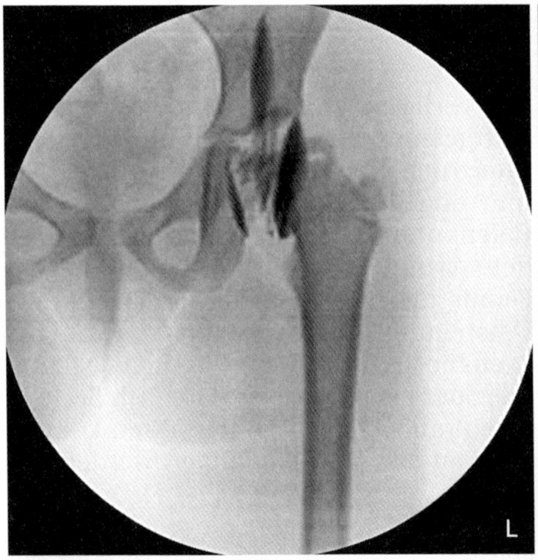

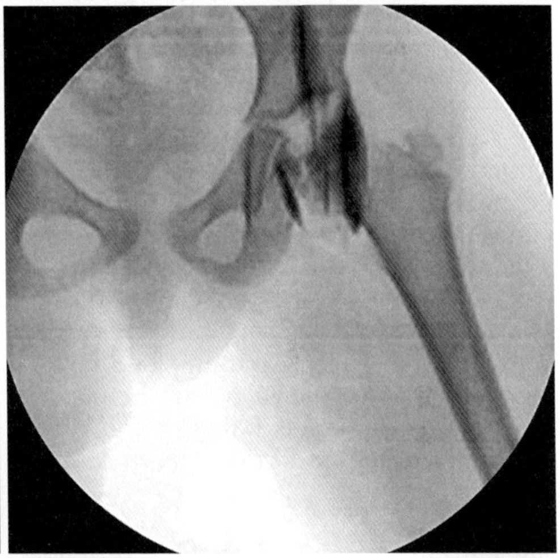

20

21

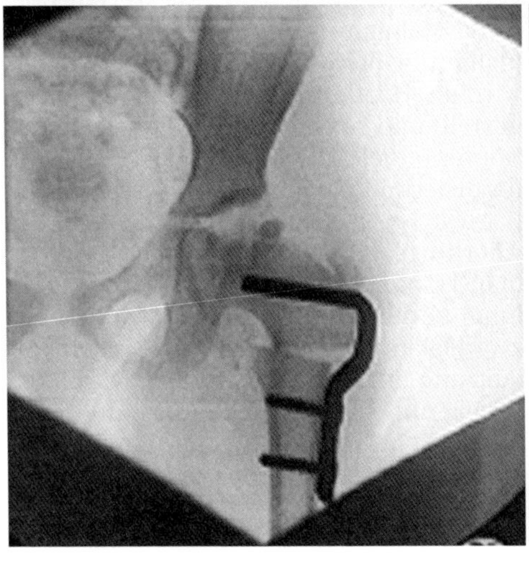

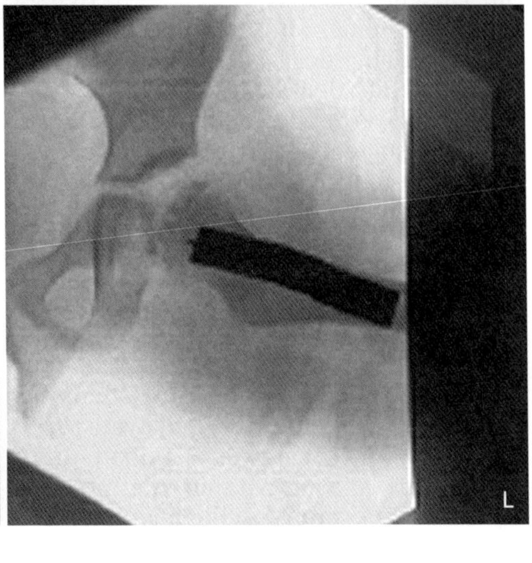

22

rend die Petrie-Cast-Therapie in der Literatur durchaus auch mit positiven Resultaten aufwarten kann (28), gibt es für die Therapie mit den Abduktionsorthesen einen Trend zur negativen Rückmeldung aus der publizierten Literatur (20).

In der akuten schmerzhaften Krankheitsphase kann eine unterstützende antiphlogistische medikamentöse Therapie sehr hilfreich sein. Sie ist besonders dann angezeigt, wenn sonographisch ein Hüftgelenkerguss für die Schmerzen und die Bewegungseinschränkung ausgemacht werden konnte. Andere Medikamente, beispielsweise zur Durchblutungsförderung oder mit Interaktion mit dem Knochenstoffwechsel, wie die Bisphosphonate, konnten ihre Wirkung am Menschen bislang nicht erbringen (28, 29).

Die konservative Therapie, die in unserer Klinik in großem Umfang angeraten, verordnet und überwacht wird, beinhaltet eine sehr intensive krankengymnastische Behandlung mit bis zu 3 Einheiten pro Woche, eine begleitende antiphlogistische Therapie und Entlastung an Unterarmgehstützen in Phasen akuten Krankheitsgeschehens sowie die eingeschränkte zeitweilige Nutzung eines Rollstuhls nur für längere Strecken und unter klaren Abmachungen.

Die Einschränkung sportlicher Aktivitäten gehört immer zur Therapie dazu. Umfang und Dauer der Beschränkungen hangen auch mit der Erkrankungsaktivität, dem Beschwerdebild, dem Erkrankungsstadium und dem Bewegungsdrang des betroffenen Kindes zusammen. Liegen keine akuten Symptome vor, erlauben wir auch im frühen Erkrankungsstadium Schwimmen und Radfahren auf ebener Strecke. Wildes Fahrradfahren oder Mountainbiken bleiben tabu. Die sportlichen Restriktionen werden erst gelockert, wenn sich der M. Perthes schon weit in der Wiederaufbauphase befindet. Die gelenkbeanspruchenden Sportarten, wie Handball und Fußball und alle Aktivitäten, die mit abrupten Brems- und Beschleunigungsvorgängen verbunden sind, können erst wieder nach Abschluss der Regenerationsphase erlaubt werden.

Operative Therapie

Grundsätzlich gibt es in der operativen Behandlung des M. Perthes 2 Gruppen von Operationen, die unterschiedliche Ziele verfolgen. Die eine Art der Operationen befasst sich mit dem Ziel der Verbesserung des Containments des Hüftgelenks während der floriden Phase der Erkrankung. Die andere Gruppe von Operationen, die in diesem Beitrag nur eine Randnotiz sein soll, trägt zur Verbesserung von Folgezuständen nach abgelaufenem M. Perthes bei.

Zur Verbesserung des Containments des Hüftgelenks können Operationen in der Intertrochanterregion am proximalen Femur oder Operationen auf der Seite der Gelenkpfanne, also am Becken, verwendet werden. Es sind dies am proximalen Femur die intertrochantere varisierende Umstellungsosteotomie (IVO) und am Becken die einfache Salter-Becken-Osteotomie oder die komplexere Dreifach-Beckenosteotomie. Alle diese Verfahren können auch miteinander kombiniert werden.

Die IVO war lange Jahre die regelmäßig angewendete containment-verbessernde operative Maßnahme (Abb. 18–22). Durch Verkleinerung des Kollum-Diaphysen-Winkels wird der Hüftkopf tiefer in die Pfanne eingestellt und so eine engere Einfassung des Kopfes erzielt. Die Operation ist sehr standardisiert und technisch nicht schwierig.

Allerdings hat sie einige Nachteile, die man kennen und bei der Indikationsstellung berücksichtigen muss. Es kommt zwangsläufig zu einer leichten Beinverkürzung um 0,5 cm oder 1 cm. Durch die Varisierung werden die Hüftabduktoren geschwächt, sodass über eine längere Zeit ein glutäales Insuffizienzhinken bestehen kann. Außerdem verstärkt die Varisierung die Tendenz in die Hüftadduktion.

Patienten, die präoperativ bereits eine schlechte Abduktion des Hüftgelenks haben, können durch eine Varisierung eine zusätzliche Adduktionskomponente hinzubekommen. Eine begleitende Adduktorentenotomie kann dieses Problem lösen, trotzdem kann es zu einer manifesten Adduktionskontraktur kommen, mit den Folgen eines Beckenhochstandes auf der betroffenen Seite und einer zunehmenden scheinbaren Beinlängendifferenz. Diese Zustände sind extrem schwer therapierbar. Deshalb ist die IVO bei präoperativ manifester Adduktionskontraktur kontraindiziert.

Warum soll man also diese Operation bei einer derart langen Liste von Problemen noch anwenden? Sie ist eine vergleichbar einfache, wenig belastende Operation, die bei richtiger Indikationsstellung zu ansprechenden Langzeitresultaten führt. So zeigte sich nach einem mittleren Follow-up von 33 Jahren, dass sich nur ein Viertel der Patienten in den schlechten STULBERG-IV- und -V-Klassen befanden (30). In einer vergleichenden Untersuchung zweier konservativer Therapieverfahren mit der IVO schnitt dieses operative Verfahren für Kinder, die älter als 6 Jahre bei Erkrankungsbeginn waren, deutlich besser ab (31).

Die US-Multicenter-Studie kam zu dem Schluss, dass Kinder mit einem Erkrankungsalter >8 Jahren und einer HERRING-B- und -B/C-border-Gruppe nach chirurgischer Therapie ein besseres Resultat hatten (20). Dies wurde durch eine japanische Untersuchung bestätigt, die zusätzlich berichtete, dass die Sphärizität und die azetabuläre Überdachung des Kopfes für CATTERALL-III- und -IV-Hüften nach IVO besser war als nach konservativer Behandlung (32).

Ein ebenfalls chirurgisch nicht sehr aufwändiges und technisch sehr standardisiertes Verfahren ist die SALTER-Beckenosteotomie, bei der das Os ilium horizontal durchtrennt wird und das kaudale Fragment, das das Azetabulum enthält, im Drehpunkt Symphyse nach lateral und vorne geschwenkt wird. Dadurch können die laterale und ventrale Überdachung des Hüftkopfes verbessert und so auch das Containment optimiert werden (Abb. 23 und 24). Diese Operation führt nicht zu einer Veränderung der Beinlänge. Es wird aber gelegentlich kritisiert, dass sie zu einer Druckerhöhung auf die geschwächte Hüftkopfepiphyse führt.

Aufgrund einer eigenen Beobachtung besteht bei sehr flachen Azetabula die Gefahr, dass man durch ein weites Herunterdrücken des lateralen Pfannenrandes durch die SALTER-Osteotomie eine Impingementproblematik an der äußeren Kante des Hüftkopfes erzeugt, die später in einem Hinge-Abduktion-Phänomen, d.h. einem Heraushebeln des Hüftkopfes aus dem Gelenk bei Abduktion, enden kann. Dennoch weist auch die SALTER-Osteotomie sehr gute Langzeitresultate auf. Sie verbessert den natürlichen Verlauf der Erkrankung und führte in einem Kollektiv von CATTERALL-III- und -IV-Patienten zu 94% STULBERG-II- und -III-Hüften (33). Über sehr gute Resultate bei Wachstumsabschluss mit 80% STULBERG-I–III-Hüften nach SALTER-Beckenosteotomie berichtet eine brasilianische Arbeitsgruppe (34).

Die Kombination der beiden beschriebenen Operationen ist eine sehr beliebte Methode, ein optimales Containment des Hüftkopfes zu erreichen. Dies gilt besonders dann, wenn sich keine der beiden Methoden als allein hilfreich anbietet. Mit der Kombination der Verfahren konnten vor allem bei Patienten mit einem Erkrankungsalter >8 Jahren verbesserte Endresultate dargestellt werden (35).

Aus den erwähnten kritischen Aspekten zu beiden Operationen, die alle immer noch keine sicher vorhersagbare Kongruenz der beiden Gelenkpartner für alle Hüften am Ende der Behandlung bedeuten, erklärt sich, dass man nach noch kraftvolleren operativen Eingriffen gesucht hat. Außerdem wurde eine Verknüpfung der Nekroselokalisation und des Nekrose-

23

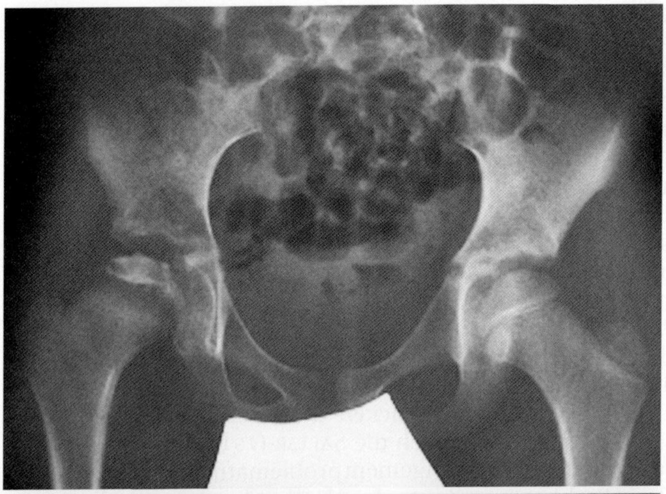

24

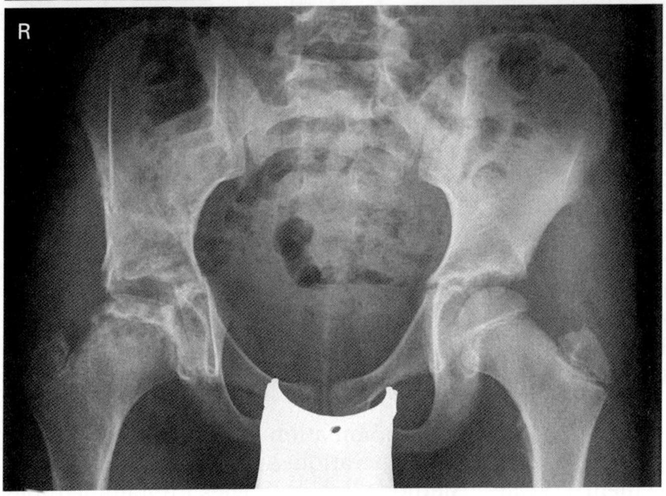

Abb. 23 und 24
7-jähriger Junge mit M. PERTHES rechts, zunehmender Lateralisation und leichter Hüftadduktionskontraktur, CATTERALL III, HERRING B (Abb. 23). Behandlung durch einfache SALTER-Beckenosteotomie mit deutlicher Verbesserung des Containments im 2-Jahresverlauf (Abb. 24)

ausmaßes mit der Subluxationsrichtung gefunden. Die Subluxation schien durch eine einfache Varisierungsosteotomie zumindest bei ausgedehnten Verläufen nicht beherrschbar zu sein (36).

Die Methode, welche sich anbot, war die Dreifach-Becken-Osteotomie oder die Triple-Osteotomie, bei der die gesamte Pfanne nach Durchtrennen des Sitz-, Scham- und Darmbeins frei dreh- und schwenkbar wird. Dies ermöglicht die ideale Überdachung des Hüftkopfes unter der Operation. Der Eingriff ist traditionell über 3 kürzere Zugänge (37) oder einen größeren Zugang durchführbar (38). Mit diesem Eingriff kann man auch die Gefahr des lateralen Anstoßens der Hüftkopfepiphyse beim Schwenken der Pfanne bannen. Allerdings wird die Zukunft zeigen, ob durch die Pfannenschwenkung nicht doch eine Art Imping-

Abb. 25 und 26
5½-jähriger Junge mit M. PERTHES rechts, schwerer Lateralisation und miserabler Gelenkbeweglichkeit (Abb. 25). Nach IVO und Triple-Osteotomie verbesserte sich die Beweglichkeit sofort erheblich (Abb. 26)

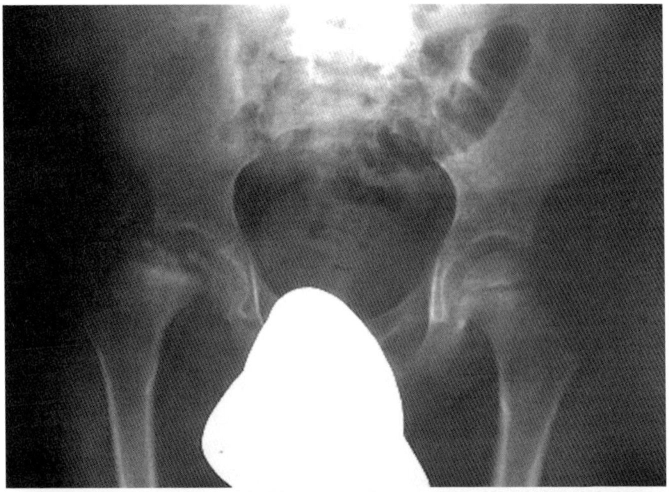

25

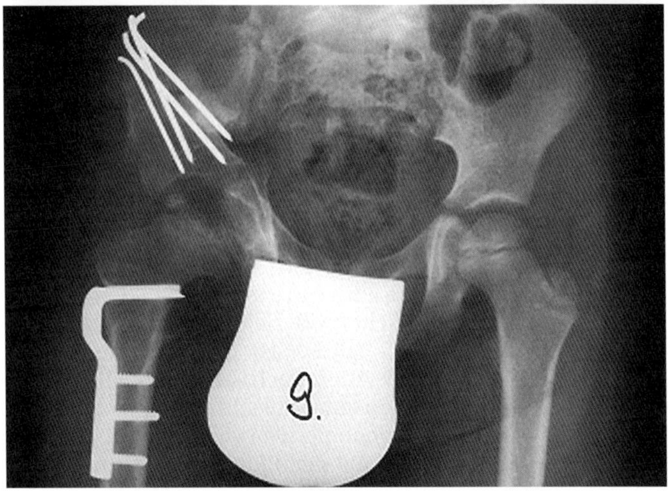

26

mentsyndrom des Hüftgelenks induziert werden kann, vor allem dann, wenn eine recht kräftige Schwenkung zur Überdachung des Hüftkopfes gebraucht wird.

In unseren Händen hat sich die Triple-Osteotomie bei besonders schweren Verläufen mit einer sehr starken Lateralisation und einer regelrechten Subluxation des Kopfes sehr bewährt. Es gelang damit, extrem schlecht bewegliche Hüften und verzweifelte Verläufe dramatisch zu bessern. Allerdings haben wir die Indikation zur Triple-Osteotomie bislang auf diese schweren Verläufe limitiert.

Eine Kombinierung dieser Operation mit einer Varisierungsosteotomie ist sehr gut möglich. Wir haben bei einigen Patienten eine leichte Varisierung mit der Triple-Osteotomie verknüpft und damit schöne Resultate erzielt (Abb. 25 und 26).

In der Literatur finden sich nur sehr wenige auf eine mittelfristige Anwendungszeit zurückblickende Ergebnisberichte. Die Resultate decken sich mit unseren Erfahrungen und zeigen teilweise auch deutliche Verbesserungen der Gelenkfunktion (38).

Eigenes Vorgehen, Entscheidungsfindung und Wahl der operativen Verfahren

In der Entscheidung zwischen konservativen und operativen therapeutischen Maßnahmen richten wir uns nach den in der »PERTHES-Ampel« zusammengefassten Grundregeln. Alle Patienten mit einer guten und sehr guten Hüftgelenkbeweglichkeit und einer sehr niedrigen Beschwerdeschwelle werden prinzipiell konservativ nach unseren Grundsätzen behandelt. In der Therapiewahl spielt auch der zeitliche Verlauf eine entscheidende Rolle. Kommt es im Verlauf zu einer Verschlechterung der Beweglichkeit oder zu einer Zunahme der Lateralisation, dann rücken operative Maßnahmen ins Zentrum der therapeutischen Überlegungen. Nur bei Kindern <5 Jahren, ist die Toleranzschwelle höher. Aber auch bei sehr jungen Kindern stellen eine schlechte Beweglichkeit und ein zunehmendes Herauswandern des Kopfes aus der Pfanne eine Operationsindikation dar.

Die Wahl des geeigneten operativen Verfahrens ist schwierig. Es gibt 3 Stufen der operativen Verbesserung des Containments: die moderate Verbesserung durch die Varisierungs- oder SALTER-Beckenosteotomie, die mittlere Verbesserung durch eine Kombination dieser beiden Verfahren und die starke Verbesserung durch die Triple-Osteotomie mit oder ohne Varisierungsosteotomie. Die letztgenannte Therapieform begrenzen wir derzeit auf die sehr schwierigen Verläufe.

Die Wahl zwischen Varisierungsosteotomie und SALTER-Osteotomie berücksichtigt die anatomischen Gegebenheiten des proximalen Femur und die Ausdehnung des Nekroseareals, vor allem auch die Mitbeteiligung der Metaphyse. Ist diese sehr ausgeprägt oder liegt ein kurzer Schenkelhals, eine relative Coxa vara oder eine schlechte Abduktionsfähigkeit des Hüftgelenks vor, ist die SALTER-Osteotomie die Therapiemethode der Wahl, wenn eine moderate Verbesserung des Containments gebraucht wird.

Die beste Information über die exakte Positionierung des Hüftkopfes unter der Operation und über die Methode, das optimale Containment zu erzielen, erhält man durch eine Funktionsarthrographie in Narkose vor Durchführung der Osteotomien (39). Nach Injektion des Kontrastmittels kann man durch Abduktion und Rotation die ideale Position des Hüftkopfes definieren, in der er stabil zentriert ist. Sind hierfür zu große Varisierungswinkel erforderlich oder weisen andere Parameter auf ein zu schwaches Korrekturpotenzial hin (40), ist eine zusätzliche Beckenosteotomie erforderlich.

Bei den Patienten, bei denen der Hüftkopf nicht stabil reponiert werden kann, bringt nur die Triple-Osteotomie ausreichend Potenzial mit, den Hüftkopf in geeigneter Weise zu überdachen. Die Arthrographie hat sich deshalb bei uns wieder als Standarduntersuchung vor jeder operativen Containment-Therapie etabliert.

Chirurgische Behandlungsmaßnahmen für die residuelle Hüftkopfdeformität

Nach Ablauf der PERTHES-Erkrankung verbleibt bei vielen Patienten eine Restdeformität des Kopfes oder eine das Gesamtgelenk betreffende Restfehlstellung. Diese Ausheilungszustände können unterschiedlich starke Beschwerden auslösen. Mögliche operative Maßnahmen, kurz skizziert, sind:

Die Coxa vara et brevis kann durch eine schenkelhalsverlängernde Osteotomie mit gleichzeitiger Trochanterdistalisierung behandelt werden (41).

Das Hinge-Abduktion-Phänomen, also das Heraushebeln des Hüftkopfes bei Abduktion über ein Scharnier am äußeren Pfannenrand, kann zu einer schweren Einschränkung des Hüftgelenks mit Entwicklung einer zunehmenden scheinbaren Beinverkürzung führen (42). Eine valgisierende extendierende Osteotomie löst dieses Problem in hervorragender Weise (43). Durch die Vergrößerung des Hüftkopfes im Laufe des Wiederaufbaus des Hüftkopfes kommt es bei ausbleibender Begleitreaktion der Pfanne zu einer sekundären Hüftdysplasie. Diese kann wiederum sehr gut durch eine Triple-Osteotomie angegangen werden (37).

Die Entwicklung eines Impingement-Syndroms der Hüfte kann eine mittelfristige Folge des M. PERTHES sein. Die Therapie ist arthroskopisch oder offen durch Abtragung der für das Impingement verantwortlichen Kopfanteile und durch Taillierung des Schenkelhalses, gegebenenfalls auch kombiniert mit anderen erforderlichen Eingriffen (44, 45).

Literatur

1. Lee ST, et al. Bone age delaypatterns in Legg-Calvé-Perthes disease: an analysis using the Tanner and Whitehouse 3 method. J Pediatr Orthop 2007; 27: 198–203.
2. Kallio P, et al. Ultrasonography in hip disease in children. Acta Orthop Scand 1985; 56: 367–371.
3. Kallio P, Ryöppy S, Kunnamo I. Transient synovitis and Perthes' disease. Is there an aetiological connection? J Bone Joint Surg Br 1986; 68: 808–810.
4. Glueck CJ, et al. Association of antithrombotic factor deficiencies and hypofibrinolysis with Legg-Perthes disease. J Bone Joint Surg Am 1996; 78: 3–13.
5. Sirvent N, et al. Absence of congenital prethrombotic disorders in children with Legg-Perthes disease. J Pediatr Orthop B 2000; 9: 24–27.
6. Vosmaer A, et al. Coagulation abnormalities in Legg-Calvé-Perthes disease. J Bone Joint Surg Am 2010; 92: 121–128.
7. Barker DJ, Hall AJ. The epidemiology of Perthes' disease. Clin Orthop Relat Res 1986; 209: 89–94.
8. Glueck CJ, Tracy T, Wang P. Legg-Calvé-Perthes disease, venous and arterial thrombi, and the factor V Leiden mutation in a four-generation kindred. J Pediatr Orthop 2007; 27: 834–837.
9. Miyamoto Y, et al. A recurrent mutation in type II collagen gene causes Legg-Calvé-Perthes disease in a Japanese feamily. Hum Genet 2007; 121: 625–629.
10. Kenet G, et al. Perthes' disease and the search for genetic associations: collagen mutations, Gaucher's disease and thrombophilia. J Bone Joint Surg Br 2008; 90: 1507–1511.
11. Hall AJ, Barker DJ, Lawton D. The social origins of Perthes' disease of the hip. Paediatr Perinat Epidemiol 1990; 4: 64–70.
12. Sharma S, Sibinski M, Sherlock DA. A profile of Perthes' disease in Greater Glasgow: is there an association with deprivation? J Bone Joint Surg Br 2005; 87: 1536–1540.
13. García Mata S, et al. Legg-Calvé-Perthes disease and passive smoking. J Pediatr Orthop 2000; 20: 326–330.
14. Livesey JP, Hay SM, Bell MJ. Perthes disease affecting three female first-degree relatives. J Pediatr Orthop 1998; 7: 230–231.
15. Wiig O, et al. The epidemiology and aetiology of Perthes' disease in Norway. A nationwide study of 425 patients. J Bone Joint Surg Br 2006; 88: 1217–1223.
16. Wirth T, LeQuesne GW, Paterson DC. Ultrasonography in Legg-Calvé-Perthes disease. Pediatr Radiol 1992; 22: 498–504.
17. Stulberg SD, Cooperman DR, Wallenstein R. The natural history of Legg-Calvé-Perthes disease. J Bone Joint Surg Am 1981; 63: 1095–1108.
18. Miese F, et al. MRI morphometry, cartilage damage and impaired function in the follow-up after slipped capital femoral epiphysis. Skeletal Radiol 2010; 39: 533–541.
19. Wirth T, LeQuesne GW, Paterson DC. Ultrasonography in Perthes' disease. Vlinical relevance and influence on treatment. Int Orthop 1993; 17: 300–304.
20. Herring JA, Kim HT, Browne R. Legg-Calvé-Perthes disease. Part II: Prospective multicenter study of the effect of treatment on outcome. J Bone Joint Surg Am 2004; 86: 2121–2134.
21. Catterall A. The natural history of Perthes' disease. J Bone Joint Surg Br 1971; 53: 37–53.
22. Wild A, et al. Nonoperative treatment in Legg-Calvé-Perthes disease. Orthopäde 2003; 32: 139–145.
23. Krauspe R. Splint treatment of Perthes disease. Z Orthop Ihre Grenzgeb 1990; 128: 411–414.
24. Niedhart C, et al. Effect of risk factors and therapy on intermediate-term hip deformity in Perthes disease: Z Orthop Ihre Grenzgeb 1999; 137: 403–408.

25. Poussa M, et al. Prognosis after conservative and operative treatment in Perthes' disease. Clin Orthop Relat Res 1993; 297: 82–86.
26. Savvidis E, Löer F. A treatment principle with questionable effectiveness in Perthes disease. Z Orthop Ihre Grenzgeb 1992; 130: 120–124.
27. Schoenecker PL. Legg-Calvé-Perthes disease. Orthop Rev 1986; 15: 561–574.
28. Little DG, et al. Zoledronic acid improves femoral head sphericity in a rat model of Perthes disease. J Orthop Res 2005; 23: 862–868.
29. Petje G, et al. Aseptic osteonecrosis in childhood: diagnosis and treatment. Orthopäde 2002; 31: 1027–1038.
30. Beer Y, et al. Long-term results of proximal femoral osteotomy in Legg-Calvé-Perthes disease. J Pediatr Orthop 2008; 28: 819–824.
31. Wiig O, Terjesen T, Svenningsen S. Prognostic factors and outcome of treatment in Perthes' disease: a prospective study of 368 patients with five-year follow-up. J Bone Joint Surg Br 2008; 90: 1364–1371.
32. Kamegaya M, et al. A paired study of Perthes' disease comparing conservative and surgical treatment. J Bone Joint Surg Br 2004; 86: 1176–1181.
33. Thompson GH, et al., Legg-Calvé-Perthes disease: current concepts. Instr Course Lect 2002; 51: 367–384.
34. Ishida A, et al. Salter innominate osteotomy of severe Legg-Calvé-Perthes disease: clinical and radiographic results in 32 patients (37 hips) at skeletal maturity. J Pediatr Orthop 2004; 24: 257–264.
35. Javid M, Wedge JH. Radiographic results of combined Salter innominate and femoral osteotomy in Legg-Calvé-Perthes disease in older children. J Child Orthop 2009; 3: 229–234.
36. Rab GT. Theoretical study of subluxation in early Legg-Calvé-Perthes disease. J Pediatr Orthop 2005; 25: 728–733.
37. Tönnis D, Behrens K, Tscharani F. A modified technique of the triple pelvic osteotomy: early results. J Pediatr Orthop 1981; 1: 241–249.
38. Conroy E, et al. Triple pelvic osteotomy in Legg-Calvé-Perthes disease using a single anterolateral incision: a 4-year review. J Pediatr Orthop B 2010; 19: 323–326.
39. Bennett JT, et al. Arthrographic findings in Legg-Calvé-Perthes disease. J Pediatr Orthop B 2002; 11: 110–116.
40. Kamegaya M, et al. Arthrographic indicators for decision making about femoral varus osteotomy in Legg-Calvé-Perthes disease. J Child Orthop 2008; 2: 261–267.
41. Hasler CC, Morscher EW. Femoral neck lengthening osteotomy after growth disturbance of the proximal femur. J Pediatr Orthop B 1999; 8: 271–275.
42. Nakamura J, et al. Hip arthrography under general anaesthesia to refine the definition of hinge abduction in Legg-Calvé-Perthes disease. J Pediatr Orthop 2008; 28: 614–618.
43. Quain S, Catterall A. Hinge abduction of the hip. Diagnosis and treatment. J Bone Joint Surg Br 1986; 68: 61–64.
44. Rebello G, et al. Surgical dislocation in the management of pediatric and adolescent hip deformity. Clin Orthop Relat Res 2009; 467: 724–731.
45. Roy DR. Arthroscopic findings of the hip in new onset hip pain in adolescents with previous Legg-Calvé-Perthes disease. J Pediatr Orthop B 2005; 14: 151–155.

Differenzierte Therapie der Epiphyseolysis capitis femoris

Thomas Wirth

Die Epiphyseolysis capitis femoris ist definiert als akut oder schleichend auftretender Abrutsch der Hüftkopfepiphyse. Bei den meisten Patienten findet der Abrutsch in medio-dorsaler Richtung statt. Die Inzidenz der Erkrankung variiert u. a. je nach Region, ethnischer Zugehörigkeit und Geschlecht (1, 2). Jungen sind beispielsweise doppelt so häufig betroffen wie Mädchen. In jüngeren Berichten wird hervorgehoben, dass die Inzidenz der Erkrankung zunimmt (3).

Die Erkrankung kommt typischerweise in der Adoleszenz vor und betrifft vorwiegend Mädchen im Alter von 9–14 und Jungen zwischen 11 und 16 Jahren.

Ätiologie

Die Ursache der Erkrankung ist bisher nicht bekannt. Es gibt ein klassisches Patientenprofil. Kinder, die hochgewachsen und übergewichtig sind, stellen den Patiententypus für die chronische Verlaufsform dar. Dabei scheinen auch hormonelle Faktoren für die Prädisposition zu dieser Erkrankung eine Rolle zu spielen. Mangel an Schilddrüsen-, Wachstums- und Geschlechtshormonen zeigen einen positiven Zusammenhang. Vor allem beim Auftreten der Epiphyseolysis capitis femoris außerhalb des typischen Alters ist an hormonelle Faktoren zu denken (4). Eine weitere Prädisposition ist die relative oder absolute Retrotorsion des Schenkelhalses. Durch die mechanische Fehlbelastung der Hüftkopfepiphysenfuge kann es zum Abgleiten der Epiphyse kommen (5, 6).

Formen

In der Vergangenheit unterschied man in der Klassifikation der Epiphyseolysis capitis femoris die Lenta- von der Acuta-Form. Später wurde eine Unterscheidung in eine chronische und in eine akute Verlaufsform getroffen, die durch die »acute on chronic-Variante« ergänzt wurde, um der Tatsache gerecht zu werden, dass sich auf eine chronische Epiphyseolysis capitis femoris ein akuter Abrutsch aufsetzen kann.

Die aktuell gebräuchlichste Einteilung berücksichtigt auch die Belastbarkeit der betroffenen Extremität und trennt eine stabile von einer instabilen Variante (7). Damit ist klar definiert, dass die Epiphyseolysis capitis femoris in 2 Hauptformen auftritt, einer akuten Form, die mit einer nicht belastbaren Extremität einhergeht und einer chronischen Form, bei der das voranschreitende Abrutschen der Epiphyse zu einer progredienten Fehlstellung und Beeinträchtigung der Gelenkbeweglichkeit unter Erhalt der Belastbarkeit des Beines führt. Die Häufigkeit der akuten Form wird mit etwa 15% angegeben (2, 8).

Symptomatik

Patienten mit einer chronischen Verlaufsform der Epiphyseolysis capitis femoris geben zu Beginn Knie- oder Leistenbeschwerden an. Gerade der Knieschmerz ist ein häufig fehlgedeutetes Leitsymptom und sollte bei übergewichtigen Adoleszenten besonders aufmerksam abgeklärt werden. So gehört bei der Untersuchung des symptomatischen Gelenks immer die begleitende Untersuchung der benachbarten Gelenke dazu. Die Patienten fallen außerdem durch ein hinkendes Gangbild auf, oder die Fußstellung verändert sich in Richtung einer zunehmenden Außenrotation. Bei der Untersuchung des Hüftgelenks findet man eine Bewegungseinschränkung, vor allem der Innenrotation und das DREHMANN-Zeichen, das die auto-

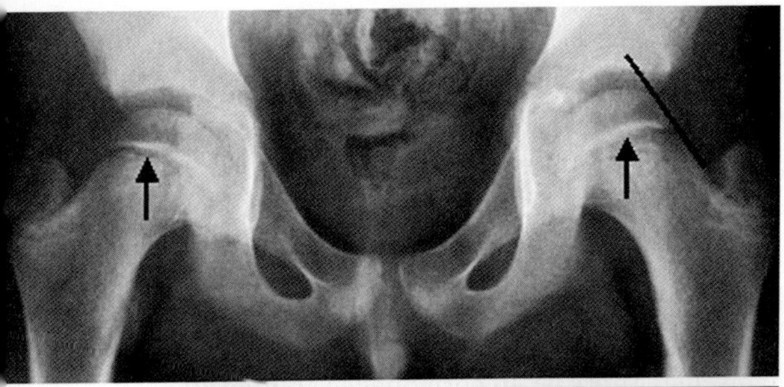

Abb. 1
Radiologische Frühzeichen einer Epiphyseolysis capitis femoris: Die Kleintangente schneidet die Epiphyse nicht oder nur marginal (Linie), und die Wachstumsfuge ist aufgelockert

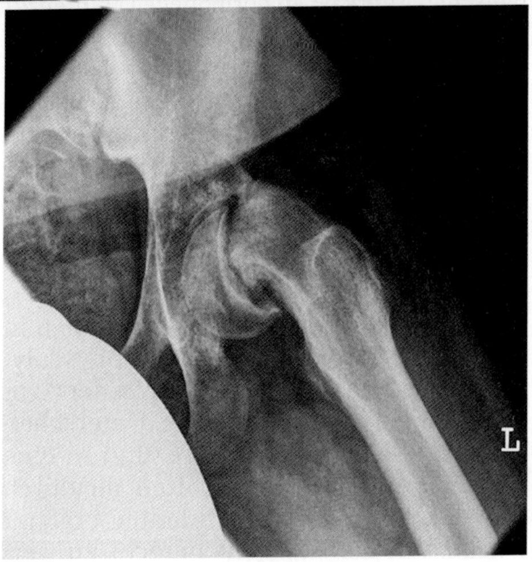

Abb. 2
Axiale Röntgenaufnahme der linken Hüfte mit schwerer Epiphyseolysis capitis femoris. Darstellung des Abrutschwinkels

Abb. 3
Axiale Röntgenaufnahme einer rechten Hüfte mit chronischem Abrutsch. Der ventrale Schenkelhals ist abgerundet, die Epiphyse zeigt dorsal Abstützreaktionen

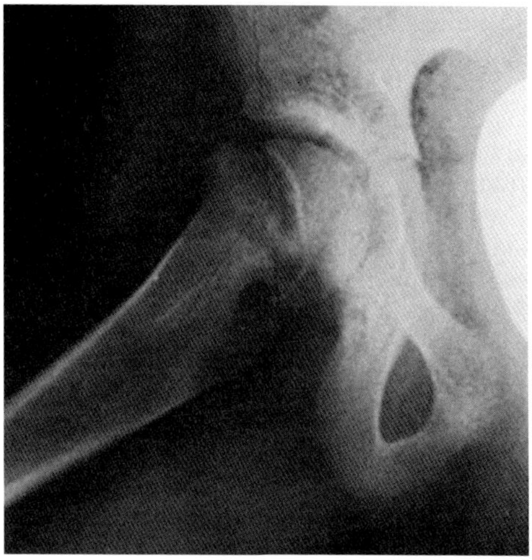

matische Außenrotation des Hüftgelenks bei einer Hüftbeugung beschreibt.

Die akute Epiphyseolysis capitis femoris unterscheidet sich vor allem durch die viel kürzere Anamnesedauer von weniger als 3 Wochen und durch die mangelnde Belastbarkeit des Beines. Nicht selten geben die Patienten bei genauem Nachfragen länger zurückliegende uncharakteristische Hüft- oder Knieschmerzen an, was dann die Einstufung der Erkrankung als akut auf chronisch zulässt. Sie führen das akute Ereignis oft auf ein als inadäquat anzusehendes traumatisches Geschehen zurück. Eine echte traumatisch bedingte Epiphyseolysis capitis femoris ist eine Rarität.

Apparative Diagnostik

Die Standarddiagnostik der Epiphyseolysis capitis femoris ist das konventionelle Röntgenbild durch Beckenübersicht und beide Hüftgelenke im axialen Strahlengang sowie die Ultraschalluntersuchung des Hüftgelenks. Es müssen immer alle diese Aufnahmen angefertigt werden, da Frühzeichen einer Epiphyseolysis capitis femoris auf dem Beckenübersichtsbild übersehen werden können und das asymptomatische Gelenk bei einer Beidseitigkeit der Erkrankung von 20–40% auch betroffen sein kann.

Auf dem Beckenübersichtsbild werden folgende Zeichen einer Epiphyseolysis capitis femoris bewertet: offensichtlicher Abrutsch der Epiphyse, Auflockerung der Wachstumsfuge im Frühstadium, Höhe der Epiphyse, Kleintangente (Abb. 1) (9).

In der axialen Aufnahme wird der Abrutsch meist besser sichtbar, und es kann der Abrutschwinkel bestimmt werden (Abb. 2).

Die chronische Epiphyseolysis capitis femoris wird nach dem Ausmaß des Abrutsches eingeteilt: ein Abrutsch bis 30° wird als milde Form, von 30–50° als moderate Form und >50° als schwere Form bezeichnet.

Auf beiden Aufnahmen können Zeichen für einen chronischen oder akuten Abrutsch definiert werden. Beim chronischen Abrutsch findet man einen abgerundeten Übergang zwischen Schenkelhals und Epiphyse und eine dorso-mediale Abstützreaktion als Zeichen des Versuchs, den Abrutsch selbst zu stabilisieren und zu kompensieren (Abb. 3).

Alle diese Phänomene fehlen beim akuten Abrutsch.

Das Zeichen des akuten Abrutsches ist aber der im Ultraschall nachweisbare intraartikuläre Erguss. Auf dem Nachweis dieses Ergusses basiert die Klassifikation akute, akute-auf-chronische und chronische Epiphyseolysis capitis femoris. Außerdem kann man im Ultraschall sehr schön die Stufe zwischen Schenkelhals und abgerutschter Epiphyse darstellen.

Die Magnetresonanztomographie ist für die Epiphyseolysis capitis femoris keine Untersuchungsmethode der 1. Wahl. Man setzt sie aber zur Diagnostik einer Hüftkopfnekrose und zu anderen gezielten Fragestellungen ein, wie beispielsweise zur Diagnostik der Labrumschädigung oder des Impingementsyndroms des Hüftgelenks (10).

Folgen

Die Epiphyseolysis capitis femoris kennt 3 hauptsächliche unerwünschte Spätfolgen, die Hüftkopfnekrose, die Chondrolyse und die Entstehung einer Koxarthrose. Hüftkopfnekrose und Chondrolyse führen zu einer schnellen Zerstörung des Hüftgelenks und müssen deshalb möglichst verhindert werden. Die Koxarthrose entsteht allmählich auf dem Boden der Formveränderung des Hüftkopfes als Folge der Erkrankung. Rechtzeitige Diagnostik und fachgerechte stadienbezogene Therapie sind deshalb immens wichtig.

Der natürliche Verlauf der Erkrankung zeigt beim Ausbleiben einer Therapie eine Progredienz des Abrutsches und führt ein mildes Abgleiten der Epiphyse in eine schwere Deformität über (11). In Abhängigkeit des Abgleitwinkels stellt sich im Durchschnitt 20 Jahre nach Beginn der Erkrankung eine manifeste Koxarthrose ein (11, 12). 40% der später zu behandelnden Koxarthrosen gehen auf das Konto einer Epiphyseolysis capitis femoris (13).

Die Epiphyseolysis capitis femoris ist das Bilderbuchmodell für die femoro-azetabuläre Impingementtheorie als Entstehungsursache der Koxarthrose (14). Das Abgleiten der Epiphyse nach medio-dorsal führt zu einer relativen Ventralisierung des Schenkelhalses. Bei Hüftbeugung kommt es zu einem Kontakt des anterioren Schenkelhalses mit dem Labrum acetabulare, das sich allmählich degenerativ verändert (15). Zusätzlich können Knorpelschäden entstehen. So zeigen sich alle Hüften als radiologisch pathologisch im Sinne der Prädisposition für ein femoro-azetabuläres Impingement, jedoch klinisch sehr oft asymptomatisch (16, 17).

Die Bedeutung dieser Tatsache wurde in der Vergangenheit durch den Glauben an das Remodellierungspotenzial der noch wachsenden Hüfte relativiert. Doch dieses Remodellierungspotenzial ist durchaus umstritten. Während die einen nur eine minimale Remodellierung der Deformität erkannt haben (18), wiesen andere durchaus eine Verbesserung des Kopf-Hals-Winkels und eine Verminderung der Deformität des proximalen Femurs nach (19, 20). Diese Erkenntnisse haben ganz aktuell eine große Dynamik in die bisher gültigen therapeutischen Strategien gebracht.

Therapie

Die Therapie der Epiphyseolysis capitis femoris differiert zwischen der chronischen und der akuten Form.

Chronische Form

Das Therapieziel für die chronische Form muss sein, den Abrutsch zu stoppen und das Arthroserisiko zu minimieren. Eine konservative Therapie gibt es unter diesen Voraussetzungen nicht. Für die chronische oder stabile Form der Epiphyseolysis capitis femoris gilt auch heute noch, dass die Therapie in Abhängigkeit vom Abrutschwinkel geführt wird.

Abb. 4–6
Stabile Epiphyseolysis capitis femoris rechts mit mildem Abrutsch (Abb. 4 und 5). Beidseitige Stabilisierung mit einer zentral in den Schenkelhals eingebrachten Schraube (Abb. 6)

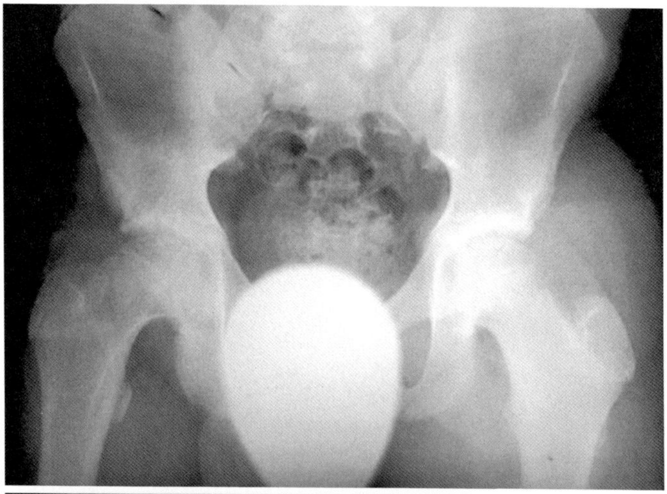
4

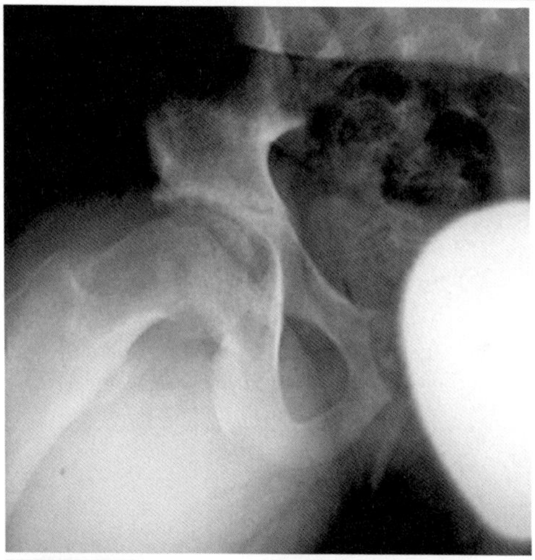
5

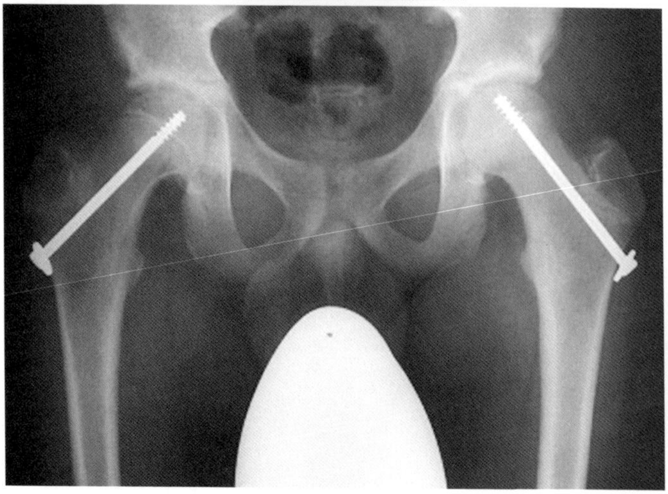
6

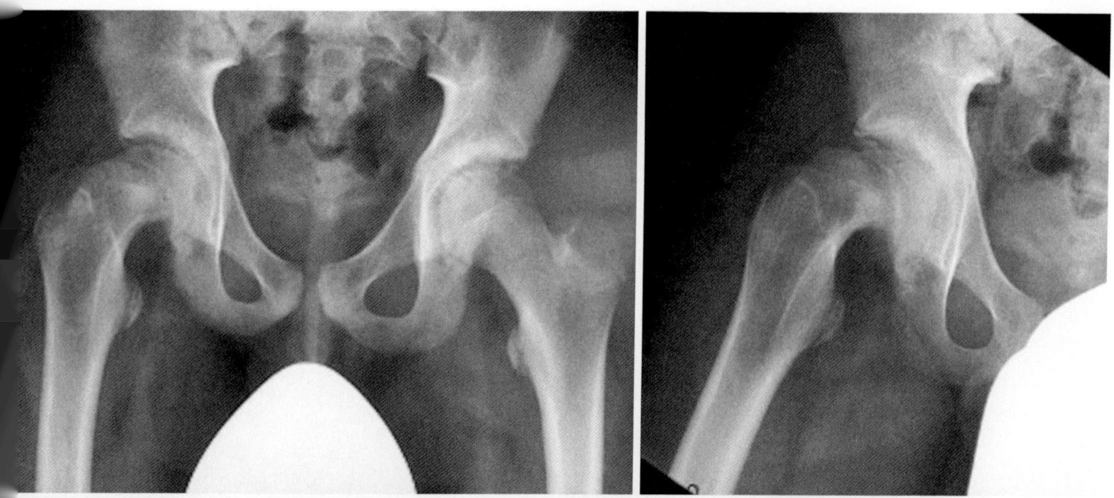
7/8

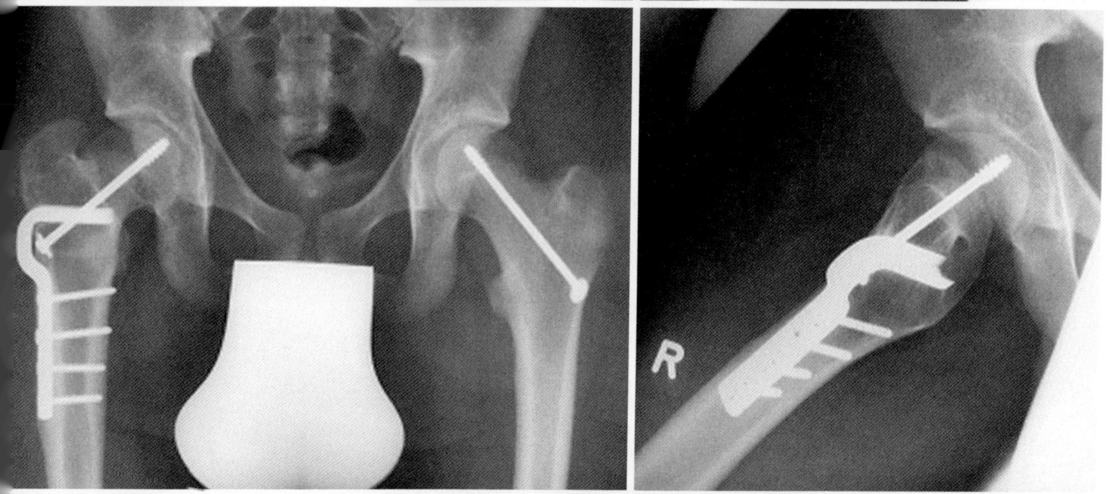

9/10

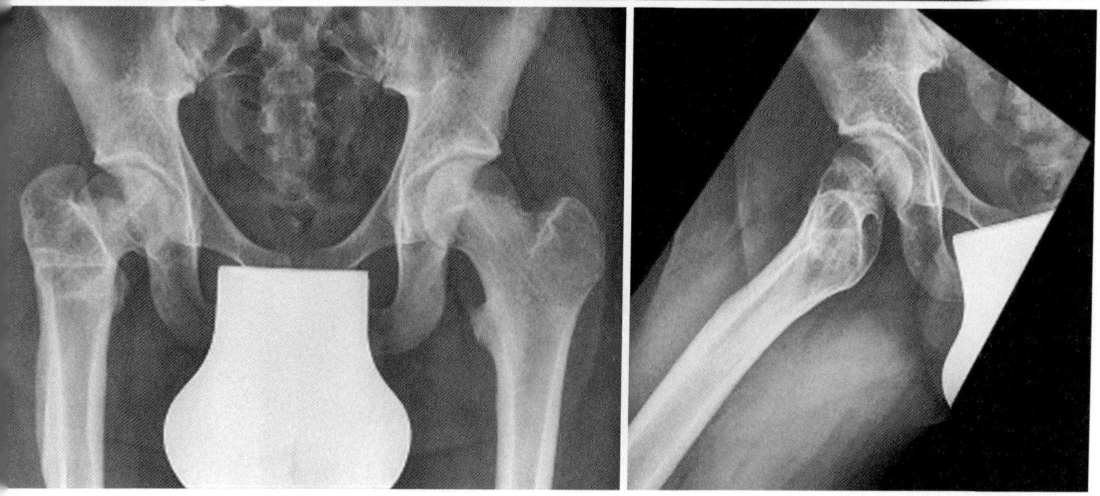
11/12

Abb. 7-12
Stabile Epiphyseolysis capitis femoris rechts mit moderatem Abrutsch von etwa 50° (Abb. 7 und 8). Stabilisierung in situ rechts in Kombination mit einer Imhäuser-Osteotomie, prophylaktische Verschraubung links. Verlauf nach 2 Jahren (Abb. 9 und 10) und nach 3 Jahren nach Metallentfernung (Abb. 11 und 12)

◁

Bei einem Abrutschwinkel bis 30° wird die Fixierung der Epiphyse in situ empfohlen. Wir verwenden hierzu eine kanülierte Stahlschraube, die über eine Stichinzision unter Bildwandlerkontrolle in den Schenkelhals eingebracht wird (Abb. 4-6).

Idealerweise passiert die Schraube in einem rechten Winkel in beiden Ebenen die Wachstumsfuge. Sie muss also bei einem größeren Abgleitvorgang von weiter ventral eingebracht werden als bei einem geringen. Kreuzt das Schraubengewinde die Fuge, wird das Schenkelhalswachstum gestoppt. Dies kann durchaus erwünscht sein. Wird weiteres Schenkelhalswachstum ausdrücklich angestrebt, muss das Schraubengewinde allein in der Epiphyse zu liegen kommen und der Schraubenkopf lateral über die Femurkortikalis überstehen. Alternativ können glatte Kirschner-Drähte Verwendung finden. Die Erhaltung des Schenkelhalswachstums ist besonders bei relativ jungen Patienten wünschenswert.

Bei begrenztem Remodellierungspotenzial nimmt man bei dieser Behandlungsstrategie eine persistierende Deformität des proximalen Femurs in Kauf, die später die Entstehung einer Koxarthrose begünstigt. Deshalb befürwortet eine zunehmende Zahl von Autoren die offene Reposition der Epiphyse mit Wiederherstellung der anatomischen Verhältnisse des proximalen Femurs (21) auch für den milden Abrutsch. Die Kritiker dieser aggressiven Behandlungsstrategie stellen neben dem größeren Ausmaß des Eingriffes das Risiko der iatrogenen Entstehung einer Hüftkopfnekrose dagegen.

Bei einem Abrutschwinkel zwischen 30° und 50° erfordern Arthroserisiko und schlechte Beweglichkeit ein ausgedehnteres operatives Vorgehen. Die generell akzeptierte Behandlungsstrategie ist, eine Korrektur der abgeglittenen Epiphyse über eine kombinierte valgisierende, flektierende anterotierende Osteotomie, die intertrochanter durchführbar ist, zu erreichen.

Diese sog. Imhäuser-*Osteotomie* oder auch Southwick-Osteotomie ist bewährt und orientiert sich in der Wahl des zur Korrektur zu entfernenden anterolateralen Knochenkeils an dem zugrunde liegenden Abrutschwinkel (Abb. 7-12) (22, 23). Gleichzeitig kann es erforderlich sein, die Epiphyse zusätzlich mit einer Schraube oder mit Kirschner-Drähten zu stabilisieren. Mit dieser Korrekturosteotomie kann die nach hinten medial abgerutschte Epiphyse in Bezug zum Femurschaft wieder in eine anatomisch richtige Position gebracht und ein physiologisches Bewegungsspiel des Hüftgelenks erzielt werden.

Die Kritik an dieser Operationsmethode richtet sich vor allem dagegen, dass der Ort der Korrektur nicht mit dem Ort der Deformität übereinstimmt. Allerdings ist die Rate avaskulärer Nekrosen des Hüftkopfes bei der Imhäuser- oder Southwick-Osteotomie praktisch gleich null. Die mit dem Verfahren konkurrierenden deformitätnahen Korrekturverfahren, die Schenkelhalsosteotomien nach Dunn oder Fish, haben ein viel größeres Risiko für diese Komplikation. Des Weiteren weist diese

13

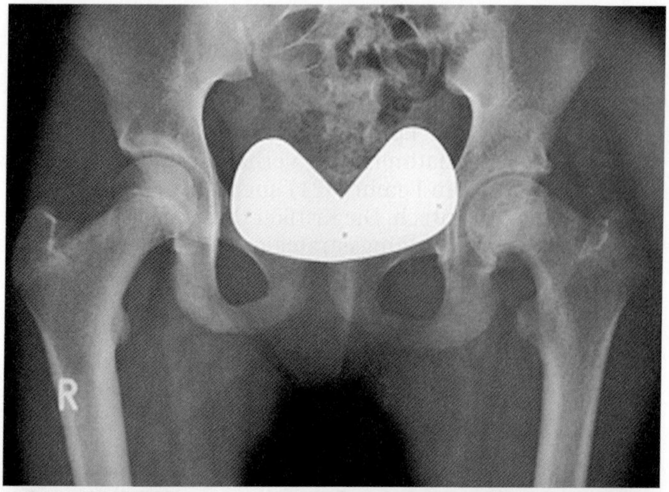

14

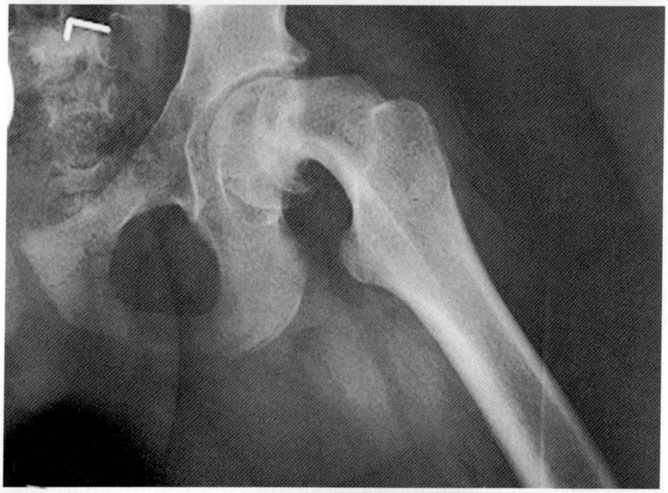

Abb. 13–16
Schwere chronische Epiphyseolysis capitis femoris links, Abrutschwinkel etwa 80° (Abb. 13 und 14). Therapie durch Schenkelhalsosteotomie über eine chirurgische Luxation der linken Hüfte und Schraubenfixation der Epiphyse, prophylaktische Verschraubung rechts (Abb. 15 und 16)

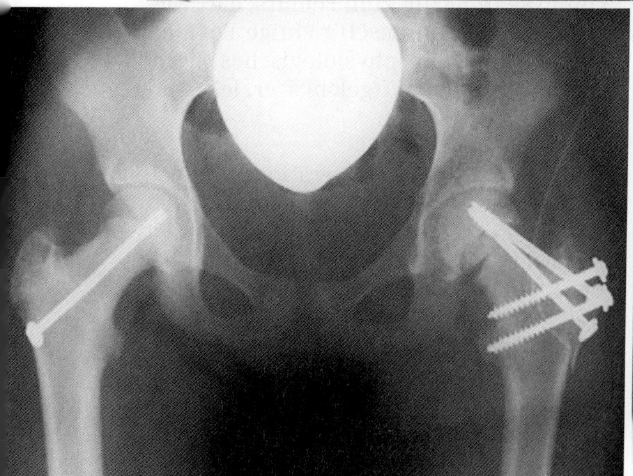

15

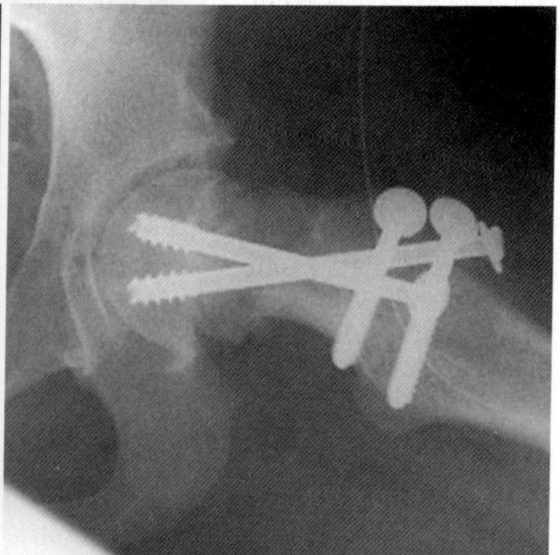

16

Osteotomie bestechende Langzeitresultate auf. Die klinischen Ergebnisse zeigen 70–75% sehr gute Resultate, radiologisch liegen etwa bei 60% der Patienten keine Arthrosezeichen nach durchschnittlich etwa 25 Jahren Follow-up vor (24–27).

Die IMHÄUSER-Osteotomie stößt ab einem Abrutschwinkel von 50° an ihre Grenzen, wobei allerdings auch eine Reduzierung der Fehlstellung durchaus eine positive Prognose zulässt (28). Bei schwereren Verläufen bedarf es aber der Schenkelhalsosteotomie zur Korrektur der Fehlstellung. Diese Maßnahme kann mit und ohne chirurgische Luxation des Hüftkopfes erfolgen.

Wir präferieren die Exposition des Hüftkopfes über die chirurgische Luxation. Es kommt dabei darauf an, bei der Kapselpräparation und -eröffnung und bei der Ablösung des Periosts des Schenkelhalses in Vorbereitung der Osteotomie die Durchblutung der Hüftkopfepiphyse nicht zu gefährden. Unter Beachtung der Operationsprinzipien ist das Verfahren aber geeignet, in diesen besonders schwierigen Situationen eine anatomiegerechte Reposition der abgerutschten Epiphyse herzustellen. Die Fixierung der Epiphyse wird am besten mit 2 Schrauben erreicht (Abb. 13–16).

Durch die hervorragende Möglichkeit der Wiederherstellung einer korrekten anatomischen Hüftkopfposition erfährt diese Methodik derzeit eine hohe Attraktivität und Anwendung, vor allem auch für geringgradigere Abrutsche. Allerdings fehlen vergleichbare Langzeituntersuchungen. Eine Mitteilung mittelfristiger Ergebnisse stimmt aber sehr hoffnungsvoll – sehr gute klinische und radiologische Ergebnisse werden bei Fehlen von Hüftkopfnekrosen angegeben (21).

Im eigenen Krankengut mussten wir jedoch bereits eine Hüftkopfnekrose hinnehmen, freilich unter Beschränkung dieser Operationsmethode auf die ganz schweren Verläufe. So muss bis zur endgültigen Evaluation dieser Behandlungsmethode auf gleichwertige oder überlegene Langzeitergebnisse aus mehreren Zentren gewartet werden.

Akute Form

Die Therapie der akuten oder akuten-auf-chronischen, also instabilen Epiphyseolysis capitis femoris, folgt eigenen Gesetzmäßigkeiten.

Unserer Meinung nach stellt die akute Epiphyseolysis capitis femoris einen Notfall dar, der möglichst rasch operativ versorgt werden sollte (29). Es gibt zwar noch keine beweisende Studie, dass die Notfallbehandlung zwingend zu besseren Langzeitergebnissen mit niedrigerer Hüftkopfnekroserate führt, doch zeigen die Behandlungsergebnisse unter diesem Notfallregime die geringste Rate avaskulärer Nekrosen aller publizierten Serien (30).

Die empfohlene Sofortbehandlung besteht aus einer Kapsulotomie mit Entlastung des blutigen Gelenkergusses, einer digital kontrollierten offenen Reposition und einer Fixierung der Epiphyse mit entweder 3 KIRSCHNER-Drähten oder einer zentralen Schraube (Abb. 17–20). Alternativ kann auch eine vorsichtige geschlossene Reposition unter Längszug mit Entlastung des Hämarthros über eine Miniarthrotomie durchgeführt werden. Die Fixierung der Epiphyse geschieht analog.

Von eminenter Wichtigkeit sind die schonende Reposition und die Entlastung des Hämarthros. Mit dieser Methodik gelang es, die Hüftkopfnekroserate bei niedrigen 4,5% zu halten. In anderen Serien werden mit unterschiedlicher Behandlungsstrategie Kopfnekroseraten zwischen 10% und 20% berichtet (31). Bei akut-auf-chronischen Verläufen darf nur die akute Komponente reponiert werden. Die bleibende Restfehlstellung wird dann in Anlehnung an die Therapiestrategien für die chronische Epiphyseolysis capitis femoris korrigiert.

Bilateralität

Die Epiphyseolysis capitis femoris kommt in etwa 25–40% beidseitig vor oder es kommt binnen 6–12 Monaten zum Abgleiten der zu Beginn nicht betroffenen Seite. Die schwere Konsequenz der frühzeitigen Degeneration eines von der Epiphyseolysis capitis femoris betroffenen Hüftgelenks hat die Therapiestrategie genährt, zum Zeitpunkt der Versorgung der symptomatischen Epiphyseolysis capitis femoris auch die meist asymptomatische kontralaterale Seite prophylaktisch zu stabilisieren, selbst wenn im Röntgenbild keinerlei Abgleiten sichtbar ist.

In Deutschland wird diese Praxis auch heute von den meisten Kollegen empfohlen, obwohl die prophylaktische Verschraubung der gesunden Seite in der internationalen Literatur sehr kontrovers diskutiert wird, weil ein signifikanter Vorteil nicht nachweisbar sei (32).

Unsere Meinung ist, dass das Risiko von Komplikationen durch die prophylaktische Verschraubung bei sorgfältiger Operationstechnik extrem niedrig ist und die negativen Folgen eines Abrutschens der gegenseitigen Epiphyse aufwiegt (20).

Komplikationen

2 Hauptkomplikationen kommen vor: die Hüftkopfnekrose und die Chondrolyse.

Hüftkopfnekrose

Das Risiko der Hüftkopfnekrose ist verknüpft mit den instabilen Formen der Epiphyseolysis capitis femoris, also der akuten oder der akut-auf-chronischen Epiphyseolysis capitis femoris. Es hängt auch mit der Durchführung einer geschlossenen oder offenen Reposition zusammen. Bei einer Fixierung der abgerutschten Epiphyse in situ kommen Hüftkopfnekrosen praktisch nicht vor. Ursache der avaskulären Nekrose des Hüftkopfes ist die Unterbrechung oder Abdrosselung der Blutzufuhr zum Hüftkopf.

2 Arterien versorgen den Hüftkopf: die A. circumflexa femoris medialis und die A. circumflexa femoris posterior. Die blutzuführenden Gefäße zum Hüftkopf können durch den Abrutsch, aber auch durch das Repositionsmanöver, vor allem, wenn es forciert und kraftvoll durchgeführt wird, zerreißen. In Zeiten, in denen die chirurgische Hüftluxation als Methode zur offenen Reposition einer abgerutschten Epiphyse propagiert wird, kann auch ein Abreißen der bei der Operation sorgfältig zu bewahrenden posterioren Gefäße die Kopfnekrose bedingen. Eine partielle oder totale Hüftkopfnekrose kann die Folge sein.

Auch dem Hämarthros, das bei den akuten Formen der Epiphyseolysis capitis femoris auftritt, wird eine pathogenetische Rolle zugeschrieben. Der erhöhte intraartikuläre Druck führt zu einer Drosselung der Blutzufuhr und zur avaskulären Nekrose. Deshalb ist es weiter unsere Auffassung, dass die Therapie der akuten Epiphyseolysis capitis femoris möglichst sofort nach Diagnosestellung eingeleitet wird und immer eine Entlastung des Gelenkergusses einschließen sollte.

Die partielle oder sogar totale Hüftkopfnekrose ist eine desaströse Komplikation, da sie in einem Alter zu einer Zerstörung des Hüftkopfs führt, das nur noch wenig Remodellierungs- und Rekonstituierungskraft zum Wiederaufbau des Kopfes bietet. Deshalb muss alles unternommen werden, das Risiko so klein wie möglich zu halten. Außerdem müssen Patienten aus der Risikogruppe gut aufgeklärt sein und regelmäßig kontrolliert werden.

Die ersten Zeichen einer Durchblutungsstörung des Hüftkopfes stellen sich oft erst nach 3–6 Monaten ein. Ein segmentaler Kollaps des Hüftkopfes mag die Penetration der zur Fixierung verwendeten Schraube oder des Drahtes zur Folge haben und damit eine gelenkschädigende

17

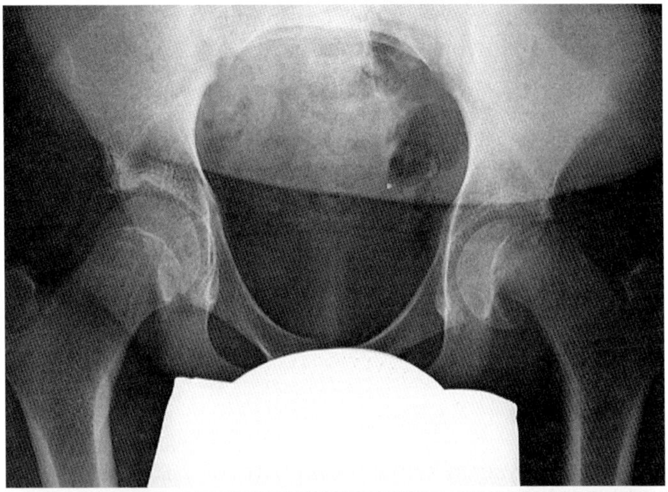

18

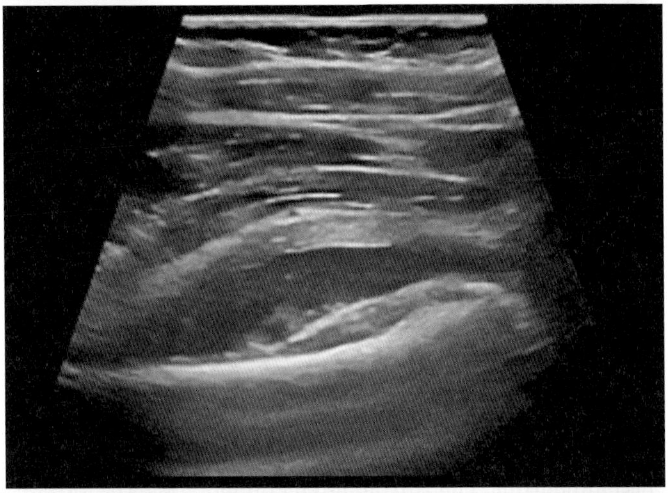

Abb. 17–20
Akute-auf-chronische Epiphyseolysis capitis femoris rechts (Abb. 17) mit sehr ausgeprägtem Hämarthros (Abb. 18). Behandlung durch offene Teilreposition rechts, Entlastung des Hämarthros und beidseitiger Verschraubung in situ (Abb. 19 und 20)

19

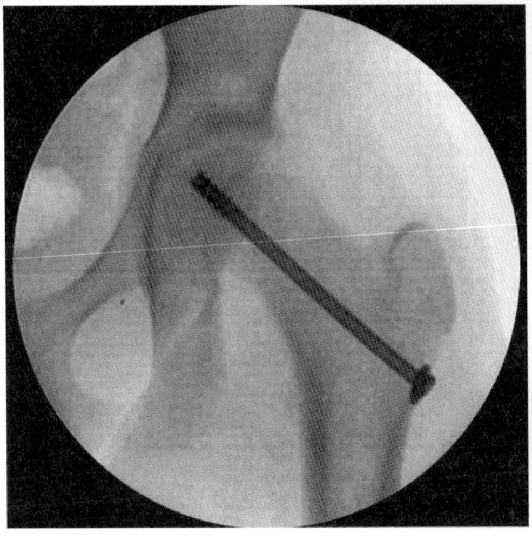

20

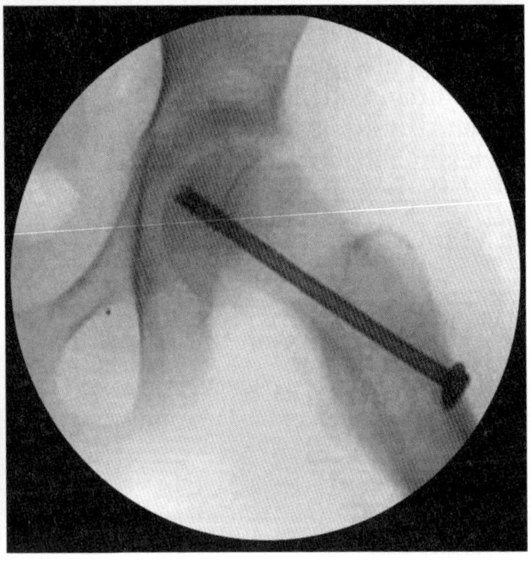

Situation heraufbeschwören. Die Implantate müssen dann umgehend entfernt werden.

Rettungsversuche der betroffenen Gelenke können durch eine valgisierende intertrochantere Umstellungsosteotomie mit teilweise ordentlichen Resultaten betrieben werden. Bei aussichtslosen Verläufen kommt jedoch nur die Implantation einer Endoprothese oder gelegentlich auch die Arthrodese in Betracht.

Chondrolyse

Die Chondrolyse ist seltener und tritt sowohl bei den instabilen als auch bei den stabilen Formen der Epiphyseolysis capitis femoris auf. Ihre Ursache ist nicht geklärt. Wir wissen aber, dass eine Penetration eines eingebrachten Implantats in das Gelenk eine Chondrolyse auslösen kann. Ein Teil der Chondrolysen entsteht jedoch spontan, ohne erkennbare Ursache.

Die Fehlstellung des Hüftkopfes, die klinisch als Cam-Impingement imponiert, soll eine Chondrolyse auslösen können (14). Die Patienten entwickeln ein schmerzhaftes und bewegungseingeschränktes Gelenk. Es kommt wieder zu der Flexions-Außenrotations-Kontraktur. Radiologisch zeigt sich eine progrediente Gelenkspaltverschmälerung. Die Hüftgelenke können sehr rasch einsteifen, der Gelenkspalt kann vollends zusammenbrechen. Das Gelenk ist dann nicht mehr zu retten. Andererseits kann sich der Gelenkspalt aber auch allmählich wieder erweitern, was eine Verbesserung der Beweglichkeit bewirkt.

Literatur

1. Kennedy JP, Weiner DS. Results of slipped capital femoral epiphysis in the black population. J Pediatr Orthop 1990; 10: 224–227.

2. Loder RT. The demographics of the slipped capital femoral epiphysis. An international multicenter study. Clin Orthop Relat Res 1996; 322: 8–27.

3. Murray AW, Wilson NI. Changing incidence of slipped capital femoral epiphysis: a relationship with obesity? J Bone Joint Surg Br 2008; 90: 92–94.

4. Loder RT, Wittenberg B, DeSilva G. Slipped capital femoral epiphysis associated with endocrine disorders. J Pediatr Orthop 1995; 15: 349–356.

5. Fishkin Z, et al. Proximal femoral physis shear in slipped capital femoral epiphysis – a finite element study. J Pediatr Orthop 2006; 26: 291–294.

6. Gelberman RH, et al. The association of femoral anteversion with slipped capital femoral epiphysis. J Bone Joint Surg Am 1986; 68: 1000–1007.

7. Loder RT, et al. Acute slipped capital femoral epiphysis: the importance of physeal stability. J Bone Joint Surg Am 1993; 75: 1134–1140.

8. Fallath S, Letts M. Slipped capital femoral epiphysis: an analysis of treatment outcome according to physeal stability. Can J Surg 2004; 47: 284–289.

9. Green DW, et al. A modification of Klein's line to improve sensitivity of the anterior-posterior radiograph in slipped capital femoral epiphysis. J Pediatr Orthop 2009; 29: 449–453.

10. Miese F, et al. MRI morphometry, cartilage damage and impaired function in the follow-up after slipped capital femoral epiphysis. Skeletal Radiol 2010; 39: 533-541.

11. Carney BT, Weinstein SL. Natural history of untreated chronic slipped capital femoral epiphysis. Clin Orthop 1996; 322: 43–47.

12. Engelhardt P. Das Risiko der sekundären Coxarthrose. Stuttgart-New York: Thieme; 1988.

13. Murray RO. The aetiology of primary osteoarthritis of the hip. Br J Radiol 1965; 38: 810–824.

14. Ganz R, et al. Femoroacetabular impingement. A cause for osteoarthritis of the hip. Clin Orthop Rel Res 2003; 417: 112–120.

15. Sink EL, et al. Acetabular cartilage and labral damage observed during surgical hip dislocation for stable slipped capital femoral epiphysis. J Pediatr Orthop 2010; 30: 26–30.

16. Dodds MK, McCormack D, Mulhall KJ. Femoroacetabular impingement after slipped capital epiphysis: does slip severity predict clinical symptoms? J Pediatr Orthop 2009; 29: 535–539.

17. Fraitzl CR, et al. Radiological evidence of femoroacetabular impingement in mild slipped capital femoral epiphysis: a mean follow-up of 14,4 years after pinning in situ. J Bone Joint Surg Br 2007; 89: 1592–1596.

18. Siegel DB, et al. Slipped capital femoral epiphysis. A quantitative analysis of motion, gait, and femoral remodeling after in situ fixation. J Bone Joint Surg Am 1991; 73: 659–666.

19. DeLullo JA, et al. Femoral remodeling may influence patient outcomes in slipped capital femoral epiphysis Clin Orthop 2007; 457: 163–170.
20. Seller K, et al. Risk-benefit analysis of prophylactic pinning in slipped capital femoral epiphysis. J Pediatr Orthop B 2001; 10: 192–196.
21. Ziebarth K, et al. Capital realignment for moderate and severe SCFE using a modified Dunn procedure. Clin Orthop Relat Res 2009; 467: 704–716.
22. Imhäuser G. Zur Pathogenese und Therapie der jugendlichen Hüftkopflösung. Z Orthop 1954; 88: 3–41.
23. Southwick WO. Osteotomy through the lesser trochanter for slipped capital femoral epiphysis. J Bone Joint Surg Am 1967; 59: 807–835.
24. Imhäuser G. Spätergebnisse der sogenannten Imhäuser-Osteotomie bei der Epiphysenlösung. Z Orthop 116; 1977: 716–725.
25. Kartenbender K, Cordier W, Katthagen BD. Longterm follow-up study after corrective Imhäuser osteotomy for severe slipped capital femoral epiphysis. J Pediatr Orthop 2000; 20: 749–756.
26. Parsch K, et al. Intertrochanteric corrective osteotomy for moderate and severe slipped capital femoral epiphysis. J Pediatr Orthop B 1999; 8: 223–230.
27. Schai PA, Exner GU, Hänsch O. Prevention of secondary coxarthrosis in slipped capital femoral epiphysis: a long-term follow-up study after corrective intertrochanteric osteotomy. J Pediatr Orthop B 1996; 5: 281–285.
28. Witbreuk MM, et al. The result of downgrading moderate and severe slipped capital femoral epiphysis by an early Imhäuser femur osteotomy. J Child Orthop 2009; 3: 405–410.
29. Chen RC, et al. Urgent reduction, fixation, and arthrotomy for unstable slipped capital femoral epiphysis. J Pediatr Orthop 2009; 29: 687–694.
30. Parsch K, Weller S, Parsch D. Open reduction and smooth Kirschner wire fixation for unstable slipped capital femoral epiphysis. J Pediatr Orthop 2009; 29: 1–8.
31. Palocaren T, et al. Outcome of in situ pinning in patients with unstable slipped capital femoral epiphysis: assessment of risk factors associated with avascular necrosis. J Pediatr Orthop 2010; 30: 31–36.
32. Kocher MS, et al. Prophylactic pinning of the contralateral hip after unilateral slipped capital femoral epiphysis. J Bone Joint Surg Am 2004; 86: 2658–2665.

Ultraschalldiagnostik und ultraschallgesteuerte Behandlung der Hüftdysplasie und Hüftluxation im Säuglingsalter

Oliver Eberhardt

Die Hüftdysplasie und die Hüftluxation gehören zu den klassischen Erkrankungen der Orthopädie einschließlich der Kinderorthopädie. Welch großes Interesse die Hüftluxation bereits im 18. Jahrhundert hervorgerufen hat, zeigt das Zitat von Verneuil, welcher für eine Hüftluxation 100 Goldfrancs bot. Bereits von Hippokrates und Dupuytren beschrieben waren es Pravaz und später Lorenz, welche über erste Behandlungen von Hüftluxationen berichteten.

Einen ausführlichen historischen Überblick gab Tönnis (1). Er beschrieb die unterschiedlichen Repositionsmanöver und Retentionsmethoden von Lorenz, Lange, Fettweis, Pavlik sowie van Rosen und verglich Behandlungsergebnisse und Komplikationen einschließlich der gefürchteten Hüftkopfnekrose.

Ein Meilenstein in der Behandlung der Hüftdysplasie bzw. der Hüftluxation war die Entwicklung der Ultraschalldiagnostik. Durch die Einführung der Ultraschalltechnik nach Graf war es nun möglich, frühzeitig Hüftdysplasien und Hüftluxationen zu diagnostizieren und einer frühzeitigen Therapie zuzuführen (2, 3). Auch wenn international weiterhin zahlreiche Diskussionen über ein Hüftscreening geführt werden, so hat sich in Deutschland das Ultraschallscreening der Hüfte etabliert und ist aus der Diagnostik und Behandlung der Hüftdysplasie und Hüftluxation heutzutage nicht mehr wegzudenken.

Epidemiologie und Ätiologie

Die Hüftdysplasie ist eine der häufigsten Kranheiten in der Orthopädie mit einer Inzidenz von 2–4%. Berücksichtigt man bei den Dysplasien den Hüfttyp IIa der Klassifikation nach Graf, so haben sogar 20% der Neugeborenen eine Hüftdysplasie. Echte Luxationen sind mit einer Inzidenz von 0,4–0,7% deutlich seltener. Die Geschlechterverteilung ist bei der Dyspla-

1

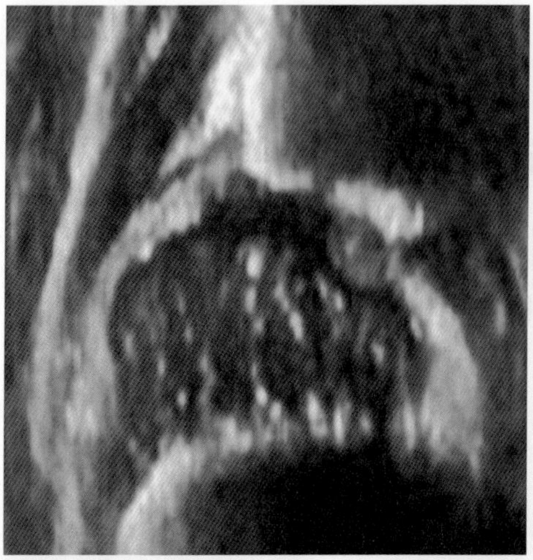

2

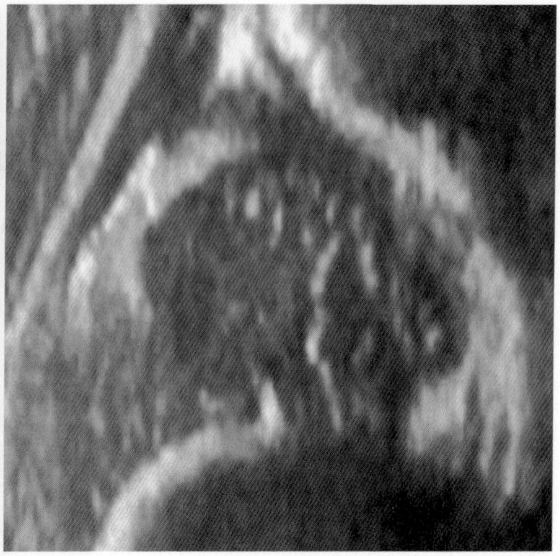

3

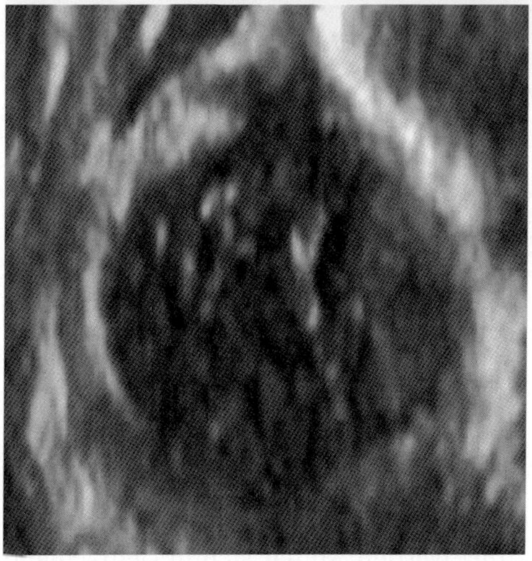

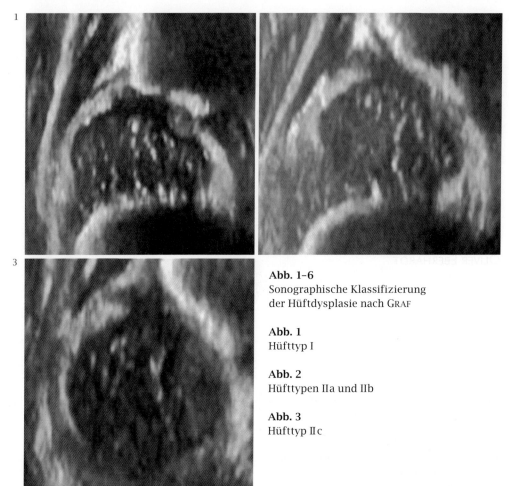

Abb. 1–6
Sonographische Klassifizierung der Hüftdysplasie nach GRAF

Abb. 1
Hüfttyp I

Abb. 2
Hüfttypen IIa und IIb

Abb. 3
Hüfttyp IIc

sie 1:1, während bei der Luxation das Verhältnis von Mädchen zu Knaben bei 1:5 bis 1:8 liegt.

Prädisponierende Faktoren für eine Hüftdysplasie sind ein Oligohydramnion, Erstgebärende und/oder die Beckenendlage. Bei der Beckenendlage bleibt die Anfaltung der Beine aus, dadurch wird eine regelrechte Entwicklung des Hüftgelenks verhindert. Bei der Hinterhauptlage liegt das linke Hüftgelenk dem Promontorium an, die linke Hüfte ist mehr adduziert, was die linke Hüfte in der Reifung stören kann. Die linke Seite ist daher für eine Hüftdysplasie bevorzugt.

Die Ausschüttung von Relaxinen im 3. Schwangerschaftstrimenon scheint ebenfalls für die Entstehung einer Dysplasie verantwortlich zu sein. So entstehen die meisten Dysplasien und Luxationen aus einer Instabilität mit verursacht durch die Relaxinproduktion, welche auch auf die Kapsel des Hüftgelenks wirken. Aus diesem Grund wird die Hüftdysplasie auch im angloamerikanischen Sprachraum als Developmental Dysplasia of the Hip (DDH) bezeichnet. Nur 2% aller Hüftluxationen entstehen in der embryonalen Phase als sog. teratologische Luxation, meist im Zusammenhang mit Syndromen, wie z. B. dem LARSEN-Syndrom (4–8).

4

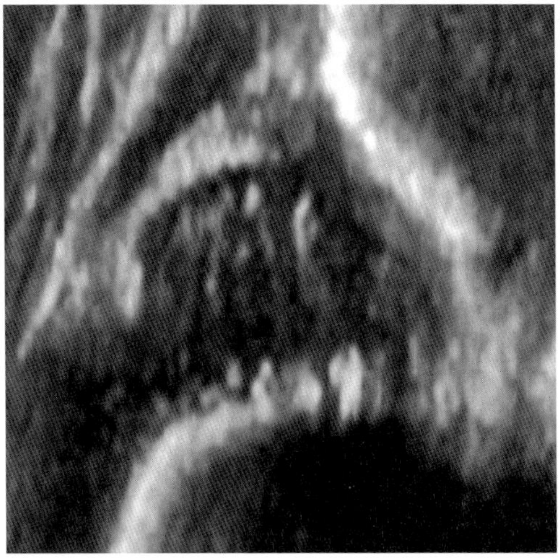

5

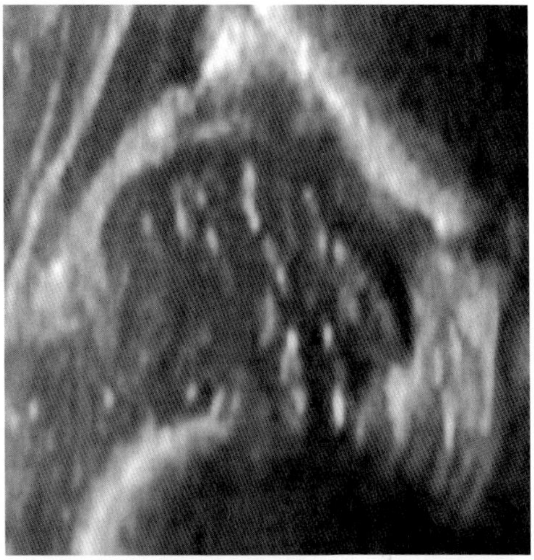

6

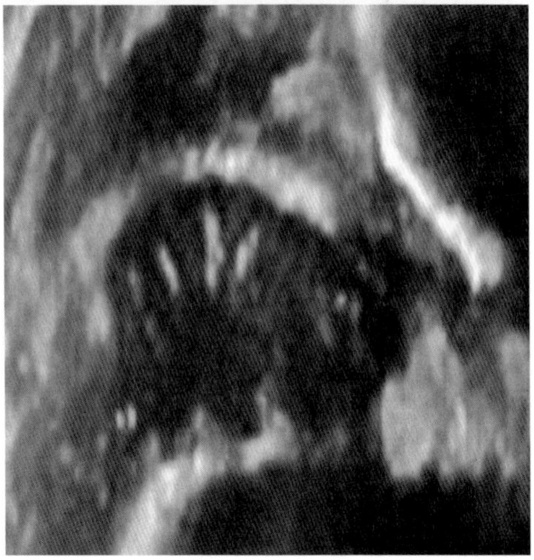

Abb. 4
Hüfttyp D

Abb. 5
Hüfttyp IIIa

Abb. 6
Hüfttyp IV

Diagnostik

Die Ultraschallmethode nach Graf (2, 3) dient der Diagnosestellung einer Hüftdysplasie oder Hüftluxation im Säuglingsalter. Sie ist in Deutschland die Methode der Wahl, welche im Ultraschallscreening bei der U3 zur Anwendung kommt.

Graf unterscheidet 4 Hüfttypen:

○ Beim Typ I (Abb. 1) handelt es sich um einen Normalbefund. Dieser wird unterteilt in die Typen Ia und Ib.

○ Beim Typ II handelt es sich um Reifungsstörungen der Hüftpfanne. Unterteilt wird der Typ II in die Typen IIa sowie IIb (Abb. 2) und in den Typ IIc (Abb. 3). Beim Hüfttyp D (Abb. 4) handelt es sich vonseiten des α-Winkels um einen Hüfttyp C, die Dezentrierung definiert über den β-Winkel jedoch den Schweregrad der Hüfte im Sinne einer beginnenden Luxation wieder.

○ Die Hüfttypen III und IV (Abb. 5 und 6) stellen dezentrierte (luxierte) Gelenke dar.

Allen Hüfttypen können charakteristische Formbeschreibungen des Erkers zugeordnet werden, ebenso ein sog. α-Winkel, welcher die knöcherne Überdachung widerspiegelt, und ein β-Winkel, welcher die knorpelige Überdachung darstellt (Tab. 1).

Die von GRAF beschriebene Vorgehensweise sollte bei der Bestimmung des Hüfttyps unbedingt eingehalten werden, um Fehler zu vermeiden. Nach Erstellen eines Ultraschallbildes erfolgt zuerst eine anatomische Identifizierung. Anschließend wird das Bild einer Brauchbarkeitsprüfung unterzogen, d. h. gestrecktes Os Ilium, Unterrand der Pfanne und Labrum müssen abgebildet werden. Dann wird die Morphologie der Hüfte beschrieben, ehe es zu einer abschließenden Winkelmessung kommt.

Zur Untersuchung gehört stets auch eine dynamische Analyse, um eine Instabilität auszuschließen. Dies gelingt am besten beim sich bewegenden Kind oder bei Druck auf den Oberschenkel mit Provokation nach kranial.

Nach abgeschlossener Diagnostik kann jeder Hüfttyp einer passenden Therapie zugeführt werden.

Behandlungsschema

Sonographiegesteuerte Behandlung

GRAF beschreibt ein Behandlungsschema zu dysplastischen und luxierten Säuglingshüften mit 3 Phasen (3): Repositionsphase, Retentionsphase und Nachreifungsphase.

Bei den Hüfttypen D, III und IV handelt es sich nach GRAF um sonographisch luxierte Hüften als Hüfttypen D, III oder IV. Bei

Tab. 1
Hüfttypen der Klassifikation nach GRAF

Typ	Knöcherne Form	Knöcherner Erker	Knorpeliger Erker	α-Winkel	β-Winkel
Ia	Gut	Eckig	Übergreifend	>60°	<55°
Ib	Gut	Stumpf	Übergreifend	>60°	>55°
IIa	Ausreichend	Rund	Übergreifend	50-59°	>55°
IIb	Mangelhaft	Rund	Übergreifend	50-59°	>55°
IIc	Hochgradig mangelhaft	Flach	Noch übergreifend	43-49°	<77°
D	Hochgradig mangelhaft	Flach	Verdrängt	43-49°	>77°
IIIa	Schlecht	Flach	Verdrängt	<43°	>77°
IV	Schlecht	Flach	Verdrängt	<43°	>77°

jeder dezentrierten Hüfte ist eine tiefe Einstellung des Hüftkopfes in die Pfanne unter Entlastung des knorpelig präformierten Pfannendaches notwendig, um ein Wachstum der Hüftpfanne zu ermöglichen. Daher beginnt die Behandlung dieser 3 Hüfttypen mit einer Reposition, einer tiefen Einstellung des Hüftkopfes in die Primärpfanne. Die tiefe Einstellung des Hüftkopfes muss im Behandlungsverlauf gehalten werden, was als Retention bezeichnet wird.

Gelegentlich benötigen die Hüfttypen D, III und IV eine zusätzliche Vorbereitungsphase. Dies hängt von diversen anatomischen Gegebenheiten ab. So kann ein erhöhter Adduktorentonus oder ein Interponat eine Reposition erschweren.

Die Hüfttypen IIc und IIa sowie IIb sind dysplastische Hüften, welche eine Nachreifung der Pfanne benötigen.

Vorbereitungsphase

Hüftgelenke, welche nicht problemlos in die Hüftpfanne tief eingestellt werden können, bedürfen einer Vorbehandlung. Ziel dieser Vorbereitungsphase ist es, die Vorraussetzungen für eine schonende Reposition zu schaffen. Bei hohen Hüftluxationen ist es gelegentlich notwendig, eine Overheadextension oder eine Kombination aus Längsextension und Overheadextension durchzuführen, um den Hüftkopf auf Höhe des Pfanneneingangs zu bringen und damit eine Reposition zu ermöglichen. Entsprechende Techniken sind von Craig, Mau und Krämer (siehe 1, 4, 5).

Im angloamerikanischen Sprachraum wird als Repositionsbandage die Pavlik-Schiene empfohlen (5). Durch das Bewegen der Beine bei angelegter Schiene soll das Hüftgelenk vor die Hüftpfanne gestellt werden, um sich dann im weiteren Verlauf tief zu zentrieren.

Ein weiteres Verfahren zur Vorbereitung einer luxierten Hüfte auf das Repositionsmanöver ist die krankengymnastische Übungsbehandlung nach Vojta. Durch diese Physiotherapie können der Adduktorenhypertonus gesenkt und die Reposition erleichtert werden (6, 9, 10). Während der Vorbereitungsphase kann sonographisch die Behandlung kontrolliert werden. Dokumentiert wird im Verlauf von 1-2 Wochen, ob sich die Position des Hüftkopfes zur Primärpfanne verändert.

Eine Vielzahl von dezentrierten Hüftgelenken benötigen keine Vorbereitung, eine primäre manuelle Reposition ist häufig möglich.

Repositionsphase

Von den historischen manuellen Einrenkungsmethoden nach Lorenz und Lange ist man aufgrund der hohen Hüftkopfnekroseraten abgekommen (8). Aus heutiger Sicht ist die manuelle schonende Einstellung des Hüftgelenks nach Fettweis zu empfehlen. Durch eine Beugung auf 110-120° und eine Abduktion von 30-45° bis maximal 50-60° kann meistens eine Reposition erzielt werden. Dies gelingt vor allem in den ersten 6 Lebenswochen, wenn pathoanatomische Veränderungen noch nicht etabliert sind (2, 3). Die Reposition kann unter sonographischer Kontrolle durchgeführt werden. So ist leicht abzuschätzen, ob unter leichtem manuellem Längszug und leichter Abduktion ein Repositionsmanöver möglich ist.

Retentionsphase

In der Retentionsphase muss das reponierte Hüftgelenk in der Hüftpfanne tief eingestellt bleiben. Dies ist notwendig, um das knorpelig präformierte Pfannedach zu entlasten und um der Hüftkapsel einen Kapselschrumpfungsprozess zu ermöglichen (3). Erfährt das knorpelig präformierte Pfannedach durch den Hüftkopf einen erhöhten Druck, so kommt es zu keinem Verknöcherungsprozess und damit zu keiner Ausreifung der Pfanne.

Die Pfanne bleibt dysplastisch. Eine Instabilität oder eine Reluxation muss vermieden werden.

Um eine gute Retention zu erreichen, sind Retentionsorthesen oder ein Retentionsgips notwendig. Retentionsorthesen sind die PAVLIK-Schiene und die HOFFMANN-DAIMLER-Schiene (Abb. 7). Letztere wird von uns in einer modifizierten Weise angelegt, um die Hüftkopfnekroserate zu senken (11). Ein Gips zur Retention kann in der Technik nach FETTWEIS als Becken-Bein-Gips (Abb. 8) oder in der Technik nach GRAF als Sitz-Hock-Gips ohne Einschluss des Kniegelenks angelegt werden (3). Mit diesen Retentionsorthesen und Retentionsgipsen können dislozierte instabile Gelenke in eine stabile Situation gebracht werden.

Die Dauer der Retentionsbehandlung ist abhängig vom Alter des Patienten. Bei 1–2 Wochen alten Säuglingen mit luxierten Hüften kann die Retentionsphase nur 4 Wochen, während bei älteren Kindern mit Behandlungsbeginn nach der 6. Lebenswoche auch 12 Wochen andauern kann.

Nachreifungsphase

Nach Retention und Erreichen einer stabilen Hüftsituation besteht noch eine Restdysplasie. Das Pfannedach benötigt weiterhin eine unterstützende Maßnahme zur Nachreifung. Durch Nachreifungsschienen, wie die MITTELMEIER-GRAF-Spreizhose oder die Tübinger Schiene (Abb. 9), kann das Pfannedach weiter ausreifen, bis bei der sonographischen Kontrolle ein Hüfttyp I erreicht wird. Die Intervalle zur sonographischen Verlaufsbeurteilung liegen bei 4-wöchigen Abständen.

Ultraschall als Monitoring der Behandlung

Nach Reposition eines sonographisch dezentrierten Hüftgelenks muss die Stellung des Hüftkopfes kontrolliert werden. In der angelegten Schiene muss das knorpelig präformierte Pfannedach entlastet sein, um eine Pfannereifung zu ermöglichen. Unterschiedliche Ultraschalltechniken sind möglich.

Die von SUZUKI (12) beschriebene Technik wird von ventral mit einem Linearschallkopf für beide Hüftgelenke gleichzeitig durchgeführt. SUZUKI beschrieb die Technik für die Behandlung mit einer PAVLIK-Schiene. In der Technik nach VAN DOUVEREN (13) wird ebenfalls von ventral mit einem Minisektorschallkopf dargestellt. Da bei Anlage einer Retentionsorthese (PAVLIK-, HOFFMANN-DAIMLER-Orthese) die Trochanterregion zugänglich ist, kann auch ein lateraler Ultraschall zur Überprüfung der Hüftkopfzentrierung durchgeführt werden. Hierbei ist die Entlastung des knorpeligen Erkers gut zu dokumentieren. Keinesfalls darf jedoch in Abduktion eine Aussage über die Pfannenreifung und über den Hüfttyp gemacht werden.

Methoden zur Bestimmung der Hüftkopfzentrierung nach Gipsanlage

Nach Anlage eines Beckengipses muss stets das Repositionsergebnis kontrolliert werden, wozu unterschiedliche diagnostische Verfahren zur Verfügung stehen: Röntgen, CT, MRT und die Sonographie (13–16). Die Röntgenkontrolle als zweidimensionales Verfahren hat den Nachteil, eine posteriore Luxation übersehen zu können (17). Im angloamerikanischen Sprachraum ist das CT der Standard (15, 18–20). Aufgrund der Strahlenbelastung ist dieses nicht zu befürworten. In Deutschland wird häufig eine Kernspintomographie durchgeführt (21, 22). Eine weitere Möglichkeit ist der transinguinale Ultraschall (11, 13, 17).

Die Kernspintomographie nach Anlage eines Beckengipses stellt die gesamte Anatomie der Säuglingshüfte mit Azetabulum, Hüftkopf und Labrum dar. Eine transversale sowie eine frontale Schnitt-

7

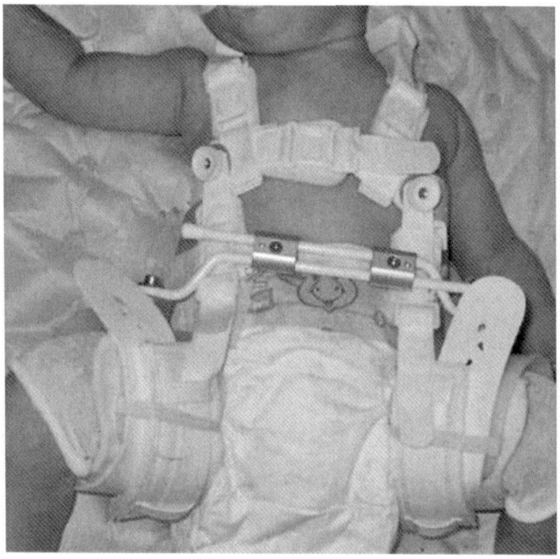

8

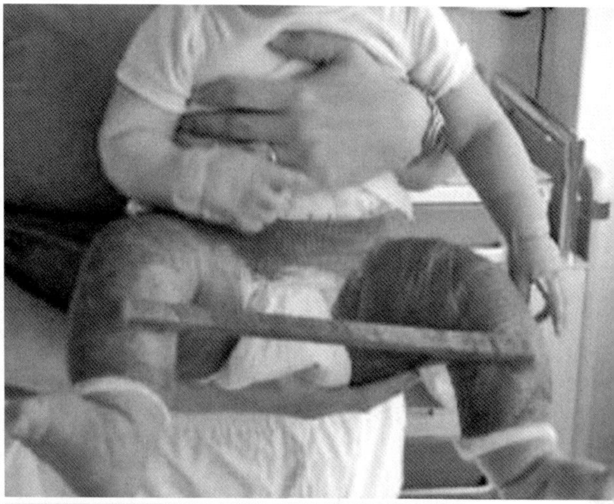

Abb. 7
HOFFMANN-DAIMLER-Schiene (Retentionsschiene) zur Behandlung instabiler Hüftgelenke

Abb. 8
Beckengips (FETTWEIS-Gips) zur Behandlung der Hüftdysplasie und Hüftluxation

▷

Abb. 9
Tübinger Hüftbeugeschiene (Nachreifungsschiene)

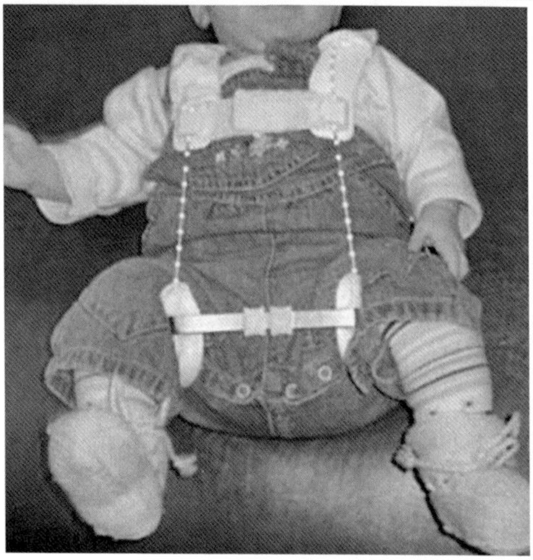

9

führung lassen eine Dislokation und ein Interponat erkennen (Abb. 10). Die Kernspintomographiekontrolle erfolgt in Sedierung oder in Narkose (22, 23).

Mit dem transinguinalen Ultraschall kann die Zentrierung des Hüftgelenks über ein Gipsfenster von ventral überprüft werden. In der Methode nach VAN DOUVEREN wird mit einem Mini-convex-Schallkopf kontrolliert. Darzustellende anatomische »Landmarks« sind der Ramus superior des Os pubis, der Hüftkopf und der Schenkelhals (Abb. 11 und 12). Bilden Schenkelhals und Ramus superior eine homogene Linie, ist das Hüftgelenk zentriert (Abb. 11 und 12). Bei einer luxierten Hüfte zeigt die Schenkelhalslinie in Verlängerung nicht auf das Os pubis, sondern auf das Azetabulum (Abb. 13 und 14) (1).

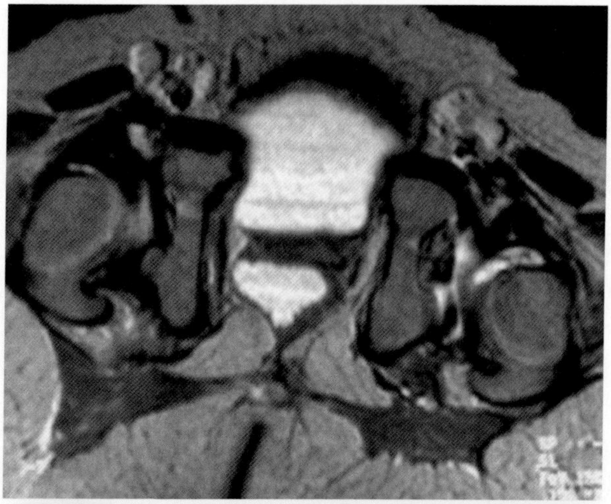

Abb. 10
Kernspintomographie zur Bestimmung des Repositionsergebnisses; rechte Hüfte reponiert, linke Hüfte luxiert

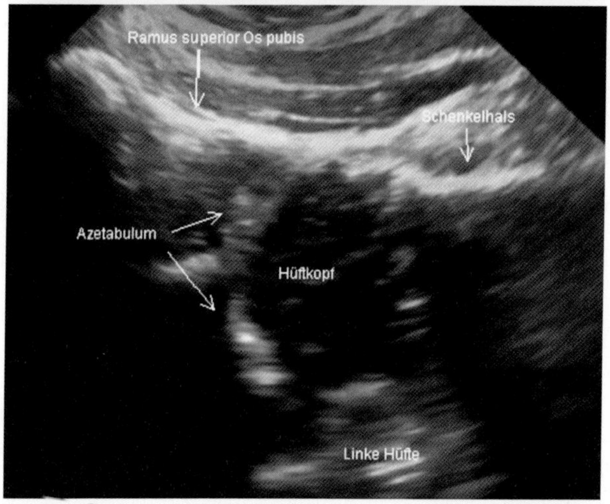

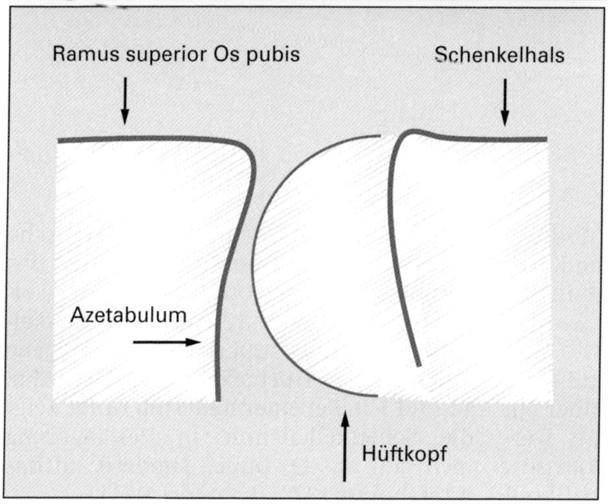

Abb. 11 und 12
Transinguinaler Ultraschall, Hüftgelenk reponiert

Abb. 13 und 14
Transinguinaler Ultraschall,
Hüftgelenk luxiert

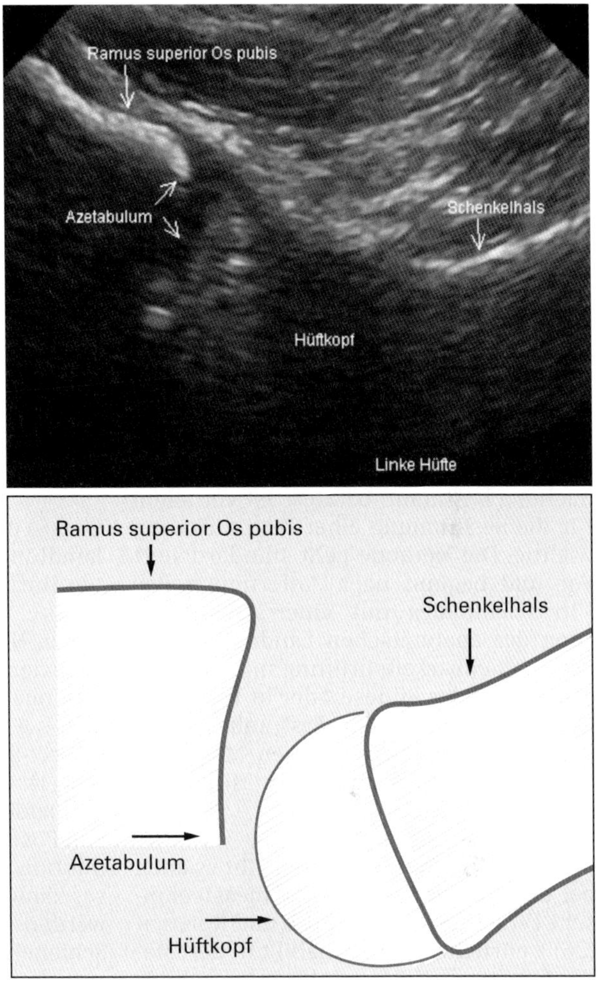

Diskussion

Nachdem Graf seine Ultraschallmethode zur Klassifizierung von Säuglingshüften publiziert hatte, wurde das Hüftscreening 1992 in Österreich und 1996 in Deutschland eingeführt und somit auch der Zeitpunkt des Ultraschalls festgelegt. So sollte der Ultraschall der Säuglingshüfte bei der U3 zwischen der 4. und 6. Lebenswoche stattfinden. Grund für diesen Termin ist, dass viele Hüften nach Geburt noch eine Unreife aufweisen und mit einer Diagnostik unmittelbar nach Geburt ein Overtreatment stattfinden könnte (24). Nur bei Risikopatienten mit positiver Familienanamnese, klinischer Auffälligkeit, Oligohydramnion sowie Beckenendlage sollte der Ultraschall zur U2 stattfinden (9, 10).

Im Ultraschallscreening in Deutschland wird die Ultraschalltechnik nach Graf angewendet (3, 4, 9, 10, 21). Im Gegensatz zu anderen Ultraschalltechniken der Hüfte, welche die Dezentrierung eines Hüftgelenks und die Überdachung quantifizieren (Technik nach Terjesen oder Harcke) kann mit der Methode von Graf der Reifezustand der Hüftpfanne verifiziert werden (2, 3, 8, 24). Zudem ist durch die Standardebene mit 3 Punkten im Raum die Methode nach Graf reproduzierbar (2).

Grundsätzlich wird in 4 Typen eingeteilt: I, II, III und IV. Mit Bestimmung des α-Winkels wird die knöcherne Überdachung, mit dem β-Winkel die knorpelige Überdachung bestimmt. Letztere ist vor allem für die Bestimmung einer Dezentrierung wichtig. Die Methode geht standardisiert vor und beginnt nach Anfertigung des Ultraschallbildes mit einer Identifizierung der anatomischen Landmarks, der eine Brauchbarkeitsprüfung und eine Beschreibung des Bildes in der in Tab. 1 angegebenen Weise folgt. Erst zuletzt werden α- und β-Winkel gemessen. Mit dieser Vorgehensweise können die Hüfttypen gut bestimmt werden.

Wie bei jedem Messverfahren gibt es auch bei der Methode nach Graf messtechnische Fehlerquellen. Dias (25) und Roposch (26) beurteilten die Reliabilität der Methode kritisch. Und auch Hefti (4) verwies auf Probleme bezüglich der Reproduzierbarkeit. Dennoch ist die Methode nach Graf anderen Techniken überlegen und gilt in Deutschland als Standard in der Diagnostik der Säuglingshüfte.

Für dysplastische und luxierte Hüftgelenke stehen unterschiedliche Behandlungsmöglichkeiten zur Verfügung. Im angloamerikanischen Sprachraum ist die Pavlik-Bandage sehr verbreitet (27). Graf empfiehlt bei allen instabilen Hüftgelenken eine Gipsretention (2, 3, 21). Dabei ist ein Sitz-Hock-Gips ebenso möglich wie der klassische Fettweis-Gips in 110°-Flexion und 50°-Abduktion. Wesentlich ist bei jeder Behandlung eine tiefe Einstellung des Hüftkopfes in die Primärpfanne, um eine Entlastung und damit eine Nachreifung des knorpelig präformierten Pfannedaches zu erreichen sowie einen Kapselschrumpfungsprozess zu ermöglichen (3). Grundsätzlich muss bei den Schienen bzw. Orthesen zwischen Retentionsschienen bzw. -bandagen und Nachreifungsschienen unterschieden werden. Neben der Retentionsmöglichkeit in einem Gips sind weitere Retentionsschienen die Pavlik-Bandage und die Hoffmann-Daimler-Schiene. Von den vielen auf dem Markt befindlichen Nachreifungsschienen seien hier nur die Mittelmeier-Graf-Schiene und die Tübinger Hüftbeugeschiene nach Bernau genannt.

Größte Komplikation bei der Behandlung von dysplastischen und luxierten Hüftgelenken ist die Hüftkopfnekrose. Tönnis beschrieb die unterschiedlichen Nekroseraten bei Anwendung verschiedener Repositionstechniken und Retentionsorthesen (1, 5, 10). So zeigten sich bei Hüftabduktion von 90° der sog. Lorenz-Stellung die höchsten Nekroseraten (1). Diese Stellung ist unbedingt zu vermeiden. In der von Fettweis angegebenen Position mit 110°-Flexion und 50°-Abduktion bei Anlage eines Retentionsgipses kann die Hüftkopfnekroserate gesenkt werden (1). Wird diese Position in einer Schienebehandlung respektiert, so können ebenso niedrige Nekroseraten erzielt werden. Dies konnten wir bei modifizierter Anlage der Hoffmann-Daimler-Schiene nachweisen (28). Es kommt also nicht auf das Orthesenmodell oder die Gipstechnik an. Vielmehr muss eine Abspreizung >60° unbedingt vermieden werden.

Mit dem von Graf beschriebenen Behandlungsschema, welches die grundsätzlichen Phasen der Behandlung von Hüftdysplasien und Hüftluxationen beschreibt, haben wir heutzutage nahezu ein »Handbuch«, bei dessen Anwendung die meisten Hüften problemlos behandelt werden können. Das Behandlungsschema gibt zudem ausreichend Spielraum, um eigene Erfahrungen mit zu integrieren. So kön-

Phase	Hüfttyp	Eigene Methode	Nach GRAF	Alternative
1. Vorbereitungsphase	Typ III und IV	Krankengymnastik nach VOJTA, Tenotomie	Overhead, Krankengymnastik, Tenotomie	
2. Repositionsphase	Typ D, III und IV	Manuelle Reposition	Manuelle Reposition	Repositionsorthese (PAVLIK-Schiene)
3. Retentionsphase	Instabiler Typ IIc, D, III und IV	HOFFMANN-DAIMLER-Schiene oder FETTWEIS-Gips	Modifizierter FETTWEIS-Gips	Retentionsorthese (PAVLIK-Schiene)
4. Nachreifungsphase	Typ IIa, IIb, stabiler Typ IIc	Tübinger-Schiene nach BERNAU	MITTELMEIER-GRAF-Beugespreizhose	Retentionsorthese (PAVLIK-Schiene)
Sonderstellung	Neugeborenes mit instabilem Typ IIc	Tübinger-Schiene nach BERNAU	MITTELMEIER-GRAF-Beugespreizhose	

Tab. 2
Behandlungsphasen und Orthesen zur Therapie dysplastischer und luxierter Hüftgelenke

nen in den unterschiedlichen Phasen der Hüftdysplasie bzw. Hüftluxationsbehandlung unterschiedliche Schienen zum Einsatz kommen (Tab. 2).

GRAF unterscheidet grundsätzlich 3 Phasen in der Dyspalsie- bzw. Luxationsbehandlung: die Repositionsphase, die Retentionsphase und die Nachreifungsphase (3, 21). Keine der Phasen kann übersprungen oder ausgelassen werden. Die Phasen können in ihrer Dauer in Abhängigkeit vom Schweregrad der Dysplasie und vom Alter bei Behandlungsbeginn variieren. Bei einigen Hüften kann zusätzlich eine Vorbereitungsphase notwendig werden. Meist handelt es sich um hohe Hüftluxationen, bei welchen durch eine Extensionsbehandlung der Hüftkopf erst auf Höhe der Pfanne gebracht werden muss (3–5, 10).

Die Anwendung von P h y s i o t h e r a p i e nach VOIJTA in der Vorbereitungsphase ist beschrieben und gelegentlich sinnvoll (6, 9, 21). NIETHARD (6) konnte eine Reduktion der offenen Repositionsrate nach Physiotherapie nachweisen. Die Physiotherapie führt vor allem zu einer Reduktion des Adduktorenhypertonus und kann die Reposition erleichtern.

Nach der Reposition eines dezentrierten Hüftgelenks muss die Einstellung des Hüftgelenks in die Primärpfanne überprüft werden. Nach Anlage einer Retentionsschiene ist dies mit der Sonographie möglich (5, 12, 27).

Nach Anlage eines FETTWEIS-Gipses ist die sonographische Kontrolle mit den üblichen Standardebenen der Säuglingshüfte nicht möglich. Eine Kontrolle der Hüftzentrierung ist jedoch unumgänglich, da Reluxationsraten bei geschlossener oder offener Reposition von 3-24% beschrieben sind (WIRTH). Nach Anlage eines Beckengipses können eine Röntgendiagnostik, aber auch die Kernspintomographie und die CT eingesetzt werden (1, 14, 15, 20, 23).

Die Röntgendiagnostik gilt als unsicheres Verfahren. Als zweidimensionales Verfahren kann eine posteriore Luxation leicht übersehen werden (11, 17).

Vor allem im angloamerikanischen Sprachraum wird die CT-Untersuchung zur Überprüfung der Hüftzentrierung propagiert (15, 20, 29). Nachteil der CT-Untersuchung ist die Strahlenexposition. Sie wird im deutschen Sprachraum nicht empfohlen. Die Kernspintomographie stellt die gesamte Anatomie der Säuglingshüfte dar. Eine Überprüfung der Zentrierung ist damit sehr gut möglich (14, 22, 23, 30). Nachteil kann der eventuell notwendige Transfer vom Operations- oder Gipsraum in die Kernspintomographie sein.

Neben dem Röntgen und der Kernspintomographie kann auch mit Ultraschall die Hüftkopfzentrierung nach Anlage eines Beckengipses überprüft werden. Mit der von VAN DOUVEREN et al. 2003 beschriebenen transinguinalen Ultraschalltechnik wird das Hüftgelenk über das Gipsfenster von ventral dargestellt (11, 13, 17). Derzeit scheint in Deutschland die Kernspintomographie häufig zum Einsatz zu kommen (21, 22). Wir sehen jedoch diese nur in Ausnahmesituationen indiziert. Der ventrale Ultraschall ist eine einfache und gut reproduzierbare Methode zur Bestimmung der Hüftkopfzentrierung nach Anlage eines Beckengipses (11, 13, 17).

Im Verlauf der Behandlung einer Hüftdysplasie hat also der Ultraschall unterschiedliche Funktionen. Primär dient er in der Technik nach GRAF zur Diagnosebestimmung und damit auch zur Festlegung des Hüfttyps. Damit wird die Behandlungsstrategie festgelegt. Muss bei instabilen, dezentrierten Hüftgelenken eine Retentionsschiene oder ein Beckengips angelegt werden, so wird mit sonographischer Kontrolle eine tiefe Hüfteinstellung überprüft. Dies kann von lateral erfolgen. Bei Anlage eines Gipses ist der Ultraschall in der Technik nach VAN DOUVEREN von ventral durchzuführen. Ist einmal eine stabile Hüftsituation erreicht, kann eine Nachreifungsschiene angelegt werden. Die Technik nach GRAF sieht regelmäßige Kontrollen in 4-wöchigen Abständen vor, bis ein Hüfttyp I erreicht ist.

Bei Einhaltung der angegebenen Empfehlungen unter Berücksichtigung des Hüfttyps, der Instabilität, der Notwendigkeit der tiefen Hüfteinstellung mit Entlastung des knorpelig präformierten Pfannedaches, der Retention und regelmäßigen Ultraschallkontrollen sind die meisten Hüftdysplasien und Hüftluxationen konservativ zu behandeln. Somit kann bei entsprechender Qualität eines Hüftscreenings mit adäquatem Behandlungsschema, wie von WIRTH et al. (31), GRILL und MÜLLER (32) sowie IHME et al. (33) beschrieben, die Anzahl zu operierender Hüften deutlich gesenkt werden.

Literatur

1. Tönnis D. Arthrographie des Hüftgelenkes. In: Die angeborene Hüftdysplasie und Hüftluxation im Kindes- und Erwachsenenalter. Berlin: Springer; 1984.

2. Graf R. Fundamentals of sonographic diagnosis in of infant hip dysplasia. J Pediatr Orthop 1984; 4: 735-740.

3. Graf R. Die sonographiegesteuerte Therapie. Orthopade 1997; 26: 33-42.

4. Hefti F. Kinderorthopädie in der Praxis. 2. Aufl. Heidelberg: Springer; 2006.

5. Herring TM. Tachdjian's Pediatric Orthopaedics. 4th ed. Philadelphia: Saunders; 2008.

6. Niethard FU, Kempf H. Neurophysiologische Aspekte zur Ätiologie und Pathogenese der kongenitalen Hüftgelenksluxation. Z Orthop 1987; 125: 22-27.

7. Stein-Zamir C, et al. Developmental dysplasia of the hip: risk markers, clinical screening and outcome. Pediatr Int 2008; 50: 341-345.

8. Terjesen T. Ultrasound as the primary imaging method in the diagnosis of hip dysplasia in children aged <2 years. J Pediatr Orthop B 1996; 5: 123–128.
9. Ihme N, et al. Die konservative Therapie der angeborenen Hüftdysplasie und -luxation. Z Orthop 2003; 32: 133–138.
10. Niethard FU. Kinderorthopädie. Stuttgart-New York: Thieme; 1997.
11. Eberhardt O, et al. Der transinguinale Ultraschall zur Bestimmung der Hüftkopfzentrierung in der Behandlung der Hüftdysplasie und Hüftluxation. Z Orthop Unfall 2009; 147: 727–733.
12. Suzuki S. Ultrasound and Pavlik harness in CDH. J Bone Joint Surg Br 1993; 75: 483–487.
13. van Douveren F, et al. Ultrasound in the management of the position of the femoral head during spica cast after reduction of the hip dislocation in developmental dyslasia of the hip. J Bone Joint Surg Br 2003; 85: 117–120.
14. Bos CF, Bloem JL. Treatment of dislocation of the hip, detected in early childhood, based on magnetic resonance imaging. J Bone Joint Surg Am 1989; 71: 1523–1529.
15. Smith BG, et al. Postreduction tomography in developmental dislocation of the hip: part I: analysis of measurement reliability. J Pediatr Orthop 1997; 17: 626–630.
16. Zieger M. Hüftgelenk. In: Schuster W, Färber D, Hrsg. Kinderradiologie. 2. Aufl. Berlin: Springer; 1996.
17. Eberhardt O, et al. Determination of hip reduction in spica cast treatment for DDH: a comparison of radiography and ultrasound. J Child Orthop 2009; 3: 313–318.
18. Mandel DM, Loder RT, Hensinger RN. The predictive value of computed tomograpy in the treatment of developmental dysplasia of the hip. J Pediatr Orthop 1998; 18: 794–798.
19. MacDonald J, et al. Imaging strategies in the first 12 months after reduction of developmental dislocation of the hip. J Pediatr Orthop B 1995; 4: 95–99.
20. Stanton RP, Capecci R. Computed tomography for the early evaluation of developmental dysplasia of the hip. J Pediatr Orthop 1992; 12: 727–730.
21. Nelitz M, Reichel H. Konservative Behandlung der Hüftreifungsstörung. Orthopade 2008; 37: 550–555.
22. Westhoff B, et al. Magnetic resonance imaging after reduction for congenital dislocation of the hip. Arch Orthop Trauma Surg 2003; 123: 289–292.
23. Wirth T, et al. Magnetic resonance imgaging in diagnostics and therapy control of patients with congenital dysplasia and dislocation of the hip. Z Orthop 1998; 136: 210–214.
24. Gerscovich EO. A radiologist's guide to the imaging in the diagnosis and treatment of the developmental dysplasia of the hip. Skeletal Radiol 1997; 26: 386–397.
25. Dias JJ, et al. The reliability of ultrasonographic assessment of neonatal hips. J Bone Joint Surg Br 1993; 75: 479–482.
26. Roposch A, Graf R, Wright JG. Determining the reliability of the Graf classification for hip dysplasia. Clin Orthop Relat Res 2006; 447: 119–124.
27. Taylor GR, Clarke NM. Monitoring the treatment of developmental dysplasia of the hip with the Pavlik harness. J Bone Joint Surg Br 1997; 79: 719–723.
28. Eberhardt O, Fernandez FF, Wirth T. Avascular Necrosis and the Hoffman Daimler Splint with Modified Application in Developmental Dysplasia of the Hip. 2nd Annual meeting of children orthopaedics Berlin Germany. J Child Orthop 2009; 2: 387.
29. Donaldson JS, Feinstein KA. Imaging of developmental dysplasia of the hip. Pediatr Clin North Am 1997; 44: 591–614.
30. Mc Nally EG, Tasker A, Benson MK. MRI after reduction for developmental dysplasia of the hip. J Bone Joint Surg Br 1997; 79: 724–726.
31. Wirth T, Stratmann L, Hinrichs F. Evolution of late presenting developmental dysplasia of the hip and associated surgical procedures after 14 years of neonatal ultrasound screening. J Bone Joint Surg Br 2004; 86: 585–589.
32. Grill F, Müller D. Ergebnisse des Hüftschall-Screening in Österreich. Orthopade 1997; 26: 25–32.
33. Ihme N, et al. Hüftultraschallscreening in Deutschland: Resultate und ein Vergleich mit anderen Screeningmethoden. Orthopade 2008; 37: 541–549.

Kapitel 4

Das Kniegelenk

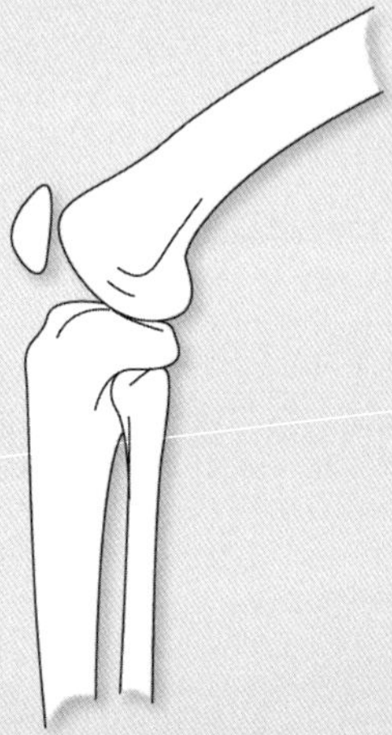

Läsionen des vorderen Kreuzbandes im Kindes- und Jugendalter

Francisco Fernandez Fernandez

Die beiden Kreuzbänder sind die zentralen Pfeiler der Stabilisierung des Kniegelenks in der Sagittal-, aber auch in der Frontalebene. Sie verhindern die Translation der Tibia gegenüber dem Femur. Die Inzidenz der vorderen Kreuzbandläsion ist zwischen dem 15. und 25. Lebensjahr am höchsten.

Im Vergleich zu Erwachsenen erleiden Kindern seltener Kniebinnenverletzungen. Im letzten Jahrzehnt ist es jedoch zu einer Steigerung der intraartikulären Knieverletzungen gekommen.

Intraartikuläre Kniegelenkverletzungen im Kindes- und Jugendalter:

- Patellaluxationen mit osteochondralen bzw. chondralen Frakturen der medialen Patella bzw. des lateralen Femurkondylus sowie Verletzungen des mediopatellaren femoralen Bandes.
- Zerreißung, Seitenbandverletzungen.
- Meniskusverletzungen.
- Plica-Zerreißungen.
- Intraligamentäre Kreuzbandrupturen.
- Avulsionsverletzungen der Kreuzbänder.

Bis in die 1990er-Jahre galten intraartikuläre Kreuzbandrupturen als seltene Verletzungen. Verschiedene Studien haben jedoch gezeigt, dass die Läsion wesentlich häufiger ist; so zeigen Kinder mit einem Hämarthros in 26–47% eine vordere Kreuzbandläsion.

Vordere Kreuzbandverletzungen werden in intraligamentäre Bandrupturen sowie in Ausrissfrakturen der Eminentia intercondylaris und (sehr selten) in proximale knöcherne Ausrissverletzungen eingeteilt.

Bei den intraligamentären Bandrupturen und den Ausrissfrakturen der Eminentia intercondylaris des vorderen Kreuzbandes handelt es sich um Kontinuitätsverlust des vorderen Kreuzbandes, prognostisch besteht jedoch ein großer Unterschied. Heilt die knöcherne Avulsionsverletzung in adäquater Stellung ein, so bleibt dies für das Knie im Wesentlichen ohne Langzeitfolgen. Ganz anders bei der intraligamentären Ruptur: hier verbleibt trotz einer adäquaten Bandplastik ein Defizit, da das Band nicht wieder hergestellt werden kann.

Intraligamentäre vordere Kreuzbandruptur

In den letzten Jahren ist die Anzahl an Veröffentlichungen über die intraligamentäre vordere Kreuzbandruptur im Kindesalter sprunghaft angestiegen. SOURYAL und FREEMAN (1) berichten in einer Studie (Athleten einer High School) über eine Inzidenz von 16 bei 1000 intraligamentären vorderen Kreuzbandrupturen und ist mit einer Inzidenz 0,1/100 000 Einwohner im Vergleich zum Erwachsenenalter wo die Inzidenz im Durchschnitt bei 50/100 000 Einwohner liegt eine deutlich seltene Verletzung.

Ein Grund für die Zunahme der Verletzung ist die steigende Teilnahme von Kindern und Jugendlichen an leistungsorientierten und Geschwindigkeit erforderlichen Sportarten in einer Freizeitgesellschaft.

Ein weiterer Grund für die häufigere Diagnose sind die erheblich verbesserten diagnostischen Möglichkeiten wie die Arthroskopie und die Kernspintomographie (NMR). Durch die Weiterentwicklung der NMR (Abb. 1) als ein nicht-invasives Verfahren werden häufiger und frühzeitiger intraligamentäre Kreuzbandverletzungen festgestellt.

Ein akuter Hämarthros bei Kindern erfordert eine exakte Diagnostik. Dabei müssen die genannten Differenzialdiagnosen abgeklärt werden. Das Kniegelenk wird im lateralen und anteroposterioren Strahlengang geröntgt; besteht der Verdacht einer Patellaluxation, ist auch eine axiale Patellaaufnahme notwendig. Da chondrale Flakes, Meniskusläsionen und Kreuzbandrupturen im Wesentlichen durch eine NMR zu erkennen sind, sollte eine Kernspintomographie durchgeführt werden. Für das Erkennen einer vorderen Kreuzbandläsion zeigt die Kernspintomographie eine Sensitivität von 95% und eine Spezifität von 88%.

Intraligamentäre Rupturen werden in inkomplette und komplette Rupturen unterteilt.

I n k o m p l e t t e intraligamentäre Verletzungen im Kindes- und Jugendalter haben ein hohes Regenerationspotenzial und zeigen nur selten eine Instabilität. Inkomplette vordere Kreuzbandrupturen werden häufig übersehen; ihre Dunkelziffer ist nicht bekannt. Die primäre Behandlung der inkompletten intraligamentären vorderen Kreuzbandrupturen ist konservativ.

Die konservative Behandlung wird kontrovers diskutiert. Nach einer anfänglichen Ruhigstellung zur Schmerztherapie wird von einer schrittweisen Freigabe der Beweglichkeit und Belastung bis hin zu einer frühfunktionellen Nachbehandlung empfohlen. Kommt es nach einer konservativen Behandlung jedoch zu einer Meniskusläsion, so muss dies als ein Zeichen der Instabilität bewertet werden; eine vordere Kreuzbandersatzplastik ist notwendig.

Die k o m p l e t t e Ruptur des vorderen Kreuzbandes hat auch beim Kind kein Potenzial zur Regeneration. Das Kreuzband wird entweder resorbiert oder es kommt zu einer Vernarbung auf dem hinteren Kreuzband.

Verschiedene Autoren zeigten, dass bei konservativer Therapie einer intraligamentären Ruptur des vorderen Kreuzbandes innerhalb des 1. Jahres ein großer Teil der Kinder sekundäre Meniskusschäden entwickelt (2). Die Inzidenzen werden in bis zu 75% angegeben (3). Die Menisken stellen bei einer vorderen Kreuzbandruptur den sekundären Stabilisator, sodass es wahrscheinlich aufgrund der sagittalen Instabilität zu rezidivierenden Läsionen an den Menisken kommt.

Der Versuch einer primären Naht unter der Vorstellung, dass sich das vordere Kreuzband beim Kind mit seinem hohen Regenerationspotenzial möglicherweise stabil regenerieren könnte, scheiterte mit chronischen Instabilitäten und schlechten klinischen Ergebnissen. Auch die Augmentation des intraligamentär rupturierten vorderen Kreuzbandes führte beim Kind und Jugendlichen zu schlechten Ergebnissen mit chronischen Instabilitäten.

Problematisch ist, dass Kinder das Gefühl der Instabilität häufig nicht als solches erkennen und benennen können. Die Instabilitäts- und Subluxationsphänomene werden häufig als nicht problematisch erkannt. Dass sie jedoch schwerwiegend sind, erkennt man daran, dass Kinder mit der verbliebenen Stabilität häufig nicht mehr zurecht kommen und sie sportlich weniger aktiv sind als vor dem Unfall oder den geliebten Sport sogar aufgeben.

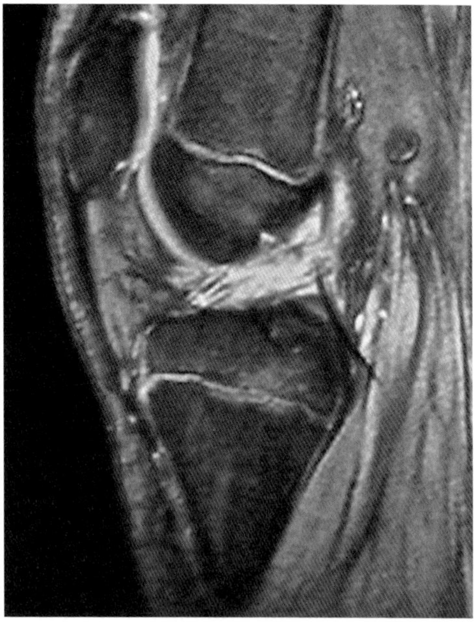

Abb. 1
MRT eines 13-jährigen Jungen mit vorderer Kreuzbandruptur; Verletzung beim Fußballspielen

Entscheidet man sich für eine konservative Therapie, sollten die Kinder regelmäßig nachuntersucht und geführt werden. Es kann sich als schwierig herausstellen, die Kinder in ihrem Bewegungsdrang und in ihrer Aktivität zu bremsen. Manche Autoren empfehlen für den Sport eine Bandage. Sollte ein Kind mit einer Ruptur des vorderen Kreuzbandes über Beschwerden im Kniegelenk klagen, ist aufgrund der hohen Inzidenz eines sekundären Meniskusschadens zügig eine NMR anzustreben.

Wegen der schlechten Ergebnisse der konservativen Therapie wurden verschiedenste Kreuzbandersatztechniken eingesetzt.

Die kniegelenksnahen Wachstumsfugen sind für etwa 70% des Längenwachstums des Beines verantwortlich. Aufgrund der Befürchtung, dass es bei epiphysenfugenkreuzenden Rekonstruktionen vor allem femoral zu einem vorzeitigen Wachstumsfugenschluss mit Entwicklung von Achsabweichungen bzw. Beinlängendifferenzen kommen könnte, wurden Techniken entwickelt, die die Wachstumsfugen nicht verletzen.

Eine dieser Techniken ist das transepiphysäre tibiale Vorgehen und Umgehen der femoralen Wachstumsfuge mit der sog. »Over-the-top«-Technik. Damit sind mittelfristig gute Ergebnisse erzielt worden. Die Technik wird vor allem bei Kindern mit einem erheblichen Restwachstum empfohlen. Dabei wird ein Kompromiss zwischen nicht-anatomischer und nicht-isometrischer Position der Ersatzplastik einerseits und der Schonung der femoralen Wachstumsfuge andererseits eingegangen. Vorstellbar ist dennoch, dass es bei dieser Technik bei aggressiver

Präparation zu einer Verletzung der perichondralen Strukturen und damit zu einem Fehlwachstum kommen kann.

Bekannt ist nach tierexperimentellen Untersuchungen, dass die Epiphysenfuge ein bestimmtes Ausmaß an Verletzung toleriert, ohne dass es zur Epiphyseodese kommt. Im Tierexperiment wurde gezeigt, dass bei einer Epiphysenverletzung zwischen 5% und 10% der Fläche der Wachstumsfuge eine Wachstumsstörung nicht zu erwarten ist.

Im Tierexperiment konnte weiterhin gezeigt werden, dass eine Durchbohrung der Epiphysenfuge mit Einzug einer Sehne zu keinen Wachstumsstörungen der Epiphysenfuge führt. Anders ist dies, wenn der Bohrkanal nicht mit einem Weichteilinterponat besetzt wird; hier kann es zu einer Knochenbrückenbildung mit konsekutivem Epiphysenfehlwachstum im Sinne einer Entwicklung einer Beinachsenfehlstellung bzw. Beinlängendifferenz kommen.

Dennoch sind Wachstumsstörungen nach Ersatzplastiken des vorderen Kreuzbandes beschrieben. Sie sind jedoch selten und beruhen meist auf einem die Epiphysenfugen überbrückenden Knochenblock nach Bone-Tendon-Quadrizepssehnenplastik oder Bone-Tendon-Bone-Patellarsehnenplastik oder das Einbringen der Interferenzschraube in die Fuge; hier kann sie einen Epiphyseodeseffekt verursachen.

Die Ersatzplastik wie beim Erwachsenen sollte beim Kind aufgrund der spezifischen anatomischen Gegebenheiten nicht angewendet werden. Der Operateur sollte Erfahrung und Kenntnis des wachsenden Skeletts besitzen.

Für das Präparieren des femoralen Loches gilt es, die Wachstumsfuge beim Bohrvorgang in ihrer Peripherie mit dem angrenzenden Ranvier-Schnürring und dem fibrösen von Lacroix-Ring nicht zu schädigen. Daher empfiehlt sich keine Denudierung an der Hinterkante der lateralen Kondyle. Ebenso sollte die Brücke vom Bohrloch zur Hinterkante 1,5–2 mm stark sein, um sicherzugehen, dass mit dem Bohrvorgang die perichondralen Strukturen nicht geschädigt werden.

Eine Verletzung der Wachstumsfuge der Tuberositas tibiae kann durch ein weiter laterales Platzieren des Tibiakanals als beim Erwachsenen vermieden werden. Um die Epiphysenfuge möglichst senkrecht zu eröffnen, sollte der tibiale Kanal steiler gebohrt werden. Es ist darauf zu achten, dass kein Knochenblock oder Implantat die Epiphysenfuge überbrückt. Beide Epiphysenfugen müssen mit einer Sehne gefüllt sein.

Eine noch nicht geklärte Frage ist, inwieweit ein Transplantat beim Kind präkonditioniert werden sollte; die Vermeidung einer zu hohen Transplantatspannung wird empfohlen.

Es ist auch noch nicht klar, inwieweit die transepiphysär eingebrachten Ersatzplastiken eine Tenodese verursachen können. Die bisherige Erfahrung zeigt, dass es zu keiner Fixierung kommt und sich das transplantierte Band mitentwickelt.

In Anbetracht der schlechten Verläufe nach konservativer Therapie von Rupturen des vorderen Kreuzbandes ist die bislang vertretene operative Zurückhaltung hinsichtlich einer stabilisierenden Versorgung bei noch offenen Wachstumsfugen nicht mehr gerechtfertigt.

Für den operativen Zeitpunkt ist entscheidend, dass das Kniegelenk reizlos ist. Es sollte frei beweglich sein und im Wesentlichen keinen Erguss haben. Bei zu früh durchgeführten Operationen innerhalb der ersten 2 Wochen wird die Gefahr einer Arthrofibrose auch im Kindesalter diskutiert.

Für den plastischen Bandersatz des vorderen Kreuzbandes beim Kind wurde bereits fast jede rund um das Knie zur Verfügung stehende kollagene Struktur verwendet. An Transplantaten wurden Qua-

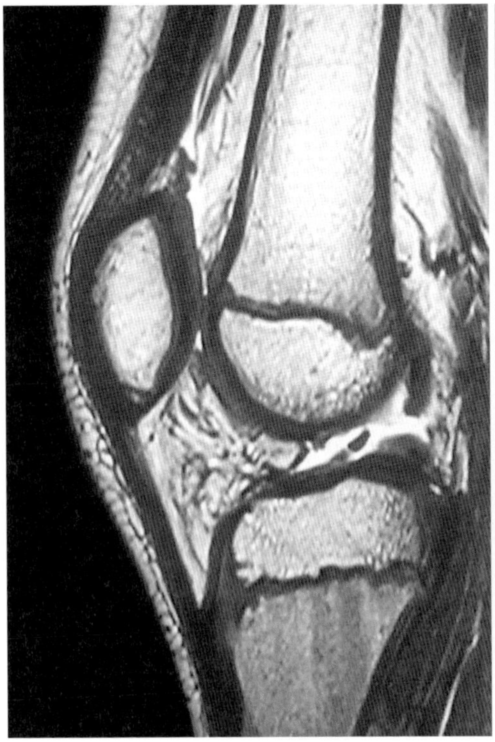

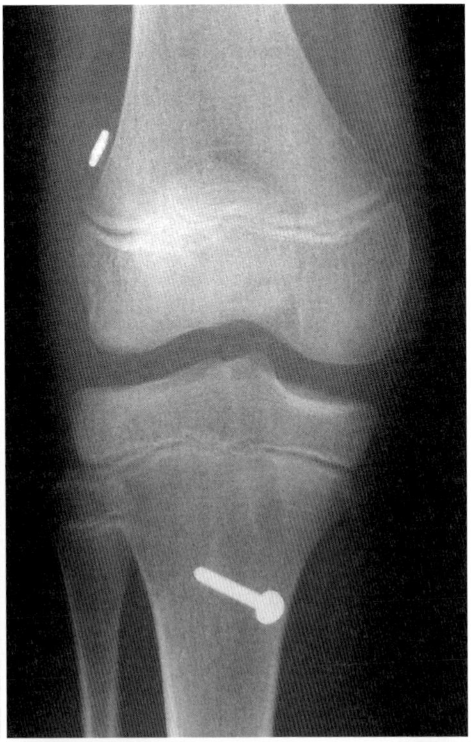

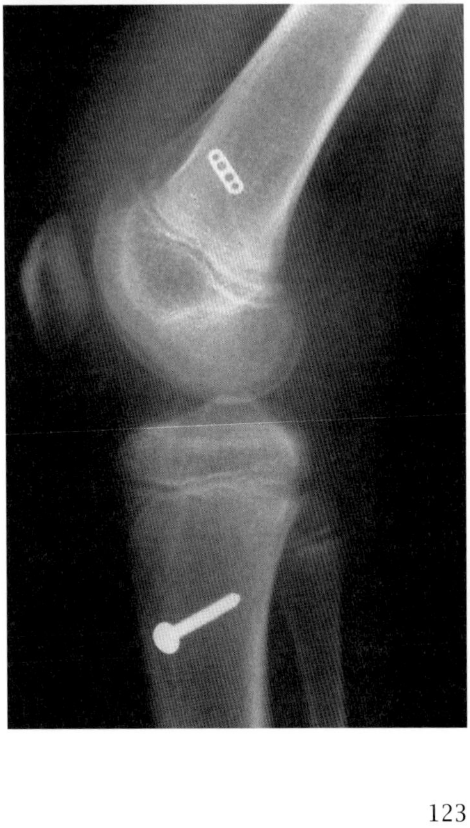

Abb. 2-4
12-jähriges Mädchen nach Skiunfall mit intraligamentärer vorderer Kreuzbandruptur. Bestätigung durch NMR; vordere Kreuzbandersatzplastik mittels Periost-Patella-Periost-Transplantat

drizepssehne, Patellarsehne, Semitendinosussehne, Fascia lata und Tractus iliotibialis herangezogen.

Eine weit verbreitete Technik ist die aus der Erwachsenenchirurgie stammende Semitendinosussehnentechnik. Von einer Zweikanaltechnik raten wir beim Kind ab.

In unserer Klinik setzen wir für die vordere Kreuzbandersatzplastik den mittleren Anteil der Patellarsehne mit Perioststreifen aus der Patella und Tuberositas im Sinne einer Periost-Patellar-Periost-Sehne als auch die Semitendinosussehnentechnik ein. Die Periost-Patellar-Periost-Sehne ist eine bisher nicht publizierte Technik, die wir im Folgenden kurz vorstellen.

○ Im 1. Schritt wird zur Überprüfung der Diagnose und zur Klärung von Begleitverletzungen arthroskopiert. Anschließend werden die Arthroskopieinstrumente entfernt und das Transplantat entnommen. Die Patellarsehne wird präpariert und das mittlere Drittel der Sehne entnommen, dabei geht das Transplantat in Perioststreifen der Patella und Tuberositas von je etwa 2 cm über. Während der Operateur arthroskopisch femoral und tibial die Bohrlöcher vorbereitet, wird das Transplantat proximal mit je 2 Fäden armiert und präkonditioniert.

○ Der femorale Insertionspunkt wird mit einer Ziellehre und einem Ösendraht markiert. Entsprechend der Transplantatdicke wird in der Regel bis 7 mm auf eine Tiefe von 3 cm und die verbliebene Strecke zur Passage des Endobutton auf 4,5 mm aufgebohrt und danach der tibiale Kanal mit einem Zielgerät und vorein-

Abb. 5 und 6
CT-Untersuchung einer Eminentia intercondylaris; Avulsionsverletzungen Typ III nach Meyers und McKeever

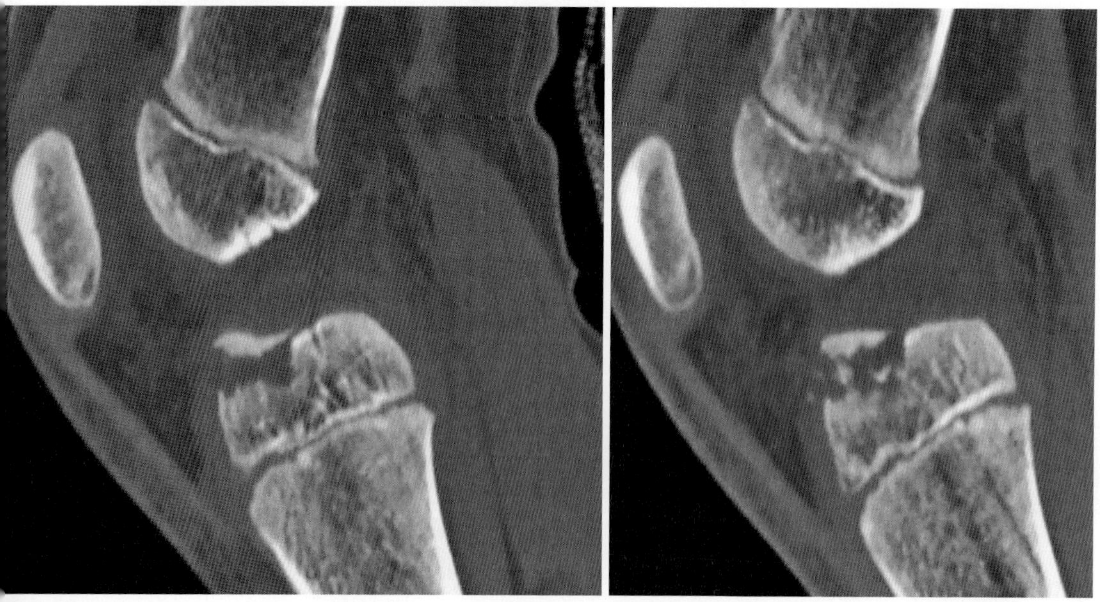

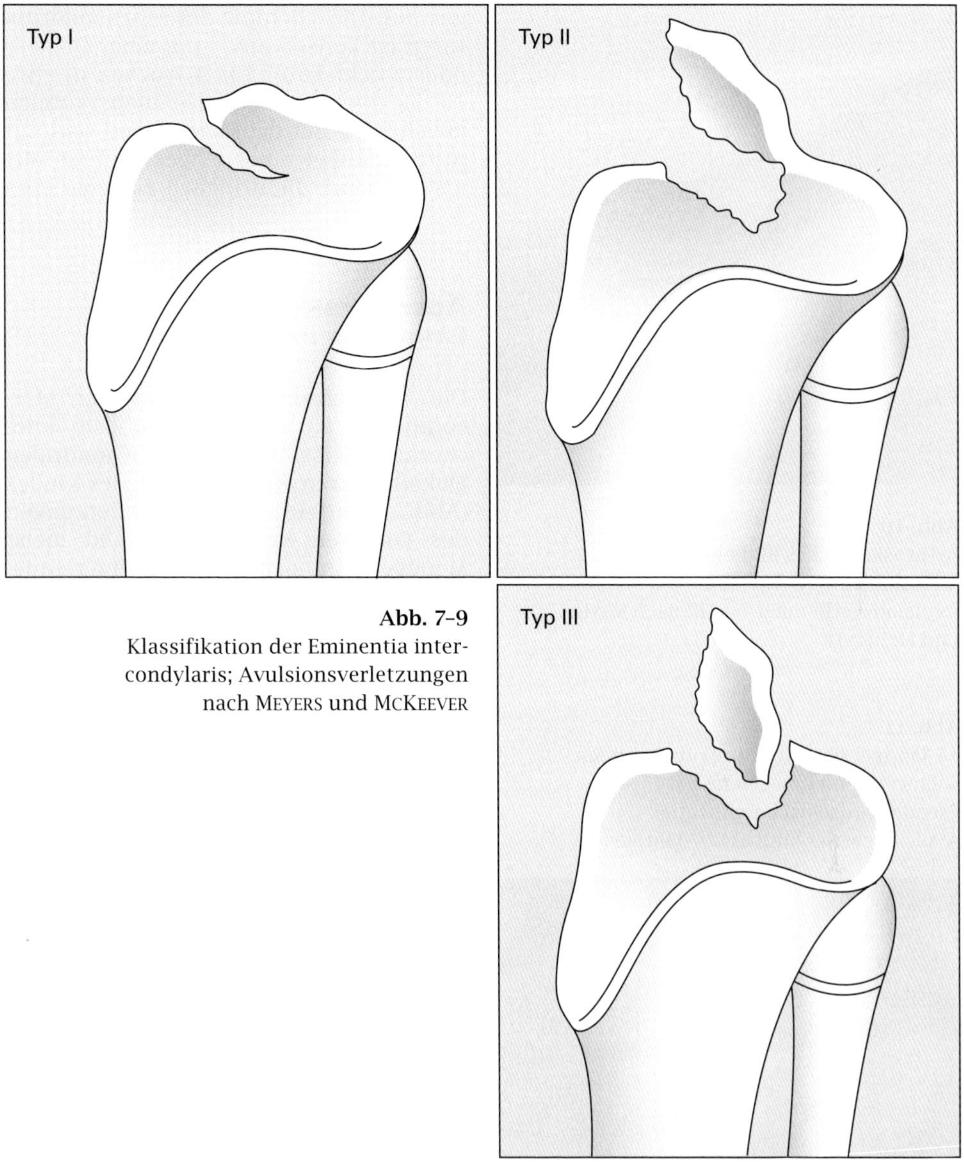

Abb. 7-9
Klassifikation der Eminentia intercondylaris; Avulsionsverletzungen nach MEYERS und MCKEEVER

gestelltem Winkel von 60° angelegt. Am Transplantat wird nach Kenntnis der Schlaufenlänge der Endobutton fixiert.

○ Über eine Schlinge wird das Transplantat unter arthroskopischer Kontrolle eingebracht und der Endobutton geflipt.

○ Über eine Ankerschraube wird das tibiale Transplantatende bei etwa 10° gebeugtem Knie fixiert (Abb. 2-4).

Auch im Kindesalter treten vordere Kreuzbandrupturen in Kombination mit Meniskusläsionen oder Seitenbandverletzun-

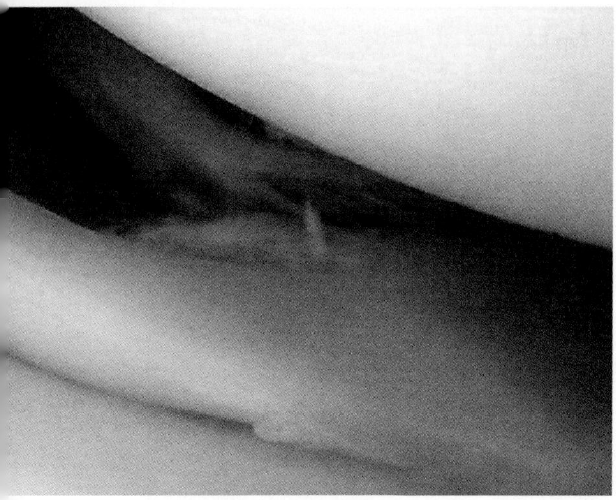

Abb. 10
Arthroskopisches Bild einer Innenmeniskushinterhornläsion bei Eminentia; Avulsionsverletzung Typ III nach MEYERS und MCKEEVER

Abb. 11
18-jähriger Patient mit rezidivierenden Schmerzen im Kniegelenk bei Pseudarthrose nach Eminentia; Avulsionsverletzung als 10-Jähriger

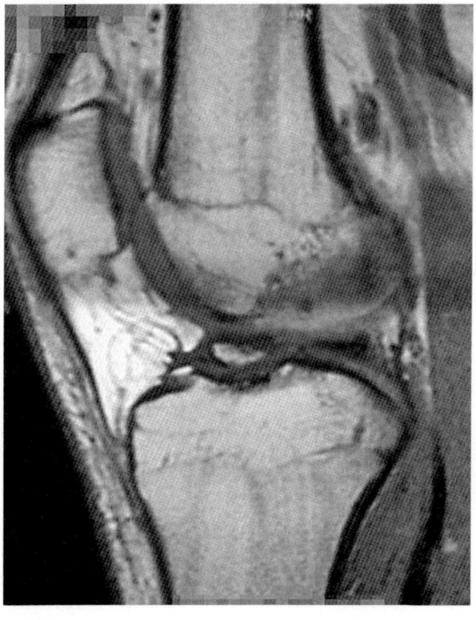

gen auf. Die Therapie der Innenbandrupturen ist konservativ – mit einer Orthese oder einem Tutor für 4 Wochen in etwa 10°-Flexion. Meniskusläsionen können gleichzeitig mit dem Kreuzband versorgt werden, außer einer eingeklemmten Meniskusläsion, die dringlich zu reparieren ist.

Ausrissfrakturen der Eminentia intercondylaris

Die Ausrissfraktur der Eminentia intercondylaris ist die zweithäufigste knöcherne Knieläsion nach osteochondralen Flakefrakturen am Kniegelenk des Kindes (Abb. 5 und 6). Avulsionsverletzungen des vorderen Kreuzbandes sind meist Monoverletzungen aufgrund einer Kniegelenksdistorsion. In unserer Klinik mit etwa 110 Patienten in den letzten 15 Jahren waren die Verletzungen meist eine Folge eines Fahrrad- bzw. Skiunfalles.

Beim Eminentia-intercondylaris-Ausriss handelt es sich um eine epiphysäre Fraktur, die jedoch nicht fugenkreuzend ist. Damit kommt es zu keiner wesentlichen Wachstumsstörung. Die Ansatzstelle des vorderen Kreuzbandes ist die Area intercondylaris anterior; bei einem Eminentia-Ausriss wird hieraus eine Knochenschuppe abgerissen. Beim Kind ist die Reißfestigkeit des Kreuzbandes gegenüber dem Knochen deutlich höher.

Bei weit offenen Epiphysenfugen kommt es am schwächsten Punkt zu einem knöchernen Ausriss anstatt zu einer intraligamentären Kreuzbandruptur. Die Knochenschuppe ist immer größer als das Kreuzband. Der kartilaginäre Anteil des Ausrisses ist umso größer, je jünger das Kind ist. Zu einer erschwerten Diagnose kann es bei rein knorpeligen Ausrissen kommen, die dann in der Röntgenaufnahme nicht zu erkennen sind.

Als Verletzungsmechanismen werden der Fall auf das gebeugte und nach innen ro-

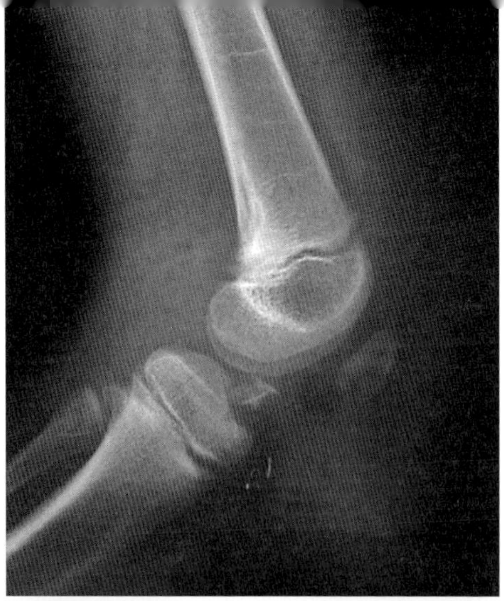

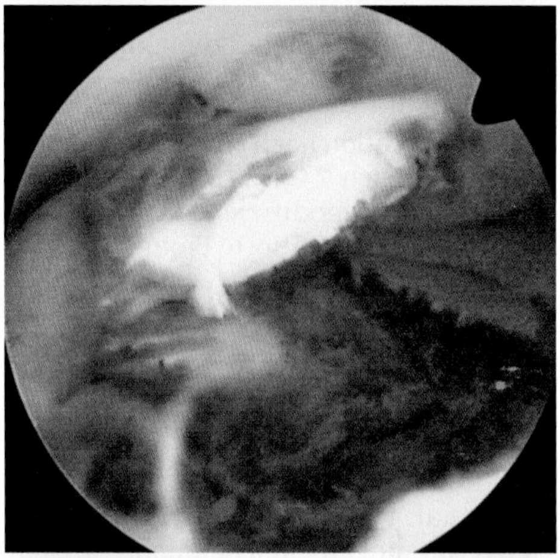

Abb. 12-15
10-jähriger Junge mit Eminentia intercondylaris; Avulsionsverletzungen Typ III nach Meyers und McKeever nach Skiunfall. In der a.p. Ebene ist die grobe Dislokation kaum zu sehen. Arthroskopische Reposition und Fixation mittels K-Drähten

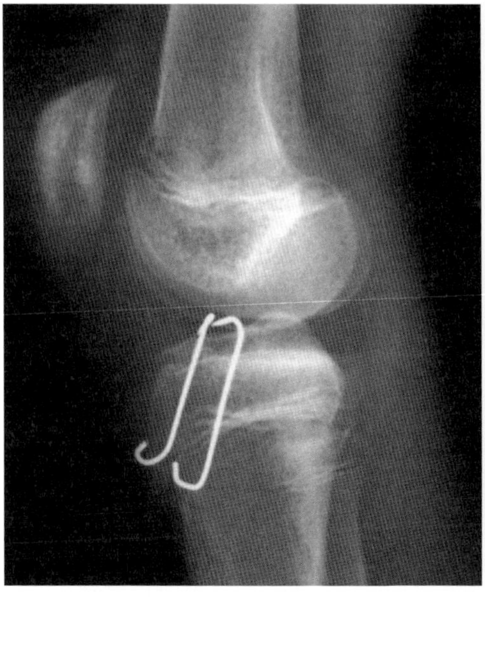

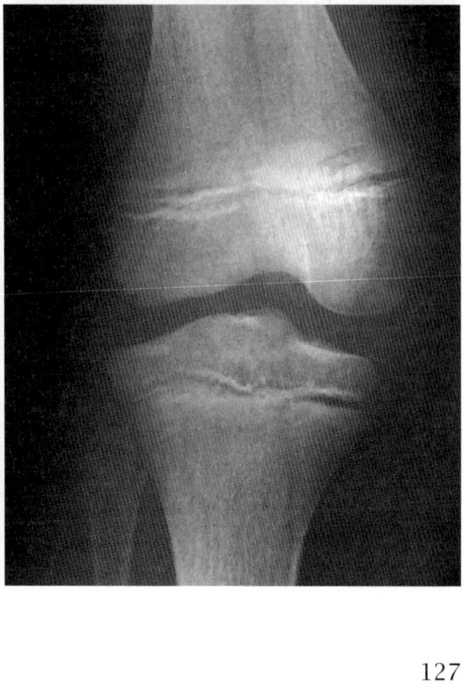

tierte oder auf das hyperextendierte Knie mit erheblicher Innenrotation diskutiert.

MEYERS und MCKEEVER (4) haben 1970 die bis heute geltende und am häufigsten benutzte Klassifikation eingeführt. In Abhängigkeit vom Dislokationsgrad werden 3 Typen unterschieden (Abb. 7–9):

Typ I: Leichte Dislokation der Eminentia von der proximalen Tibia.

Typ II: Dislokation des anterioren Anteils nach kranial bei verbliebenem Kontakt des posterioren Anteils mit der Tibia.

Typ III: Vollständige Trennung der dislozierten Eminentia.

Die Klassifikation nach MEYERS und MCKEEVER wurde nach ZARICZNYI mit einem zusätzlichen Typ modifiziert: der Typ IV als dislozierte fragmentierte Eminentia.

Begleitverletzungen treten im Wesentlichen nur bei dislozierten Avulsionsverletzungen auf. Am häufigsten ist die Verletzung eines Meniskus, meist des Innenmeniskus (Abb. 10). Es treten u. a. auch Innenband- und osteochondrale Läsionen auf. Für die Prognose sind die Begleitverletzungen entscheidend.

Als Komplikation kann bei einen Nichterkennen der Avulsionsfraktur eine Pseudarthrose der Eminentia intercondylaris auftreten. Aufgrund der Pseudarthrose kann es zu Streckdefiziten durch Einklemmen der Eminentia in die Interkondylenregion kommen (Abb. 11).

Das Therapieziel ist die Avulsionsverletzung in anatomischer Stellung knöchern zur Ausheilung zu bringen und die Begleitverletzungen adäquat mit zu behandeln.

Für die undislozierten Eminentia-Abrisse Typ I besteht ein Konsens zur konservativen Therapie im Oberschenkeltutor.

Die Typ-II-Abrisse können sowohl konservativ als auch operativ behandelt werden. Die konservative Therapie beinhaltet eine Reposition mit anschließender Ruhigstellung in einem Oberschenkeltutor. Der Tutor kann in 0°-Stellung oder in 15°-Beugung angelegt werden und wird 4–6 Wochen getragen. Radiologische Kontrollen sind nach 10–12 Tagen und vor Abnahme des Tutors notwendig.

Für die Typen III und IV wird eine operative Versorgung empfohlen. Dislozierte Frakturen sollten arthroskopisch bzw. über eine Miniarthrotomie versorgt werden, vor allem, um Begleitverletzungen der Menisken zu erkennen.

Fixationsmöglichkeiten:

- Arthroskopische Reposition und Durchflechtungsnähte.
- Arthroskopische Reposition und Cerclagen.
- Arthroskopische Reposition und perkutane K-Draht-Spickung.
- Arthroskopische Reposition und retrograder K-Draht-Anker.
- Arthroskopische Reposition und Fixation mittels Schraubenosteosynthese.

Die von uns favorisierte Technik ist die arthroskopische Reposition und Fixierung mit retrogradem K-Draht-Anker.

Über einen anterolateralen und anteromedialen Zugang werden die Instrumente eingeführt. Wir benutzen die 4-mm-Optik. Nach Spülung des Kniegelenks wird zunächst ein diagnostischer Rundgang durchgeführt, um Begleitverletzungen festzustellen. Anschließend wird die Eminentia inspiziert. Hierzu verwenden wir einen Tasthaken und heben die Eminentia an. In der Regel verläuft das Frakturbett weit nach ventral, sodass der HOFFA-Fettkörper partiell mit dem Shaver abgetragen sowie das Frakturbett vorsichtig dargestellt werden muss. Über das mediale Portal wird ein Kreuzbandzielgerät eingeführt, womit sich in der Regel die Eminentia sehr gut reponieren lässt. Kommt es zu keiner adäquaten Reposition, so muss daran gedacht werden, dass das Ligamentum transversum interponiert ist (Abb. 12-15).

In etwa 20°-Flexion wird über das Zielgerät ein K-Draht der Stärke 1,2 mm in die Eminentia eingebracht, mit einem Nadelhalter umgebogen und zurückgezogen und damit die Eminentia fixiert. Anschließend wird die Kamera über das mediale Portal und von lateral das Zielinstrumentarium erneut eingeführt. Dann wird ein zweiter K-Draht gekreuzt zum ersten eingebracht, mit dem Nadelhalter umgebogen und zurückgezogen. Beide K-Drähte werden über eine Stichinzision am Knochen umgebogen, sodass sie nicht mehr zurückgleiten können (Abb. 12-15).

Die Nachbehandlung ist abhängig von der Wahl der Refixation. Wir legen einen Tutor für 4-6 Wochen an. Dabei darf zunächst für 2 Wochen Bodenkontakt bestehen und danach voll belastet werden. Die Entfernung des Osteosynthesematerials ist abhängig vom benutzten Material; unsere K-Drähte können nach 8-10 Wochen ohne erneutes Eröffnen des Kniegelenks gezogen werden.

Kommt es zu einer knöchernen Konsolidierung der Eminentia-intercondylaris-Avulsionsfraktur in anatomischer Position, so sind die Prognosen sehr gut; mit Spätschäden ist nicht zu rechnen.

Literatur

1. Souryal TO, Freeman TR. Intercondylar notch size and anterior cruciate ligament injuries in athletes. A prospective study. Am J Sports Med 1993; 21: 535-539.
2. McCarroll JR, Rettig AC, Shelbourne KD. Anterior cruciate ligament injuries in the young athlete with open physes. Am J Sports Med 1988; 16: 44-47.
3. Noyes FR, et al. Arthroscopy in acute traumatic hemarthrosis of the knee. Incidence of anterior cruciate tears and other injuries. J Bone Joint Surg Am 1980; 62: 687-695.
4. Meyers MH, McKeever FM. Fracture of the intercondylar eminence of the tibia. J Bone Joint Surg Am 1959; 41: 209-220.

Kongenitale Kniegelenkluxation

MICHAEL WACHOWSKY

Bei der kongenitalen Kniegelenkluxation handelt es sich um eine angeborene Dislokation der Tibia gegenüber dem Femur nach ventral mit Hyperextension des Kniegelenks und Verkürzung des M. quadriceps (1).

Die Inzidenz wird mit 1,7–6,8/100 000 Geburten angegeben (2–4). Die kongenitale Kniegelenkluxation kommt bei Mädchen 2–3-mal häufiger vor als bei Jungen, beide Seiten sind gleich häufig betroffen. Bei einem Drittel der Patienten sind beide Seiten betroffen (5).

Assoziierte Erkrankungen

Die kongenitale Kniegelenkluxation kann isoliert – einseitig und beidseitig – vorkommen, aber auch in Verbindung mit der kongenitalen Hüftdysplasie (50–70%) (6–10) und multiplen Fußdeformitäten, wobei die Klumpfußdeformität mit über 40% beschrieben wird (6, 8, 9). Kongenitale Ellbogenluxation, Schiefhals, Lippen-Kiefer-Gaumen-Spalte, Kryptorchismus, Analatresie, Kamptydaktylie, Skoliose, Angiome und Strabismus wurden beschrieben (5).

Weitere assoziierte Erkrankungen sind vor allem bei beidseitiger Luxation das LARSEN-Syndrom, Arthrogryposis multiplex congenita, Myelomeningozele, spondyloepiphysäre Dysplasie, EHLERS-DANLOS-Syndrom, DOWN-Syndrom, STREETER-Syndrom und die 49,XXXXY-Variante des KLINEFELTER-Syndroms (5, 11).

Ätiologie

Die Ursache der Kniegelenkluxation ist nicht bekannt. Diskutiert werden mesenchymale und Entwicklungsdefekte, genetische Ursachen (8, 12, 13), endokrine Ursachen und teratogene Substanzen.

Eine genaue genetische Ursache konnte bisher nicht bestimmt werden. Allerdings wurde in einer Untersuchung bei 7 von 212 Patienten eine positive Familienanamnese gefunden (14). In einer Fallbeschreibung hatte eine Mutter 3 Kinder von verschiedenen Vätern mit kongenitaler Kniegelenkluxation (15).

Intrauterine Fehllage mit überstreckten Kniegelenken bei Beckenendlage und Oligohydramnion werden als Ursachen beschrieben (16). 40% der Kinder mit kongenitaler Kniegelenkluxation oder Hyperextension werden aus der Beckenendlage geboren (8).

Geburtstraumatische Ursachen werden angegeben (5), wie auch eine Kreuzbandaplasie, die von vielen Autoren jedoch nicht als wahrscheinlich betrachtet wird (9, 12, 13).

Die Kontraktur des M. quadriceps mit Fibrose und fettiger Degeneration wird von vielen Autoren als Ursache angesehen (6, 8, 11, 12), eine intrauterine Ischämie und ein folgendes Kompartmentsyndrom werden diskutiert (7).

Klassifikation

Die am weitesten verbreitete Klassifikation ist eine modifizierte Einteilung von Leveuf (12). Die Einteilung bezieht sich auf die Lage der Tibia zum Femur.

Grad I: Genu recurvatum: Hyperextension 15–20°, Flexionsmöglichkeit 45–90°, normale Gelenkstellung ohne Subluxation. Das Knie kann nach Dehnung des Quadrizeps reponiert und gebeugt werden (17).

Grad II: Ventrale Subluxation der Tibia, instabiles Gelenk mit Hyperextension >15°. Das Knie kann nicht über die Neutralstellung gebeugt werden, die Epiphysen von Femur und Tibia haben Kontakt und subluxieren nicht bei Beugung (17).

Grad III: Komplette ventrale Luxation der Tibia ohne Kontakt zwischen Tibia-

Abb. 1 und 2
Klinisches Bild eines 1 Woche alten Säuglings mit Knieluxation Grad II nach Leveuf. Es besteht eine Myelomeningozele, Lähmungsniveau rechts unterhalb L3/4, links unterhalb L4/5, weiterhin eine Hüftluxation rechts, ein Klumpfuß rechts und ein Hackenfuß links

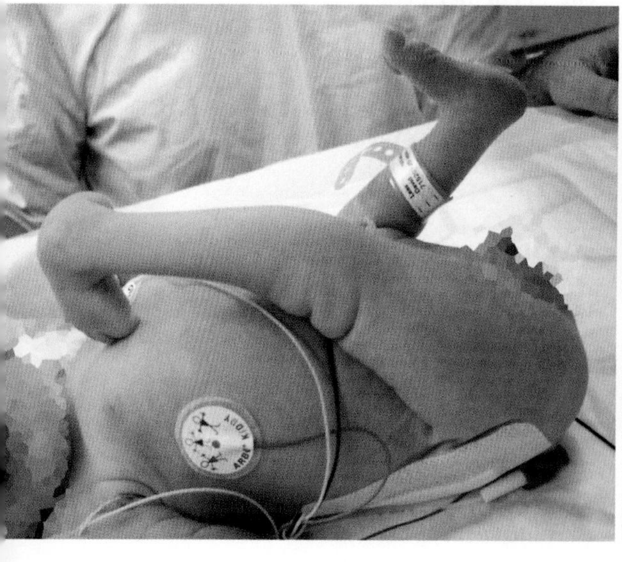

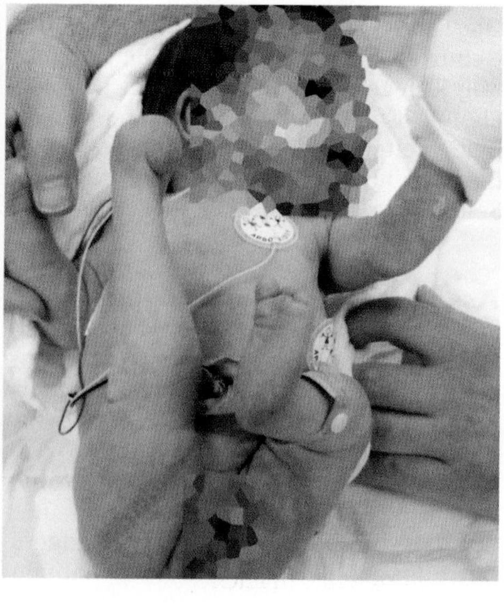

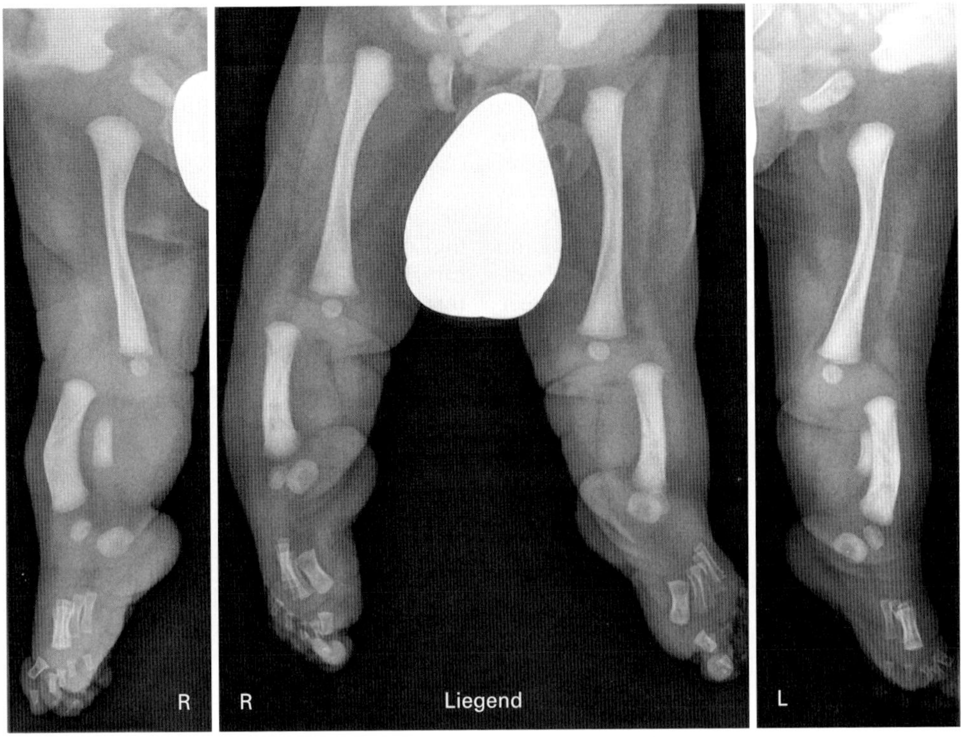

Abb. 3-5
Röntgenbild bei beidseitiger Knieluxation. Gleichzeitig besteht eine Hüftluxation rechts, eine Hüftdysplasie links und eine Unterschenkelhypoplasie

plateau und Femurkondylen. Die Kniebeugung ist nicht möglich, die Tibia ist nach ventral luxiert und verlagert sich nach lateral beim Beugeversuch (17).

Alternativ wurde von FINDER eine Einteilung beschrieben. Hier werden Patienten unterteilt mit isolierter Kniegelenkluxation, multiplen Luxationen oder assoziierten Syndromen (10, 18).

Symptomatik

Normalerweise haben Neugeborene Knie- und Hüftgelenke in leichter Beugestellung, entsprechend der alterstypischen Knie- und Hüftbeugekontraktur. Kinder mit angeborener Kniegelenkluxation haben bei Geburt eine Hyperextension der Kniegelenke in Verbindung mit einem Flexionsdefizit. Bei Kniegelenkluxation (Grad III) kann die Tibia vor dem distalen Femur getastet werden. Die Haut kann tiefe quere Falten auf Höhe des ventralen Kniegelenks zeigen.

In jedem Fall müssen Füße und Hüftgelenke aufgrund der hohen Assoziation zu der angeborenen Hüftdysplasie und dem Klumpfuß mituntersucht werden (Abb. 1 und 2) (6, 8, 9).

Diagnostik

Die kongenitale Kniegelenkluxation kann bereits pränatal mit der Ultraschalluntersuchung diagnostiziert werden. Die früheste beschriebene Beobachtung betraf die 19,5 Schwangerschaftswoche (19, 20).

Im Röntgenbild des Kniegelenks kann sich in der anterior-posterioren Aufnahme eine Valgusfehlstellung mit teilweise leichter Subluxationsstellung des Kniegelenks zeigen. Die Ossifikationszentren am distalen Femur und der proximalen Tibia können als Zeichen einer Skelettretardierung fehlen (3, 6). Die seitliche Röntgenaufnahme in maximaler Streckung und Beugung stellt die Stellung von Tibia zum Femur dar und erlaubt die Einteilung (Abb. 3–5) (3).

Bei älteren Kindern können weitere radiologische Befunde vorliegen: Hypoplasie der Interkondylarnoch und der Eminentia intercondylaris (als Hinweis auf eine Kreuzbandaplasie), Valgusstellung des Kniegelenks (9), Tibiaverbiegungen, Patellaaplasie, -hypoplasie oder -elongation (5).

Abb. 6 und 7
Ultraschalluntersuchung bei Kniegelenkluxation. Ventrale Schalltechnik (Abb. 6), dorsale Schalltechnik (Abb. 7). Seitliche Einstellungen und Darstellung der Kniescheibe werden ebenfalls durchgeführt

6

7

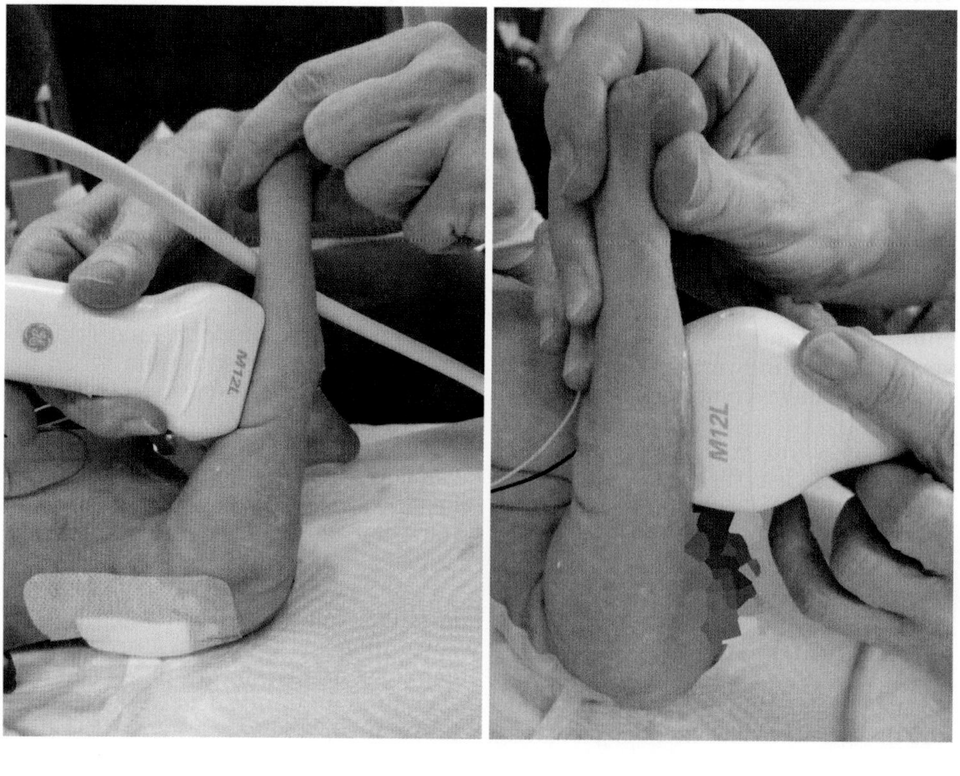

Abb. 8–13
Ultraschalluntersuchung bei Kniegelenkluxation – Schalltechnik von ventral und dorsal

Abb. 8 und 9
Kniegelenkluxation Grad I nach LEVEUF

8

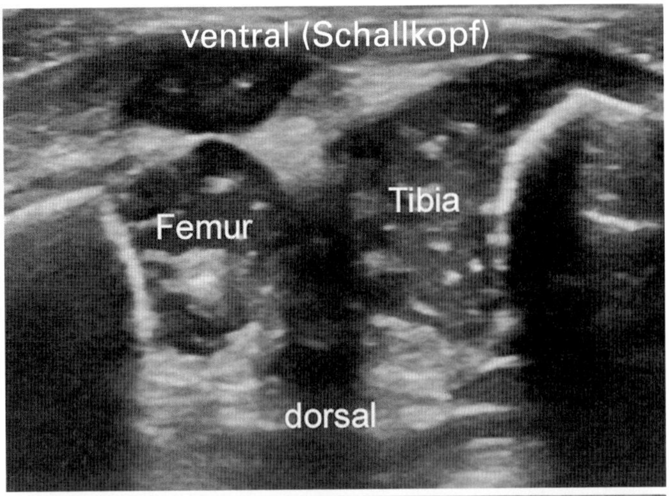

9

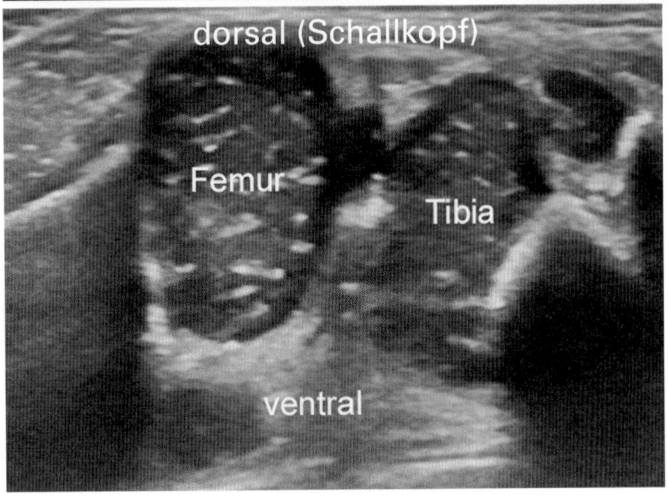

Die Arthrographie verdeutlicht die Pathologie, vor allem den verklebten suprapatellaren Recessus. Dynamische Untersuchungen sind möglich (3, 9, 17, 18).

Die Ultraschalluntersuchung zeigt den Luxationsgrad des Kniegelenks vor allem bei noch nicht ossifizierten Epiphysen und erlaubt dynamische Untersuchungen (Abb. 6–13) (21, 22).

Die Kernspintomographie kann zusätzlich Band- und Meniskuspathologien darstellen. Allerdings ist hierfür bei kleinen Kindern eine Sedierung oder eine Narkose erforderlich.

Pathologie

Verkürzung, Fibrose und Atrophie des M. quadriceps wird allgemein als Pathomechanismus anerkannt (6, 8, 11, 12, 20). Der laterale Anteil des Quadrizeps und die Fascia lata sind vor allem betroffen (6). Der M. vastus medialis ist häufig nicht betroffen (12). So lassen sich die Rotationssubluxation und die Valgusdeformität erklären, die oft mit der Luxation vergesell-

10
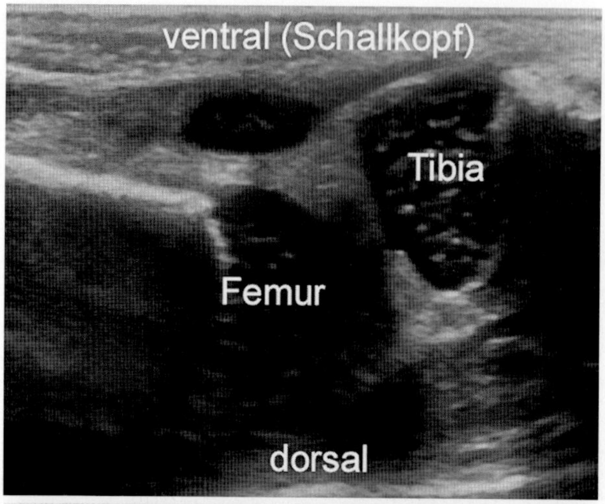

11
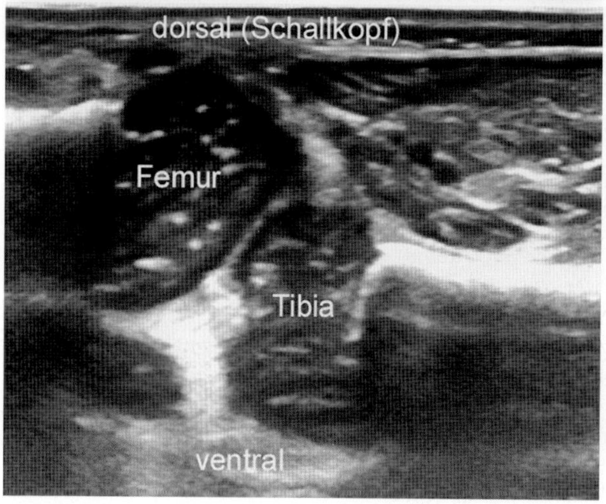

Abb. 10 und 11
Kniegelenkluxation Grad II nach LEVEUF

schaftet sind. Kontrakturen der vorderen Gelenkkapsel und Adhäsionen zwischen distalem Femur und Extensormechanismus können den suprapatellaren Recessus verkleben (8, 9, 23). Die Kollateralbänder und die Kniebeugersehnen können nach ventral subluxiert stehen (3, 9, 12, 20, 23).

50% der Kinder haben eine laterale Patellaluxation (12). Aplasie und Hypoplasie des vorderen Kreuzbandes sowie Aplasie und Verkürzung des hinteren Kreuzbandes können vorkommen (13, 24). Die Hypoplasie der Menisken wurde beschrieben (5). Die neurovaskulären Strukturen sind normalerweise regelrecht. Eine verstärkte Neigung des Tibiaplateaus und eine Abflachung der femoralen Epiphyse sind oft vorhanden (3, 5).

Therapie

Die Behandlung der angeborenen Kniegelenkdislokation ist abhängig von der Klassifikation, dem Schweregrad und der Flexibilität der Deformität.

Die Behandlung sollte so früh wie möglich nach der Geburt begonnen werden, da bei späterem Behandlungsbeginn häu-

Abb. 12 und 13
Kniegelenkluxation Grad III nach LEVEUF

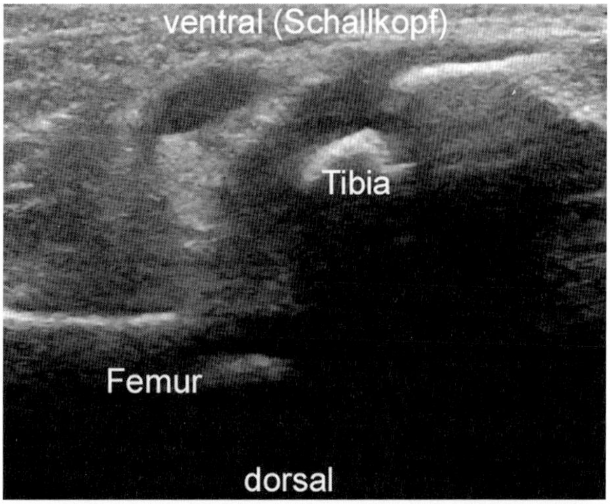

12

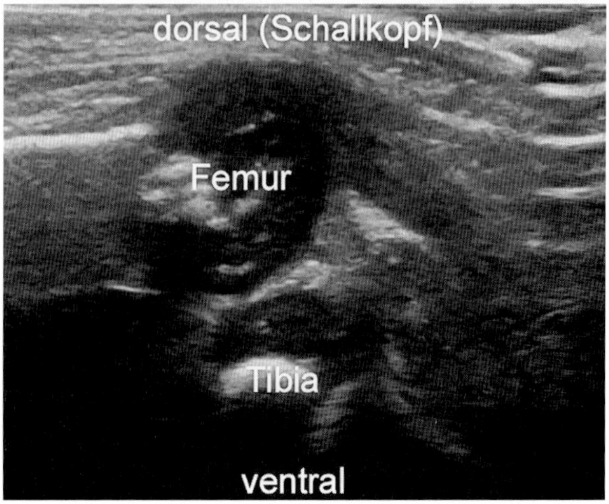

13

figer eine operative Therapie erforderlich ist (7, 9, 25). Von einigen Autoren wird jedoch ein Behandlungsbeginn erst nach dem 1. Lebensmonat empfohlen, da spontane Repositionen berichtet wurden (26).

Konservative Therapie

Die konservative Therapie (3–5, 17) beinhaltet wiederholte Redressionsbehandlungen, um die Subluxation bzw. Luxation des Femorotibialgelenks zu reponieren und die Beugung des Kniegelenks zu verbessern. Jede Redressionsbehandlung besteht zuerst aus Längstraktion, dann Reposition des Gelenks, indem die Tibia nach dorsal, der Femur nach ventral gedrückt wird. Sobald die Gelenkflächen voreinander stehen, folgt die zunehmende Beugung im Kniegelenk. Die Reposition des Kniegelenks sollte radiologisch oder besser sonographisch gesteuert durchgeführt werden (21, 22, 27).

Das Redressionsergebnis wird im Oberschenkelgips gehalten. Bei zu forcierter Behandlung kann es zu Verletzungen der Epiphyse sowie zu Frakturen und Defor-

14

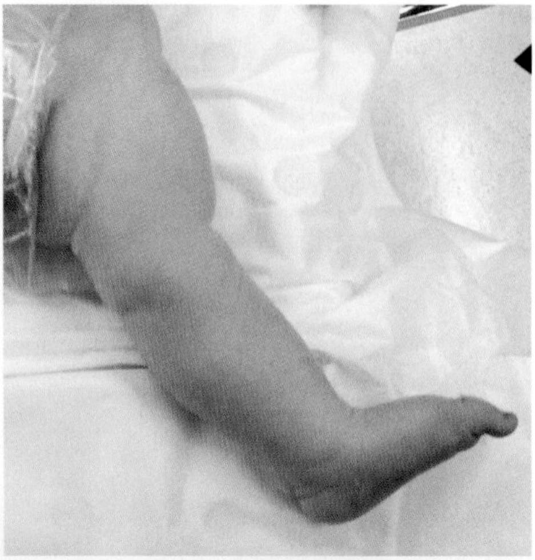

Abb. 14–18
Kongenitale Kniegelenkluxation Grad III nach LEVEUF

Abb. 14
Klinisches Bild präoperativ nach erfolgloser Redressionsbehandlung

15

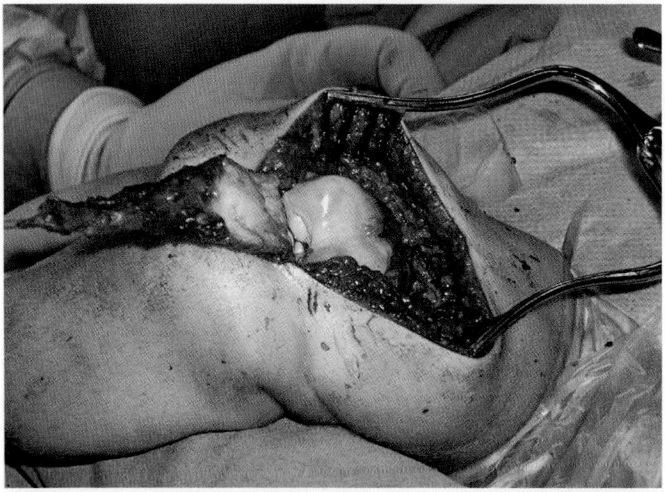

16

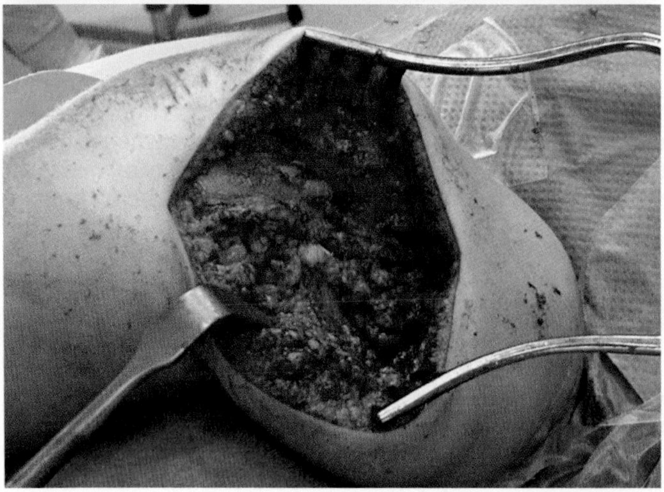

Abb. 15 und 16
Operationsbilder: V-Y-Verlängerung der Quadrizepssehne mit ventralem Kapselrelease und Lösung des Tractus iliotibialis. Deutlich verbesserte Beugung

17 18

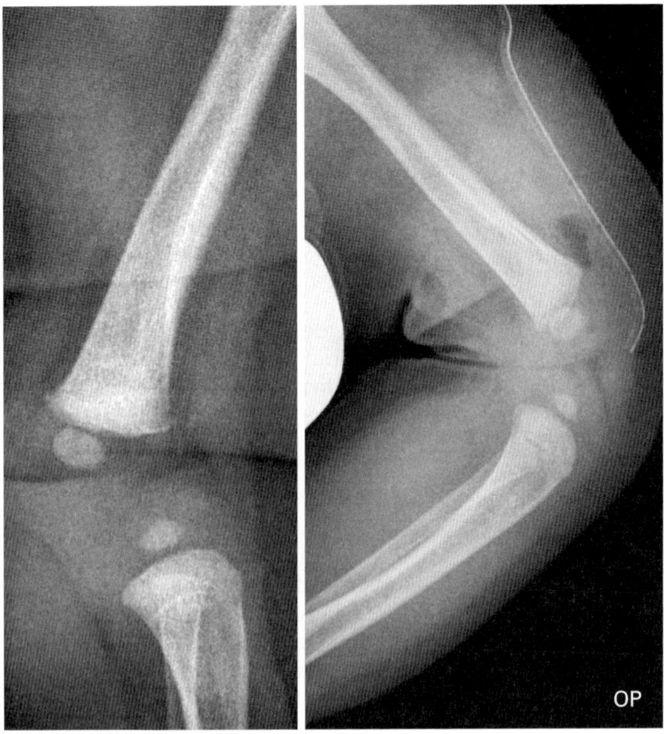

Abb. 17 und 18
Vergleich präoperatives/ postoperatives Röntgenbild

mierungen der Tibia kommen (4, 28). Die Redressionsbehandlung wird anfangs täglich, später bis wöchentlich wiederholt (8, 9, 25, 29). Extensionsbehandlung, Femoralisblockaden und Botulinumtoxininjektionen in den Quadrizeps werden ebenfalls empfohlen, um den Widerstand des verkürzten und fibrotischen M. quadriceps femoris zu senken (7, 17, 30).

Wenn das femorotibiale Gelenk reponiert und eine Flexion von 60–90° erreicht ist, wird nachts eine Oberschenkelgipsschiene verwendet, tagsüber Krankengymnastik durchgeführt oder eine PAVLIK-Bandage verwendet, bis eine Kniebeugung von 120° möglich wird (9, 25). Die PAVLIK-Bandage darf bei lateraler Subluxation nicht verwendet werden (5). Kinder mit Luxationen Grad I oder II ohne Begleiterkrankungen sind so häufig innerhalb einiger Wochen behandelbar.

Die Klumpfußredression in der PONSETI-Technik kann mit den Knieredressionsgipsen gemeinsam erfolgen (31).

Kinder mit einer Luxation Grad III, syndromalen Erkrankungen, wie z. B. LARSEN-Syndrom oder Arthrogrypose und Hüftdysplasie, sowie Kinder, bei denen die Behandlung nach dem 3. Lebensmonat begonnen wird, benötigen häufig eine operative Therapie (Abb. 14–18).

Operative Therapie

Die Indikation zur operativen Therapie ist die unzureichende Reposition des Femorotibialgelenks oder eine unzureichende Kniebeugung. Der Operationszeitpunkt wird zwischen dem 2. und 6. Lebensmonat (2–4, 9) oder zwischen dem 1. und 2. Lebensjahr angegeben (7, 9).

Operationsziele sind: Alle Repositionshindernisse beseitigen und das Kniegelenk reponieren, Erreichen einer Kniegelenkbeugung von mindestens 90°, Korrektur von Faktoren, die zu Rezidivluxation, Instabilität oder Deformität führen können.

Weichteilreleaseoperation

Im Alter von 1–2 Monaten der Kinder kann eine Quadrizepstenotomie und Retinaculuminzision durchgeführt werden, um die Reposition zu erleichtern (3, 10, 27, 28, 31).

Bei älteren Kindern wird der verkürzte und fibrotische M. quadriceps femoris verlängert, der M. vastus lateralis abgelöst, die Fascia lata eingeschnitten und die kontrakte ventrale Kapsel eröffnet (3, 4, 12, 32, 33). Die perkutane Quadrizepstenotomie ist vor allem bei Arthrogryposis multiplex congenita, LARSEN-Syndrom und Myelomeningozele indiziert (10).

Die Verkürzungsosteotomie des Femurs kann das Weichteilrelease und damit die Notwendigkeit der Quadrizepsverlängerung reduzieren und ist vor allem bei gleichzeitiger Hüftluxation indiziert (17).

Bei Luxation der Kollateralbänder und der Beugesehnen nach ventral werden diese mobilisiert und nach dorsal verlagert (6, 7, 17).

Ein verkürztes hinteres Kreuzband muss gegebenenfalls gelöst werden (24).

Bei Valgusdeformität kann eine Dorsalversetzung des medialen Kollateralbandes und des Pes anserinus ein Fortschreiten der Deformität verhindern (9).

Bei Hypoplasie oder Aplasie des vorderen Kreuzbandes wird von einigen Autoren die gleichzeitige Rekonstruktion empfohlen, vor allem bei Patienten mit Syndromen und Bindegewebsschwäche. Hier wird zusätzlich bei dorsaler Kapsellaxizität die Raffung dorsolateral propagiert (13, 17).

Postoperativ erfolgt die Gipsimmobilisation in Flexionsstellung, ohne die Durchblutungssituation oder die Wunde zu gefährden. In regelmäßigen Gipswechseln wird die Beugung des Kniegelenks erhöht. Bei gleichzeitiger Hüftdysplasie ist zunächst das Knie zu behandeln. Wenn eine 90°-Kniebeugung erreicht wurde, kann die Abspreizbehandlung der Hüfte begonnen werden (9, 25). Die PAVLIK-Bandage behandelt dann sowohl die Knie- als auch die Hüftpathologie. Eine Orthesenbehandlung und Krankengymnastik sind weiterhin erforderlich. Offene Repositionen an Knie- und Hüftgelenk können simultan durchgeführt werden.

Bei Erwachsenen ist auch die endoprothetische Versorgung der Kniegelenke beschrieben; bei bestehender (Sub-)Luxation zweizeitig mit Vorbehandlung durch den Fixateur externe (34).

Ergebnisse

Exzellente Ergebnisse werden bei den Kindern erzielt, die früh und konservativ behandelt werden können, bei guter Kniebeugung und geringer Instabilität (25).

Eine Schwäche der Oberschenkelstreckmuskulatur, besonders bei syndromalen Erkrankungen und gleichzeitiger Hüftluxation (33), und ein Streckdefizit bis zu 30° werden beschrieben (9, 23, 30). In einer Nachuntersuchung von 7 operativ behandelten Patienten (9 Knieluxationen) zeigten sich insgesamt gute funktionelle Ergebnisse. In der Ganganalyse bestand nach Quadrizepsverlängerung eine verminderte Knieflexion in der Schwungphase, nach Femurverkürzungsosteotomie eine vermehrte Knieflexion in der Standphase. In beiden Gruppen wurde eine vermehrte Knieinstabilität nachgewiesen (32).

Selten kommt es zum Rekurvationsrezidiv, häufiger kommt es zur Valgusinstabilität und -deformität, die mit der Transposition des Pes anserinus nach posterior und inferior sowie der Versetzung des Innenbandansatzes nach posterior behandelt wird (9). Auch Varisationsosteotomien werden beschrieben (12).

Literatur

1. Hefti F. Kinderorthopädie in der Praxis. 2. Aufl. Heidelberg: Springer; 2006.

2. Charif P, Reichelderfer TE. Genu recurvatum congenitum in the newborn: Its incidence, course, treatment, prognosis. Clin Pediatr 1965; 4: 587-594.

3. Drennan JC. Congenital dislocation of the knee. Instr Course Lect 1993; 42: 517-524.

4. Jaocobsen K, Vopalecky F. Congenital dislocation of the knee. Acta Orthop Scand 1985; 56: 1-7.

5. Klingele KE, Kasser JR. Congenital knee deformities. In: Micheli JL, Kocher MS. The pediatric and adolescent knee. Philadelphia: Saunders Elsevier; 2006.

6. Bensahel H, et al. Congenital dislocation of the knee. J Pediatr Orthop 1989; 9: 174-177.

7. Ferris B, Aichroth P. The treatment of congenital knee dislocation. Clin Orthop Relat Res 1987: 216; 135-140.

8. Johnson E, Audell R, Oppenheim WL. Congenital dislocation of the knee. J Pediatr Orthop 1987; 7: 194-200.

9. Ooishi T, et al. Congenital dislocation of the knee. Clin Orthop Relat Res 1993; 287: 187-192.

10. Roy DR, Crawford AH. Percutaneous quadriceps recession: A technique for management of congenital hyperextension deformities of the knee in the neonate. J Ped Orthop 1989; 9: 717-719.

11. Ahmadi B, Shahriaree H, Silver CM. Severe congenital genu recurvatum. Case report. J Bone Joint Surg Am 1979; 61: 622-623.

12. Curtis BH, Fisher RL. Congenital hyperextension with anterior subluxation of the knee: Surgical treatment and long-term observations. J Bone Joint Surg Am 1969; 51: 255-269.

13. Katz MP, Grogono BJ, Soper KC. The etiology and treatment of congenital dislocation of the knee. J Bone Joint Surg Br 1967; 49: 112-120.

14. Provenzano RW. Congenital dislocation of the knee: Report of a case. N Engl J Med 1947; 236: 360-362.

15. McFarlane AL. A report on four cases of congenital genu recurvatum occurring in one family. Br J Surg 1947; 34: 388-391.

16. Niebauer JJ, King DE. Congenital dislocation of the knee. J Bone Joint Surg Am 1960; 42: 207-225.

17. Herring JA, editor. Tachdjian's pediatric orthopaedics. 4th ed. Philadelphia: Saunders Elsevier; 2008.

18. Ferris BD, Jackson AM. Congenital snapping knee. J Bone Joint Surg Br 1990; 72-B: 453-456.

19. Elchalal U, et al. Antenatal diagnosis of congenital dislocation of the knee: A case report. Am J Perinatol 1993; 10: 194-196.

20. Uhthoff HK, Ogata S. Early intrauterine presence of congenital dislocation of the knee. J Pediatr Orthop 1994; 14: 254-257.

21. Parsch K, Schulz R. Ultrasonography in congenital dislocation of the knee. J Pediatr Orthop B 1994; 3: 76-81.

22. Parsch K. Sonographie der angeborenen Knieluxation. Orthopäde 2002; 31: 306-307.

23. Bell MJ. Irreducible congenital dislocation of the knee. J Bone Joint Surg Br 1987; 69: 403-406.

24. Austwick DH, Dandy DJ. Early operation for congenital subluxation of the knee. J Ped Orthop 1983; 3: 85-87.

25. Ko JY, Shih CH, Wenger DR. Congenital dislocation of the knee. J Pediatr Orthop 1999; 19: 252-259.

26. Haga N, et al. Congenital dislocation of the knee reduced spontaneously or with minimal treatment. J Pediatr Orthop 1997; 17: 59-62.

27. Schoenecker PL, Rich MM. The lower extremity. In: Morrissy RT, Weinstein SL. Lowell and Winter's Pediatric Orthopaedics. 6th ed. Philadelphia: Lippincott Williams & Wilkins; 2006.

28. Dobbs MB, et al. Congenital knee dislocation in a patient with Larsen syndrome and a Novel filamin B mutation. Clin Orthop Relat Res 2008; 466: 1503-1509.

29. Nogi J, MacEwen D. Congenital dislocation of the knee. J Ped Orthop 1982; 2: 509-513.

30. Fernandez-Palazzi F, Silva JR. Congenital dislocation of the knee. Int Orthop 1990; 14: 17-19.

31. Shah NR, Limpaphayom N, Dobbs MB. A minimally invasive treatment protocol for the congenital dislocation of the knee. J Ped Orthop 2009; 29: 720-725.

32. Oetgen ME, et al. Functional results after surgical treatment for congenital knee dislocation. J Pediatr Orthop 2010; 30: 216-223.

33. Sud A, et al. Functional outcome following quadriceps tendon lengthening in congenital dislocation of the knee, with special reference to extensor weakness. Strat Traum Limb Recon 2009; 4: 123-127.

34. Müller M, Strecker W. Endoprothetische Versorgung einer kongenitalen Kniegelenkluxation bei Larsen-Syndrom. Orthopäde 2010; 39: 444-448.

35. Curtis BH, Fisher RL. Heritable congenital tibiofemoral subluxation clinical features and surgical treatment. J Bone Joint Surg Am 1970; 52: 1104-1114.

Kapitel 5

Der Fuß

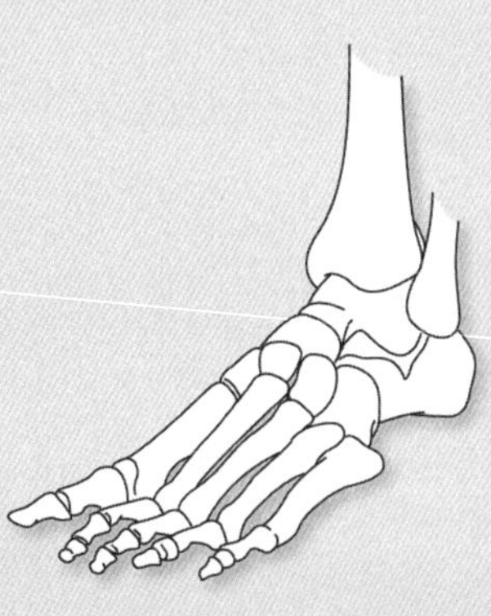

Minimal-invasive Therapieverfahren angeborener Fußdeformitäten im Säuglingsalter

Oliver Eberhardt

Bei keiner anderen Diagnose in der Kinderorthopädie hat sich in den letzten Jahren die Behandlungsstrategie derartig geändert wie beim kongenitalen Klumpfuß. Waren in den 1980er-Jahren die großen operativen Eingriffe zur Korrektur des kongenitalen Klumpfußes dominierend, so wird heute die konservative Technik nach Ponseti mit minimal-invasiver perkutaner Achillessehne favorisiert (1–10).

Auch bei der Behandlung des Talus verticalis wird heute wieder mehr Wert auf gipsredressierende Maßnahmen gelegt. Durch das von Dobbs beschriebene Konzept mit Gipsredression und ebenfalls perkutaner Tenotomie können bestimmte Deformitäten ohne peritalare Arthrolyse behandelt werden (11–13).

Bei beiden Konzepten, der Klumpfußbehandlung nach Ponseti und dem Behandlungskonzept für den Talus verticalis nach Dobbs ist der Erfolg der Methode vor allem von der exakten Gipsredression abhängig. Beide Konzepte werden im Folgenden dargestellt. Dabei wird vor allem Wert auf die Gipsredressionstechniken gelegt.

Die Klumpfußbehandlung

Der kongenitale Klumpfuß ist eine komplexe dreidimensionale Fußfehlstellung im Talokalkaneal-, im Talonavikular- und im Kalkaneokuboidgelenk, dem sog. subtalaren Gelenkkomplex (14–17). Im Einzelnen handelt es sich um Fehlstellungen im Sinne eines Rückfußvarus, eines Hohlfußes, einer Vorfußadduktion und einem Spitzfuß. Die Fehlrotation des Talus nach lateral und die daraus resultierende talonavikulare Subluxation erzeugen die Vorfußadduktion und die Supination des Klumpfußes.

Weitere Merkmale sind neben den beschriebenen Fehlstellungen eine typische Hautfalte über der Ferse, welche für den

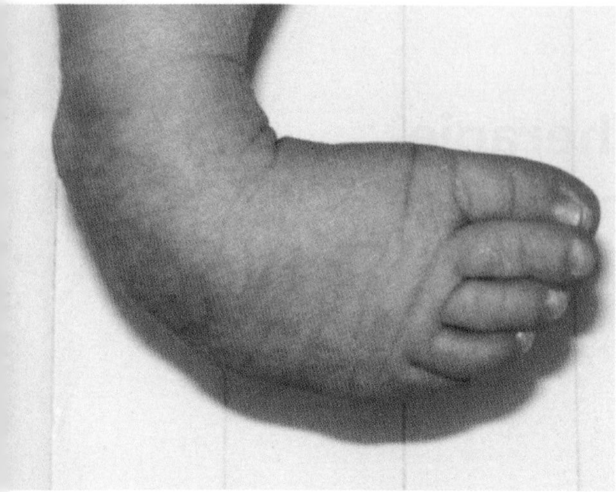

Abb. 1
Kongenitaler Klumpfuß von ventral mit Adduktions- und Supinationsstellung

Abb. 2
Ansicht von medial mit typischer Falte oberhalb der Ferse und typischer medialer Falte

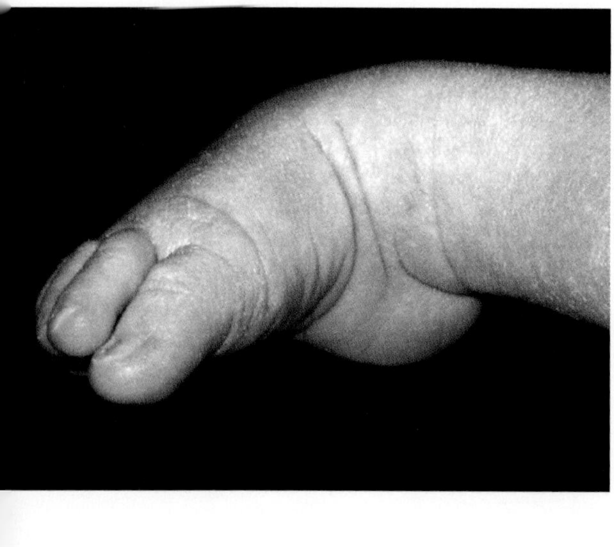

Fersenhochstand steht. Eine Falte am medialen Fußrand weist auf die Hohlfußkomponente hin (Abb. 1 und 2).

Ponseti-Technik

Bei der manuellen Redressionsbehandlung nach Ponseti (18) werden die Eigenschaft des unteren Sprunggelenks und die damit vorhandenen Kombinationsbewegungen von Adduktion bzw. Supination und Abduktion bzw. Pronation ausgenützt. Im Gegensatz zu anderen Redressionstechniken werden alle Komponenten, mit Ausnahme der Spitzfußkomponente, simultan korrigiert. Der subtalare Komplex, der sog. Calacaneo-pedis-Block, wird unter dem Talus durch zunehmende Abduktion nach lateral gedreht. Damit korrigiert sich der Rückfußvarus, und das Os naviculare wird vor den Taluskopf transportiert. Der alleinige Redressionspunkt ist der Taluskopf. Kalkaneus und vor allem das bei anderen Redressionstechniken (Imhäuser und Kite) mit einbezogene Kalkaneokuboidgelenk werden außen vor gelassen (19–21). Bei der gesamten Manipulation wird niemals der Kalkaneus angefasst oder gar manipuliert.

Die Behandlung sollte in den ersten Lebenstagen einsetzen. Ein unmittelbarer Beginn nach der Geburt ist nicht notwendig. Der Vorteil eines frühen Behandlungsbeginns liegt in den noch weichen anatomischen Strukturen. Bänder, Gelenkkapseln und Sehnen können über sanfte Manipulationen gedehnt werden. Auch in anderen Techniken vorbehandelte Kinder können nach der Ponseti-Technik behandelt werden.

Redressionstechnik nach Ponseti

Korrektur der Hohlfußkomponente

Die Hohlfußkomponente entsteht durch eine Steilstellung des Metatarsale I. Sie kann oft schon mit der 1. Gipsredression ausgeglichen werden. Dabei ist darauf zu achten, dass die manuelle Vorbehandlung des Fußes und die Gipsanlage in Supination erfolgen (Abb. 3). Dadurch wird der Vorfuß entsprechend der Rückfußstellung ausgerichtet. Eine Pronation im Vorfuß würde zu einer vermehrten Steilstellung des Metatarsale I führen und damit den Hohlfuß verstärken. Bei der manuellen Behandlung wird mit dem Daumen Druck auf den Taluskopf ausgeübt, mit der Gegenhand der 1. Strahl angehoben, damit die Falte am medialen Fußrand ausgeglichen und die Hohlfußkomponente korrigiert.

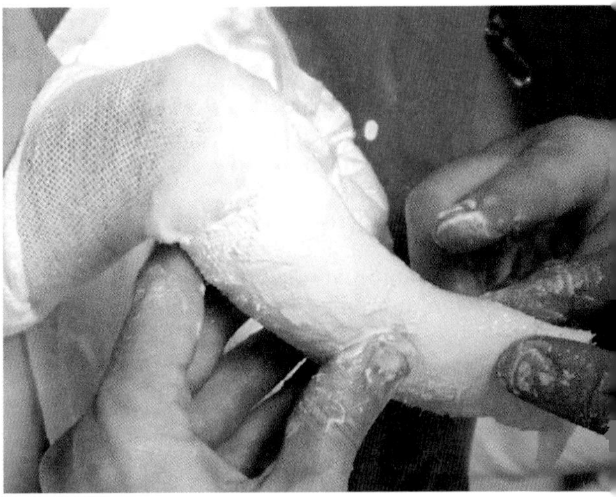

Abb. 3
Anlegen des Gipses in Supinationsstellung mit Druck über den Taluskopf

Korrektur des Rückfußvarus und der Vorfußadduktion

Der Rückfußvarus und die Adduktion sind neben dem Spitzfuß die wichtigste Komponente des Klumpfußes. Die medialen Strukturen, der M. tibialis posterior, der M. flexor digitorum und der M. abductor hallucis, sind verkürzt. Diese Strukturen werden durch die manuelle Redression gedehnt. Gleichzeitig muss der nach lateral stehende Talus nach medial transportiert werden. Die Manipulation erfolgt in der Supinationsstellung. Während die eine Hand mit dem Daumen von lateral her Druck auf den Taluskopf ausübt, fasst die Gegenhand den Vorfuß mit Daumen und Zeigefinger und abduziert zunehmend den Fuß (Abb. 4). Mit zunehmender Abduktion korrigiert sich der Rückfußvarus. Eine Abduktion von 70° ist anzustreben, um die medialen Strukturen weiter zu dehnen, stets ist eine Pronation zu vermeiden. Sie würde unerwünscht den Rückfußvarus und die Hohlfußkomponente verstärken.

Abb. 4
Redression über den Talus bei Abduktion des Vorfußes (PONSETI-Technik)

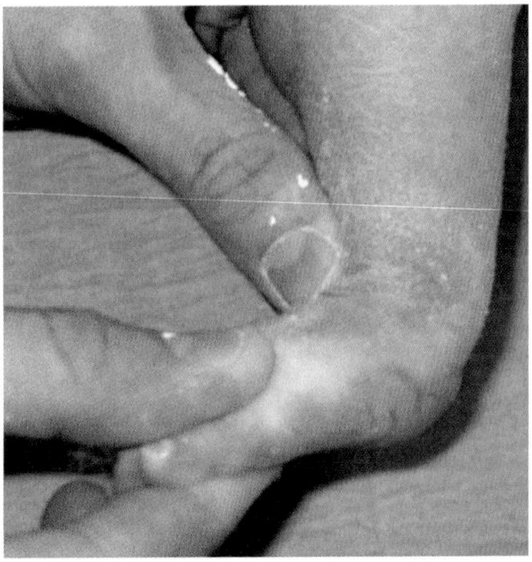

Korrektur der Spitzfußkomponente

Die Spitzfußkomponente wird als letzte Fehlstellung des Klumpfußes über eine Dorsalextension korrigiert, nachdem Varusfehlstellung und Adduktionskomponente bereits korrigiert sind. Die Korrektur des Spitzfußes beinhaltet die Dehnung der dorsalen Kapselstrukturen und der Achillessehne und ermöglicht dem Talus ein dorsales Gleiten in die Trochlea der Tibia. Die manuelle Redression erfolgt durch flaches Auflegen der Hand auf die Fußsohle, während die Gegenhand mit dem Daumen und den Fingern die Ferse fasst und nach unten zieht.

Bei der Korrektur der Spitzfußkomponente muss darauf geachtet werden, dass keine Manipulationen über den Vorfuß erfolgen, um einen unerwünschten Schaukelfuß zu vermeiden. Spitzfußkomponente ist jedoch häufig nicht durch ein konservatives Vorgehen vollständig auszugleichen. Eine Achillessehnenverlängerung ist bei den meisten Patienten in der PONSETI-Technik durch eine perkutane Tenotomie notwendig.

Gipstechnik

Der Gips wird in der PONSETI-Technik alle 5–7 Tage gewechselt. In der Regel reichen

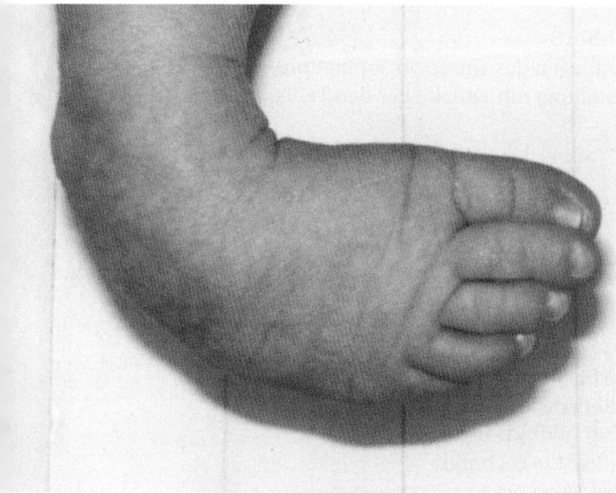

Abb. 5–9
Behandlungsserie eines kongenitalen Klumpfußes

Abb. 5
Behandlungsbeginn
◁

▽

Abb. 6
2. Gipsanlage

Abb. 7
4. Gipsanlage

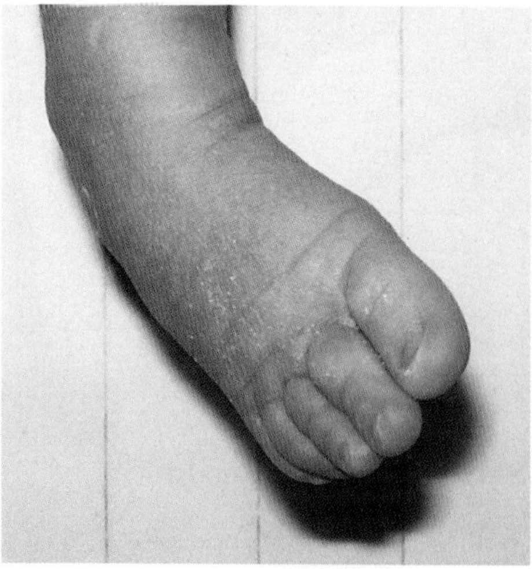

6

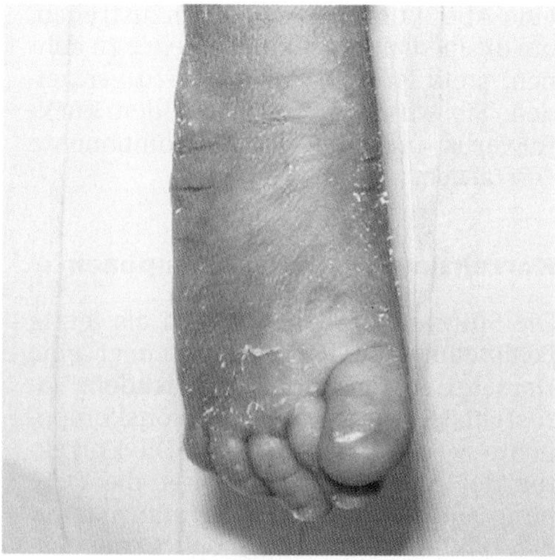

7

Abb. 8
Vor Tenotomie

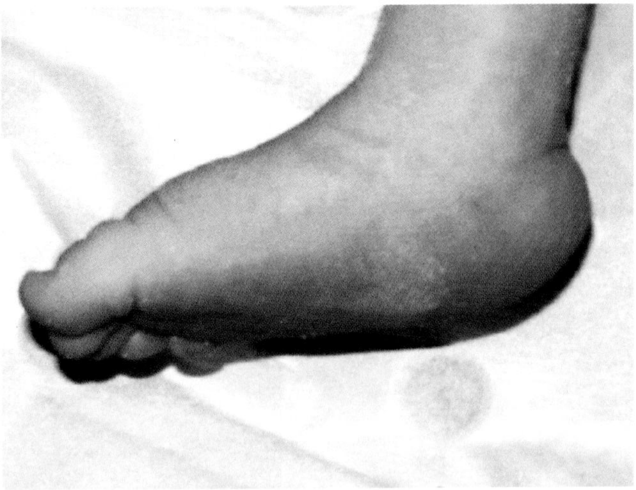

Abb. 9
4 Wochen nach Tenotomie

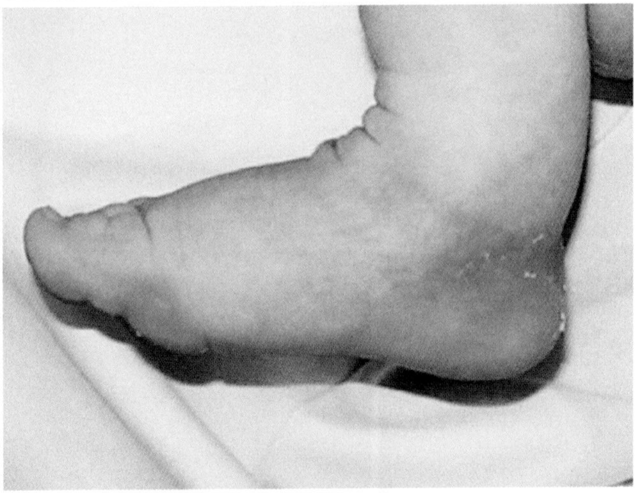

5–6 Gipsbehandlungen aus (Abb. 5–9). Es wird stets ein Oberschenkelgips mit 90°-Flexion im Kniegelenk angelegt, dies verhindert ein Verrutschen. Der Gips muss sorgfältig unter Vermeidung von Falten, die Druckstellen erzeugen könnten, angelegt werden. Der Gips sichert das durch die Manipulation erreichte Ergebnis und muss je nach Zeitpunkt der Redressionsbehandlung in entsprechender Form anmodelliert werden (Abb. 10–13).

Anmodellieren heißt, die gewünschte Form zu erreichen, ohne Druck auszuüben. Dies geschieht, indem die modellierenden Finger nicht allzu lange an einer Position verweilen. Es können damit weiche Übergänge an den Modellierungsstellen erreicht werden. Beim Anlegen der ersten Gipse wird der Taluskopf, um eine Medialisierung zu erreichen, von lateral her anmodelliert. Der Fuß verbleibt noch in Supinationsstellung, während die Vorfußadduktionsstellung bereits korrigiert wird. Sind die Vorfußadduktion und der Hohlfuß korrigiert, wird zunehmend der Gips in Abduktion angelegt. Die Ferse wird sehr vorsichtig dorsal modelliert. Die Gipsbinden soll-

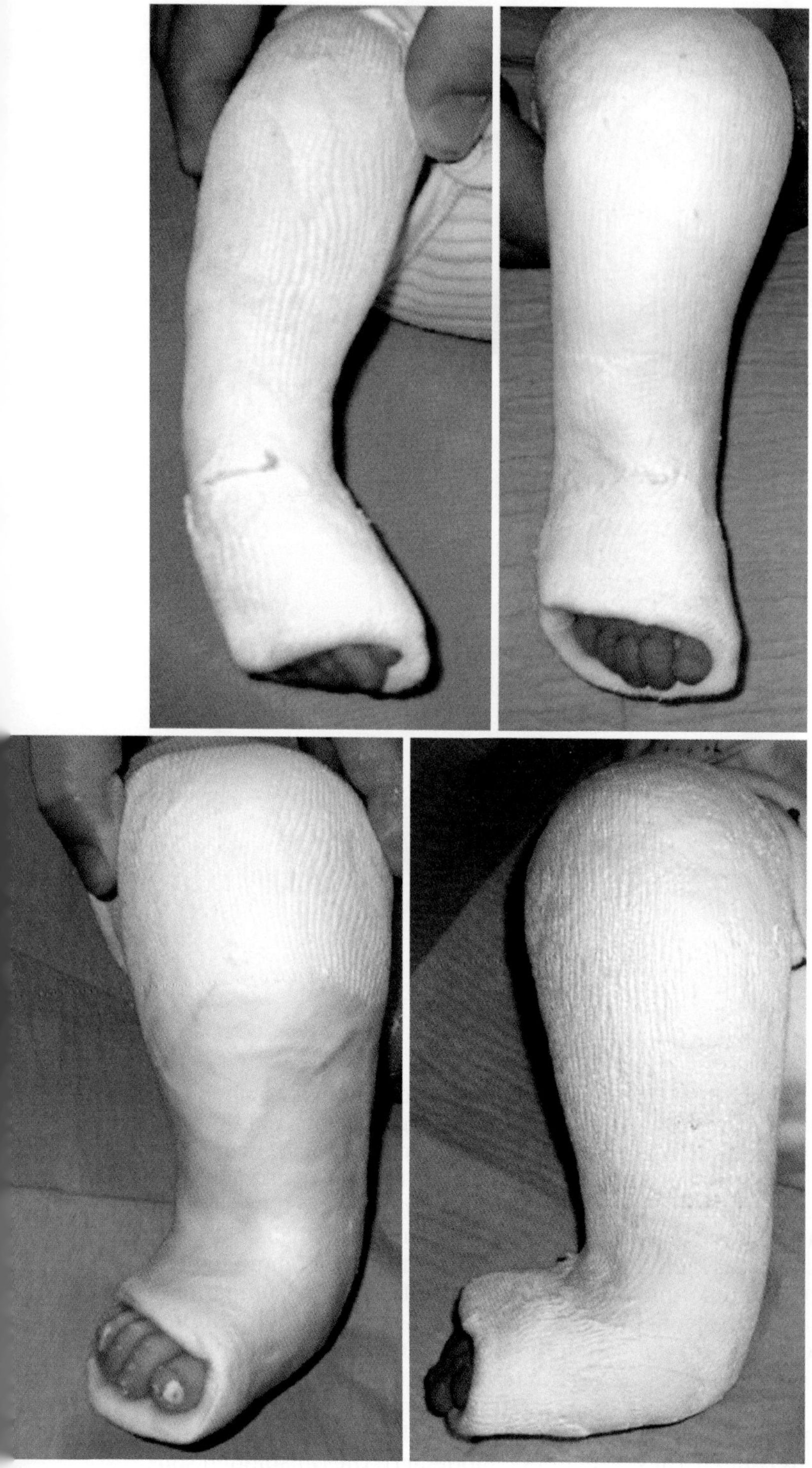

Abb. 10–13
Gipsserie: 1. Gips in Supination, letzter Gips in 70°-Abduktion

ten stets gut angelegt werden. Ein zu lockerer Gips begünstigt ein Rutschen des Gipses und verhindert eine Korrektur.

Ist eine perkutane Achillotenotomie notwendig, so wird der letzte Gips in einer 70°-Abduktions- und 20°-Dorsalextensionsstellung angelegt.

Behandlung des Talus verticalis

Beim Talus verticalis handelt es sich um eine laterodorsale Luxation des subtalaren Gelenkkomplexes (11–13, 20, 22, 23). Im Gegensatz zum kongenitalen Klumpfuß ist also der sog. Calcaneo-pedis-Block in die Abduktion luxiert, was zu einer Medialisierung und Plantarisierung des Taluskopfes führt. Der Talus steht vertikal. Das Os naviculare liegt dem Talushals auf und ist mehr oder weniger stark fixiert, sodass es auch bei Plantarflexion zu keiner oder nur zu einer unvollständigen Reposition im Talonavikulargelenk kommt. Die äußere charakteristische Erscheinungsform des Talus verticalis als Schaukelfuß ist durch den Fersenhochstand mit verkürzter Achillessehne zu erklären (Abb. 14 und 15). Der Talus verticalis tritt isoliert als idiopathische Fußdeformität auf. Bei 50% der Patienten finden sich jedoch neurologische oder genetische Erkrankungen (17, 24, 25). Eine familiäre Häufung wurde ebenfalls beschrieben (25, 26).

Bisherige Behandlung des Talus verticalis

Ziel der Behandlung ist das Erreichen einer nahezu normalen Anatomie des Fußes, um damit optimale Voraussetzungen für einen schmerzfreien, gut belastbaren Fuß zu schaffen. Wie beim kongenitalen Klumpfuß beginnt die Behandlung nach der Geburt mit einer Gipsredression. Damit kann beim Talus verticalis in nahezu 100% keine definitive Korrektur erreicht werden. Sie dient als Vorbereitung zur operativen Korrektur. Mehrere operative Verfahren sind beschrieben. An Operationszugängen stehen der modifizierte Cincinnati- und der TURCO-Zugang mit zusätzlichem OLLIER-Zugang zur Verfügung (27–31).

Die einzeitige Korrektur hat sich gegenüber dem zweizeitigen Vorgehen durchgesetzt (30–32). Die Operation besteht aus einer offenen Reposition des Talonavikulargelenks mit K-Drahtfixation, einem dorsalen Release mit Achillessehnenverlängerung und einem Transfer der Tibialis-anterior-Sehne. Eine Verlängerung der Peronael- und der Extensorensehnen ist bei einigen Patienten notwendig.

Mit den unterschiedlichen Operationszugängen werden gute Ergebnisse beschrieben (27, 29–32). Komplikationen sind Wundheilungsstörungen, Unterkorrekturen, Talusnekrosen, degenerative Veränderungen im Subtalargelenk und Bewegungseinschränkungen.

Therapiekonzept nach DOBBS zur Behandlung des Talus verticalis

Das Behandlungskonzept mit Seriengipsen und minimal-invasiver Operationstechnik orientiert sich am Behandlungskonzept von PONSETI für den kongenitalen Klumpfuß. Im eigentlichen Sinne handelt es sich um eine »umgekehrte« PONSETI-Redression. Die laterodorsale Luxation des Kalkaneopedisblocks wird durch Redression in die Adduktion/Plantarflexion/Supination korrigiert. Der Taluskopf wird angehoben und damit das Talonavikulargelenk reponiert. Die Redression besteht aus einem Dehnen der Peroneal- und der Extensorensehnen, während Gegendruck auf den Taluskopf von plantar ausgeübt wird. Ist das Talonavikulargelenk reponierbar, wird es perkutan mit einem K-Draht fixiert (Abb. 16–22). Die Korrektur des Spitzfußes erfolgt anschließend mit einer perkutanen Achillotenotomie. Nach 6-wöchiger Gipsruhigstellung wird der Draht entfernt. Kann das Talonavikulargelenk nicht geschlossen reponiert werden, so erfolgt über eine mediale Miniinzision eine offene Reposition und K-Draht-Fixation.

Bei schweren Verläufen kann bei unzureichender Plantarflexion (<25°) eine Extensorenverlängerung, über eine Miniinzision am muskulotendinösen Übergang notwendig werden. Auch die Peronealsehnen werden, wenn notwendig, im Muskel-Sehnen-Übergang verlängert.

Eine postoperative Schienenbehandlung wird von DOBBS wie beim kongenitalen Klumpfuß mit einer Fußabduktionsschiene empfohlen (11–13).

Gipstechnik

Die Gipstechnik entspricht jener beim kongenitalen Klumpfuß. Auch beim Redressieren des Talus verticalis sind Oberschenkelgipse mit dünner Wattepolsterung und eng angelegter Gipsbinden notwendig. Nach der Tenotomie wird der letzte Gips in Neutralposition angelegt.

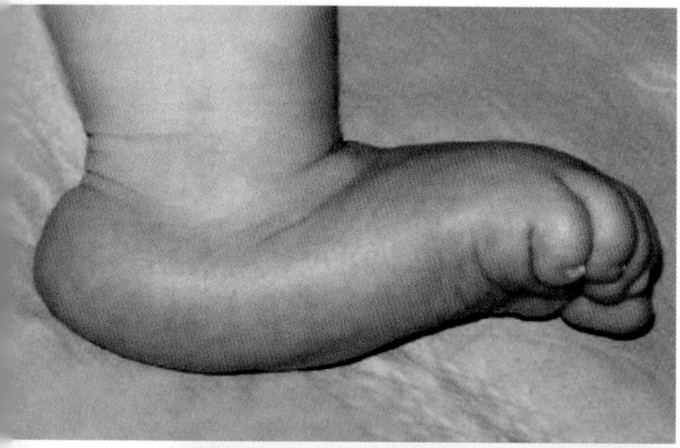

Abb. 14
Talus verticalis, seitliche Ansicht mit typischer Tintenlöscherdeformität

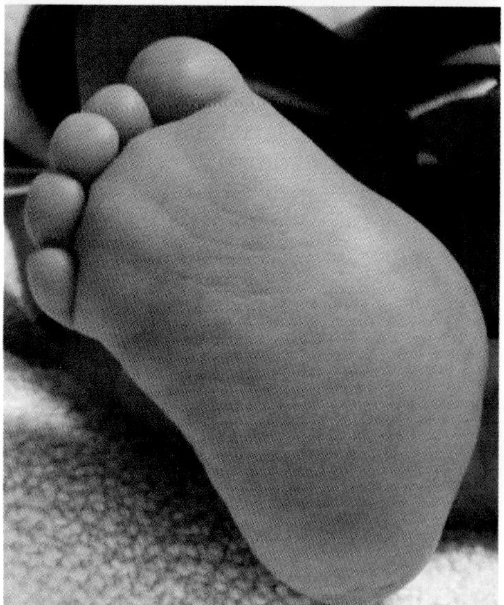

Abb. 15
Ansicht von plantar mit valgischer Ferse und ausgeprägter Abduktion

16

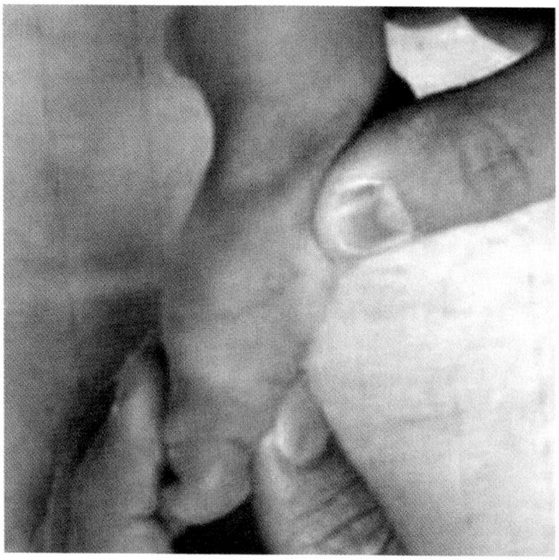

17

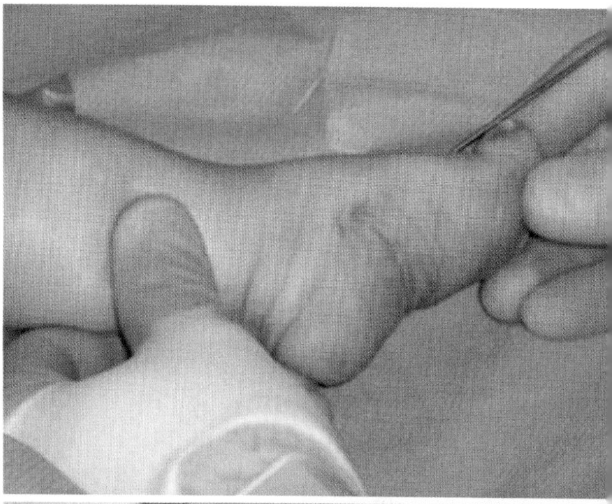

Abb. 16–19
Behandlungsablauf des Konzepts von Dobbs: manuelle Redression (Abb. 16), perkutane Fixation Talonavikulargelenk (Abb. 17), perkutane Tenotomie (Abb. 18), nach Tenotomie (Abb. 19)

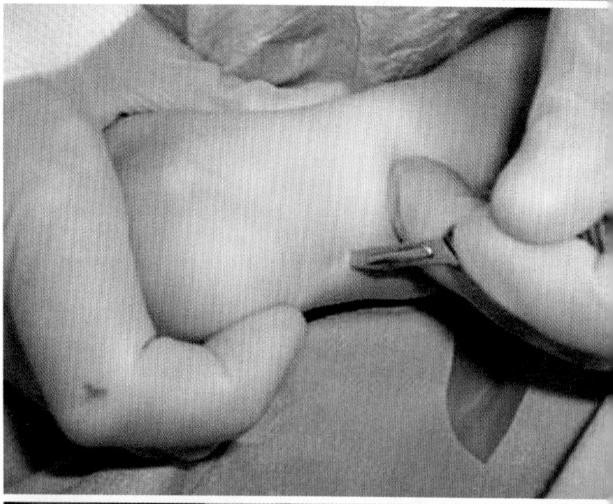

18

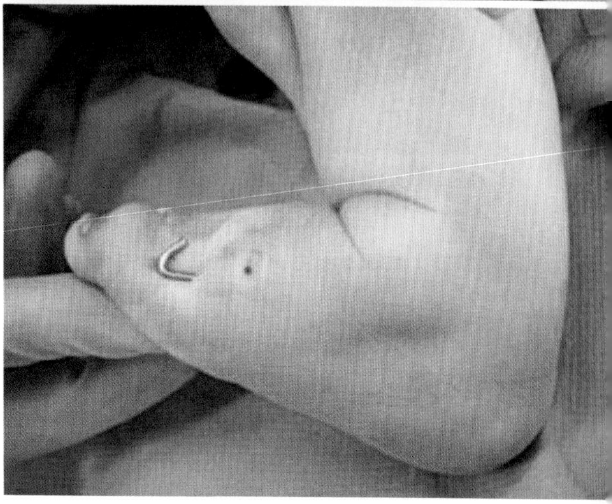

19

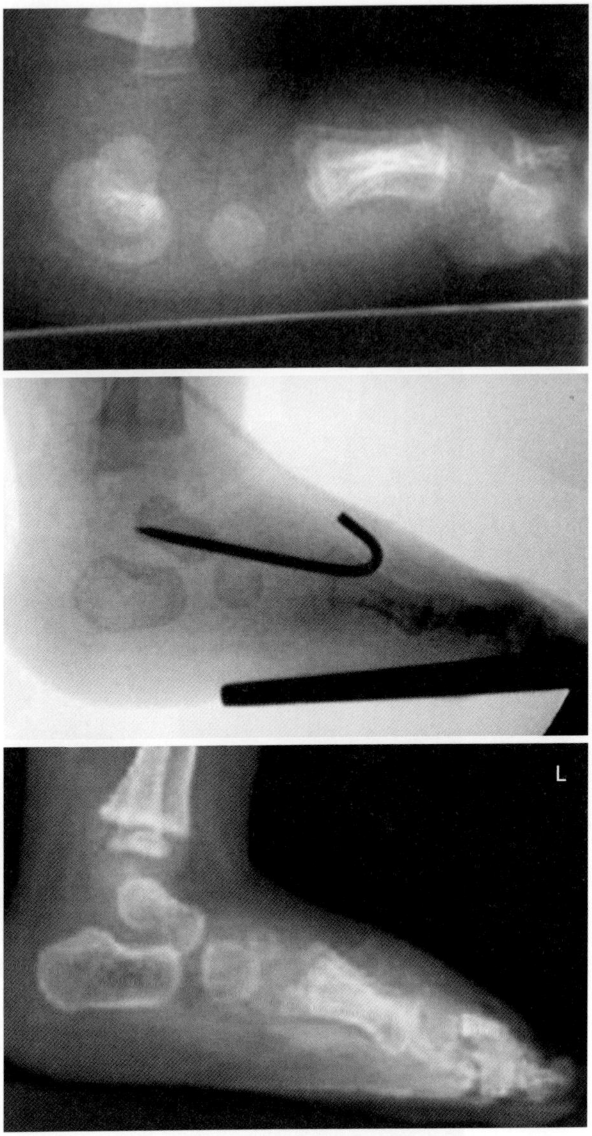

Abb. 20-22
Radiologischer Verlauf eines Talus verticalis bei der Behandlung nach DOBBS

Diskussion

In den 1980er-Jahren etablierten sich die operativen Korrekturen für den kongenitalen Klumpfuß. Therapiebestimmend waren das subtalare, das posteromediale oder das laterale Release (9, 14, 27, 28, 33–35). Nach den anfänglich sehr umfangreichen Releaseoperationen mit u. a. Überkorrekturen und Talusnekrosen, wurde in den 1990er-Jahren bereits das »À-la-carte-Verfahren« propagiert (29). Ungeachtet des Wandels zur differenzierten Klumpfußoperation setzte gegen Ende der 1990er-Jahre ein vollständiger Strategiewandel in der Klumpfußtherapie ein. Dies beruht auf der Verbreitung der PONSETI-Methode durch das Internet und auf Langzeitstudien über beide Therapiestrategien: PONSETI-Methode und Releaseoperationen (2, 7, 36, 47).

Während bei 10-Jahres-Nachuntersuchungen nach operativer Klumpfußkorrektur mit posteromedialen oder subtalaren Release gute Ergebnisse publiziert wurden, zeigten sich doch mit zunehmendem Alter der Patienten rigide Füße und vermehrt Arthrosen (7, 36, 48). Demgegenüber waren deutlich geringere Arthroseraten und funktionell bessere Ergebnisse bei Patienten, welche mit der PONSETI-Methode behandelt wurden, zu verzeichnen (2, 7).

Die PONSETI-Methode wurde erstmals 1963 publiziert (10). Es handelt sich um ein Gesamtkonzept zur Behandlung des kongenitalen Klumpfußes. Das Konzept besteht aus einer manuellen Klumpfußredression mit exakter Gipstechnik, aus einer minimal-invasiven perkutanen Achillotenotomie und aus einer ebenso wichtigen Schienenbehandlung mit einer sog. Fußabduktionsschiene (8, 9, 18). Ein Rezidiv wurde mit einer nochmaligen Gipsredression und einem anschließenden Tibialis-anterior-Transfer behandelt (18).

Die Gipsredression ist der wesentliche Bestandteil der Methode. Sie unterscheidet sich von den bisherigen Techniken durch den Redressionspunkt.

Die in Deutschland vor der PONSETI-Ära propagierte Gipsredressionstechnik über das Kalkaneokuboidgelenk geht auf IMHÄUSER (37) zurück. IMHÄUSER führte die Redression mit dem »Dreibackengriff« durch. Auch KITE (38) redressierte über das Kalkaneokuboidgelenk. BÖSCH aus Wien versuchte bereits, den Talus durch zusätzlichen Druck nach medial zu transportieren (39).

Alle hier genannten Redressionstechniken führen zu einer Blockierung des unteren Sprunggelenks und verhindern damit, dass der Kalkaneus und der subtalare Komplex unter dem Talus nach lateral gleiten. Diese Blockierung bezeichnet PONSETI als »KITE's Error« (18). Die Blockierung des unteren Sprunggelenks wird für die geringen Korrekturzahlen in der traditionellen Gipstechnik verantwortlich gemacht.

Zur Korrektur der Supinationskomponente wurde im deutschen Sprachraum u. a. eine Pronation im Vorfuß empfohlen (21). Sie ist nach PONSETI ein weiterer Fehler in der Gipsbehandlung des kongenitalen Klumpfußes. Sie verstärkt die Hohlfußkomponente (18). Bei der PONSETI-Technik wird anfangs, um die Hohlfußkomponente auszugleichen und damit den Rückfuß mit dem Vorfuß in eine Ebene zu bringen, in einer Supinationsstellung redressiert und gegipst. Wird bei der Redression nicht primär in die Supination gearbeitet, kommt es zu einer unzureichenden Korrektur oder zu einer persistierenden Rigidität (19).

War bei den Redressionstechniken nach IMHÄUSER, KITE, HENKEL und BÖSCH nach Erreichen der Neutralstellung die Gipsbehandlung beendet, so wird bei der PONSETI-Technik weiter in die Abduktion redressiert. Mit zunehmender Abduktion korrigiert sich der Rückfußvarus. Dies hängt unmittelbar mit der Anatomie des unteren Sprunggelenks zusammen. Bei adduziertem Fuß befindet sich die Ferse in Varus- und bei Abduktion in Valgusstellung.

Damit sind 2 wesentliche Elemente der Redression nach PONSETI die primäre Supination und die anschließende Abduktion, welche bis 70° angestrebt werden sollte.

Die Korrektur der Spitzfußkomponente erfolgt mit einer perkutanen Tenotomie. Die Tenotomierate liegt zwischen 65% und 95% (1, 4, 6-9, 40-42).

Mit diesem Vorgehen, exakte PONSETI-Redression und perkutane Tenotomie der Achillessehne, lassen sich Primärkorrekturraten für den idiopathischen Klumpfuß von 89-100% erreichen (1, 4, 6-9, 40-42). Die Notwendigkeit von peritalaren Releaseoperationen ist seit Einführung der PONSETI-Methode damit deutlich reduziert worden. Wir konnten in einer Serie aus dem Jahr 2006 95% der kongenitalen Klumpfüße mit der PONSETI-Methode primär korrigieren (4).

Im Vergleich zur konservativen Methode nach DIMEGLIO et al. (43) weist die PONSETI-Methode eine höhere Korrekturrate auf. RICHARDS et al. (44) berichteten jedoch auch bei der französischen Methode über eine Korrekturrate von 80% und damit über die Vermeidung eines posteromedialen Eingriffs. Der Vorteil der PONSETI-Methode gegenüber der französischen Methode ist die kürzere Behandlungsdauer und der geringere Behandlungsaufwand.

Bei der Methode nach DIMEGLIO wird eine physiotherapeutische Behandlung fünfmal in der Woche durchgeführt. Zwischen den physiotherapeutischen Behandlungen wird der Fuß durch einen Tapeverband fixiert. Eine Bewegungsschiene (CPM) unterstützt die Therapie. Die Therapiedauer beträgt im Mittel 2–3 Monate, mit einer Frequenz von fünfmal pro Woche (43). Die Behandlungsdauer bis zur vollständigen Korrektur ist bei der PONSETI-Methode deutlich kürzer. Auch die Frequenz der Behandlungen ist deutlich geringer.

Die Gipsanzahl, die zur Korrektur der Füße notwendig war, lag in unserer Studie (4) etwas höher als bei MORCUENDE et al. (8), welche 90% der Füße mit 5 bzw. weniger Gipsen korrigieren konnten. COLBURN (3) berichtet über eine durchschnittliche Gipsanzahl von 4,8 bis zur Korrektur. In unserer Serie lag die durchschnittliche Gipsanzahl bis zur vollständigen Korrektur bei 5,8 Gipsen.

MORCUENDE et al. (9) zeigten auch eine mögliche Verkürzung des Therapieprotokolls auf. Ein 5-tägiger Gipswechsel ist alternativ zu einem 7-tägigen Gipswechsel möglich. Im Vergleich zu anderen Studien mit traditioneller Gipstechnik liegt die Gipsanzahl deutlich niedriger. Wird in der traditionellen Gipstechnik eine Redression über 3–6 Monate mit wöchentlichen Gipswechseln durchgeführt (14, 17), so kann mit der PONSETI-Methode die Mehrzahl der Füße mit 5–6 Gipsen korrigiert werden (1, 4, 6–9, 40–42).

Die exzellenten Primärresultate mit der PONSETI-Methode lassen kaum Spielraum für andere Klumpfußtechniken.

In der Natur des Klumpfußes liegt jedoch eine hohe Rezidivfreudigkeit (2, 7, 15, 16, 18, 36). Dieses Phänomen zeigt sich unabhängig vom Behandlungskonzept (15, 16, 36, 43). Auch bei der PONSETI-Methode treten Rezidive auf, vor allem bei einer schlechten Compliance mit der Fußabduktionsschiene kommt es zu hohen Rezidivraten (3, 8, 15). Die Schienenbehandlung zur Rezidivprophylaxe wurde auch in den letzten Jahren auf 4 Jahre Tragezeit ausgeweitet, um dem Rezidiv entgegenzuwirken. Die Tragedauer je Tag beträgt 12–14 Stunden in den ersten 4 Lebensjahren.

Welche Bedeutung das Klumpfußrezidiv hat, zeigt sich auch bei Langzeitstudien mit der PONSETI-Methode. In der Studie von COOPER und DIETZ (2) wurden bei 53% der Patienten ein Tibialis-anterior-Transfer durchgeführt. IPPOLITO et al. (7) beschrieben eine Rezidivrate von 41% mit folgendem Tibialis-anterior-Transfer. Damit wird deutlich, dass der Tibialis-anterior-Transfer im 3. bzw. 4. Lebensjahr ein wesentlicher Bestandteil der PONSETI-Methode ist. Mit diesem zusätzlichen Sehnentransfer lassen sich beim Umsetzen des PONSETI-Konzepts sehr gute bis gute Ergebnisse in der Behandlung des kongenitalen Klumpfußes erreichen (2, 7, 10, 18).

Der Talus verticalis ist eine im Vergleich zum Klumpfuß viel seltenere Deformität. Beiden gemeinsam ist pathoanatomisch der Fersenhochstand und die subtalare Fehlstellung. Dabei handelt es sich beim Klumpfuß um eine medioplantare und beim Talus verticalis um eine laterodorsale Luxation des subtalaren Gelenkkomplexes, dem Kalkaneopedisblock (49).

Basierend auf dieser Pathoanatomie und dem Redressionskonzept von PONSETI für den Klumpfuß beschrieb DOBBS (12, 13) ein Redressionskonzept für den Talus verticalis. Im eigentlichen Sinne handelt es sich um eine »umgekehrte« PONSETI-Redression. Der nach lateral luxierte Kalkaneopedisblock wird um den Taluskopf nach medial gedreht. Damit kann bei gleichzeitigem Druck auf den Taluskopf die Luxation im Talonavikulargelenk reponiert werden. Bei Reposition wird das Talonavikulargelenk mit einem KIRSCHNER-Draht fixiert und eine perkutane Tenotomie durchgeführt.

DOBBS (12) konnte mit diesem Konzept die Korrektur des Talus verticalis bei 19 Füßen erreichen. Erste Kurzzeitstudien zeigen gute Erfolge (11–13, 45). Wir sahen bei 7 Kindern (12 Füßen) bisher gute Korrekturmöglichkeiten, sodass auch beim Talus verticalis das Ausmaß der Korrekturoperationen reduziert werden kann. Im Gegensatz zur PONSETI-Methode für den kongenitalen Klumpfuß gibt es für das Konzept von DOBBS für den Talus verticalis keine Langzeitergebnisse. Mittelfristige und langfristige Resultate müssen den Effekt der Technik erst noch zeigen.

Die minimal-invasiven Behandlungstechniken für kindliche Fußdeformitäten haben die operativen Korrekturen abgelöst. *»Vor 30 Jahren war man der Meinung, man müsse den Klumpfuß operativ korrigieren; heute wissen wir, dass eine exakte Gipsredression viel wichtiger ist«* (7). Die PONSETI-Methode zur Korrektur des kongenitalen Klumpfußes ist weltweit etabliert. Die Methode nach DOBBS bietet für die Korrektur des Talus verticalis neue, vielversprechende Möglichkeiten.

Literatur

1. Changulani M, et al. Treatment of idiopathic club foot using the Ponseti method. Initial experience. J Bone Joint Surg 2006; 88: 1385–1387.

2. Cooper DM, Dietz FR. Treatment of idiopathic clubfoot. J Bone Joint Surg 1996; 77-A: 1477–1489.

3. Colburn M, Williams M. Evaluation of the treatment of idiopathic clubfoot by using the Ponseti method. J Foot Ankle Surg 2003; 42: 259–267.

4. Eberhardt O, et al. Die Behandlung des kongenitalen Klumpfußes mit der Ponseti-Methode. Z Orthop 2006; 144: 497–501.

5. Eberhardt O, Stihler J, Parsch K. Die primäre Behandlung des kongenitalen Klumpfußes. In: Zukunft. Huber B, Hrsg. Der kleine Fuß ganz groß. Dreidimensionale manuelle Fußtherapie bei kindlichen Fußfehlstellungen. München: Urban & Fischer; 2005. S. 255–261.

6. Herzenberg JE, Radler C, Bor N. Ponseti versus traditional methods of casting for idiopathic clubfoot. J Pediatr Orthop 2002; 22: 517–521.

7. Ippolito E, et al. Long-term comparative results in patients with congenital clubfoot treated with two different protocols. J Bone Joint Surg 2003; 85-A: 1286–1294.

8. Morcuende JA, et al. Radical reduction in the rate of extensive corrective surgery for clubfoot using the Ponseti method. Pediatrics 2004; 113: 376–380.

9. Morcuende JA, et al. Results of an accelerated Ponseti protocol for clubfoot. J Pediatr Orthop 2005; 25: 623–626.

10. Ponseti I, Smoley EN. Congenital clubfoot: the results of treatment. J Bone Joint Surg 1963; A-45: 261–275.

11. Alaee F, Boehm S, Dobbs MB. A new approach to the treatment of vertical talus. J Child Orthop 2007; 1: 165–174.

12. Dobbs MB, et al. Early results of new method of treatment for idiopathic congenital vertical talus. Surgical technique. J Bone Joint Surg Am 2007; 89: 111–121.

13. Dobbs MB, et al. Early results of new method of treatment for idiopathic congenital vertical talus. J Bone Joint Surg Am 2006; 88: 1192–1200.

14. Niethard FU. Kinderorthopädie. Stuttgart-New York: Thieme; 1997.

15. Parsch K. Die primäre Behandlung des Klumpfußes. Orthopäde 1999; 28: 100–109.

16. Parsch K. Der angeborene Klumpfuß. In: Wirth CJ, Hrsg. Orthopädie und Orthopädische Chirurgie. Stuttgart-New York: Thieme; 2002. S. 111–137.

17. Stanton RP, Rao N, Scott CI Jr. Orthopaedic manifestations in Barsy syndrome. J Pediatr Orthop 1994; 14: 60–62.

18. Ponseti I. Congenital clubfoot: Fundamentals of treatment. Oxford: Oxford University Press; 1996.

19. Frick SL. The ponseti method of treatment for congenital clubfoot: importance of maximal forefoot

supination in initial casting. Orthopedics 2005; 28: 63-65.
20. Hamanishi C. Congenital verticla talus: classification with 69 cases and new measurement system. J Pediatr Orthop 1984; 4: 318-326.
21. Henkel HL. Die Behandlung des angeborenen Klumpfußes im Säuglings- und Kindesalter. In: Otte P, Schlegel KF. Bücherei des Orthopäden. Stuttgart: Enke; 1974.
22. Drennan JC, Sharrard WJ. The pathological anatomy of convex pes valgus. J Bone Joint Surg Br 1971; 53: 455-461.
23. Exner GU. Abnormalities of the foot. Orthopäde 1999; 28: 159-172.
24. Aroojis AJ, et al. Congenital vertical talus in arthrogryposis and other contractural syndromes. Clin Orthop Rel Res 2005; 434: 26-32.
25. Levinsohn EM, et al. Congenital vertical talus in four generations of the same family. Skeletal Radiol 2004; 33: 649-654.
26. Ogata K, Schoenecker PL, Sheridan J. Congenital vertical talus and its familial occurence: an analysis of 36 patients. Clin Orthop 1979; 139: 128-132.
27. Kraupse R, Raab P. Die Operation des Talus verticalis congenitus. Operat Orthop Traumatol 2000; 12: 154-170.
28. McKay DW. New concept of and approach to clubfoot treatment: section II - coorection of the clubfoot. J Pediatr Orthop 1983; 3: 10-21.
29. Napiontek M. Congenital vertical talus. A retrospective and critical review of 32 feet operated on by peritalar reduction. J Pediatr Orthop B 1995; 4: 179-187.
30. Schwering L. Operative Korrektur des echten Talus verticalis. Operat Orthop Traumatol 2005; 17: 211-231.
31. Wirth T, Schuler P, Griss P. Early surgical treatment for congenital vertical talus. Arch Orthop Trauma Surg 1994; 113: 248-253.
32. Kodros SA, Dias LS. Single-stages surgical correction of congenital vertical talus. J Pediatr Orthop 1999; 19: 42-48.
33. Crawford AH, Marxen JL, Osterfeld DL. The Cincinnati incision: A comprehensive approach for surgical procedures of the foot and ankle in childhood. J Bone Joint Surg 1982; 64-A: 1355-1358.
34. Simons GW. Complete subtalar release in clubfeet. Part I. A preliminary report. J Bone Joint Surg 1985; 76-A: 1044-1055.
35. Wanivenhaus A. Unterschenkel und Fuß. Angeborene und erworbene Fußdeformitäten. Klumpfuß. In: Wirth CJ, Hrsg. Praxis der Orthopädie. Stuttgart-New York: Thieme; 2001. S. 570-577.
36. Dobbs MB, et al. Late recurrence of clubfoot deformity: A 45-year followup. Clin Orthop Rel Res 2003; 411: 188-192.
37. Imhäuser G. Die Behandlung des idiopathischen Klumpfußes. Stuttgart: Enke; 1984.
38. Kite JH. The Clubfoot. New York-London: Grune & Stratton; 1996.
39. Bösch J. Biologische Grundlagen konservativer Klumpfuß-Behandlung. Z Orthop 1954; 85: 429-448.
40. Alves C, et al. Ponseti method: does age at the beginning of treatment make a difference? Clin Orthop Rel Res 2009; 467: 1271-1277.
41. Bor N, Coplan JA, Herzenberg JE. Ponseti treatment for idiopathic clubfoot: minimum 5-year follow up. Clin Orthop Rel Res 2009; 467: 1263-1270.
42. Radler C, et al. Frühe Ergebnisse der Ponseti-Methode zur Behandlung des idiopathischen Klumpfußes. Z Orthop Unfall 2006; 144: 80-86.
43. Dimeglio A, et al. Orthopaedic treatment and passive motion machine: Consequences for the surgical treatment of clubfoot. J Pediatr Orthop B 1996; 5: 173-180.
44. Richards BS, Johnston EC, Wilson H. Nonoperative clubfoot treatment using the french physical therapy method. J Pediatr Orthop 2005; 25: 98-102.
45. Bhaskar A. Congenital vertical talus: Treatment by reverse Ponseti technique Indian J Orthop 2008; 42: 347-350.
46. Greenberg AJ. Congenital vertical talus and congenital calcaneovalgus deformity a comparison. J Foot Surg 1981; 4: 189-193.
47. Hefti F. Kinderorthopädie in der Praxis. 2. Aufl. Heidelberg: Springer; 2006.
48. Krauspe R, Parsch K. Die peritalare Arthrolyse zur Klumpfußkorrektur über den so genannten Cincinnati-Zugang. Operat Orthop Traumatol 1995; 7: 125-140.
49. McKie J, Radomisli T. Congenital vertical talus: a review. Clin Podiatr Med Surg 2010; 27: 145-156.

Der Knick-Senk-Fuß im Wachstumsalter

STEFAN LUX

Eine vermehrte Valgusstellung der Ferse (Rückfußvalgus), verbunden mit einer Abflachung des Längsgewölbes, zeichnen den kindlichen Knick-Senk-Fuß aus. Die Fußsohle hat dabei vermehrten Bodenkontakt. Unbelastet zeigt der Fuß ein gut ausgebildetes Längsgewölbe.

Der kindliche Knick-Senk-Fuß ist ein überdurchschnittlich häufiger Grund für einen Arztbesuch besorgter Eltern. Obwohl die exakte Inzidenz nicht bekannt ist, handelt es sich beim Knick-Senk-Fuß um die vom Kinderorthopäden mit am zahlreichsten gesehene »Deformität«. Das äußere Erscheinungsbild wird durch ihn beeinträchtigt, außerdem soll er Rückschlüsse auf die Geschicklichkeit und physische Belastungsfähigkeit geben. Die Furcht vor späteren Problemen der Füße spielt ebenfalls eine große Rolle.

Die Therapie des Knick-Senk-Fußes wird traditionell kontrovers diskutiert. Eine Reihe von Autoren propagiert unterstützende Orthesen und physikalische Therapien. Aber auch aktive Redressionen oder operative Eingriffe werden beschrieben (1–3). Andere Autoren sehen den Knick-Senk-Fuß als physiologisch bzw. als Variante des Physiologischen sie halten eine Therapie daher für unnötig oder gar schädlich (4–13).

STAHELI et al. (14) betrachten den Knick-Senk-Fuß als *»usual in infants, common in children, and within the normal range in adults«*.

Ätiologie

Bedingt durch die stärkere Antetorsion des kindlichen Schenkelhalses zeigen Kinder ein Gangbild mit innenrotierten Füßen. Der unbewusste Versuch der Gegenkorrektur durch Außendrehung der Füße ist ursächlich für die Valgisierung der Ferse und die Abflachung des Fußlängsgewölbes. Darüber hinaus geben die meisten Autoren eine ligamentäre oder muskuläre Schwäche als Ursache an (13, 15). Eine familiäre Disposition, Übergewicht, intrauterine

Lage sowie das Tragen von Schuhwerk werden als weitere mögliche Ursachen diskutiert (12, 16).

RAO und JOSEPH (9) beschreiben 1992 den Einfluss von getragenem Schuhwerk auf die Prävalenz des Plattfußes. Bei 2300 erfassten Kindern in Indien zeigten diejenigen, die regelmäßig Schuhe trugen, eine Verbreiterung der Belastungsfläche 3-mal häufiger als diejenigen, die stets barfuß gingen.

Prävalenz

Da es eine einheitliche, standardisierte Einteilung des kindlichen Knick-Senk-Fußes nicht gibt, variieren die in der Literatur angegebenen Zahlen stark. MOSCA (8) bestätigte bei nahezu allen Kleinkindern und Kindern einen flexiblen Plattfuß.

97% aller 18 Monate alten Kinder hatten in einer Untersuchung von MORLEY (17) einen Plattfuß. GOULD (18) beschrieb 1989 ein Vorkommen von 77,9% bei unter 5-jährigen Kindern, BERTANI (19) 1999 von nur noch 4% bei 10-jährigen Kindern.

Die Biomechanik des Fußes

Der Fuß ist bogenförmig aufgebaut, somit ist eine Stabilität in Stand und Gang sowie eine gewisse Bodenanpassung gewähr-

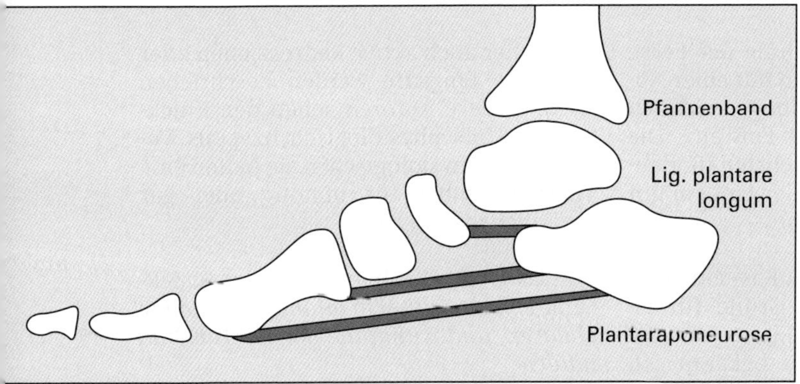

Abb. 1
Verspannung des Längsgewölbes
(B. TILLMANN, 1977)

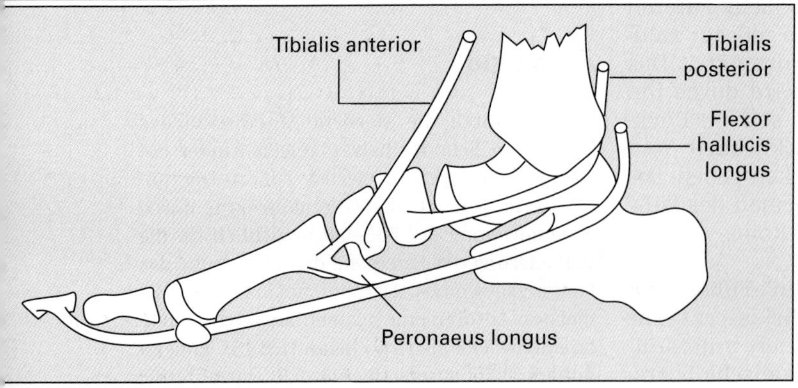

Abb. 2
Muskuläre Unterstützung des Längsgewölbes
(R. MCRAE, 1997)

leistet. Die Fußform ist vorgegeben durch die knöcherne Struktur sowie eine straffe Kapsel-Band-Führung. Dieses sog. »trajektorielle System« mit Haupt- und Nebenstrukturen kann, mit dem Talus als Drehpunkt bzw. dem Lastverteiler, entsprechende Verwindungen und Lastverschiebungen aufnehmen und sinnvoll balancieren (20). Eine der zentralen Strukturen, die zur regelrechten Funktion des Fußes beitragen, ist der subtalare Gelenkkomplex (8).

Der physiologische Fuß setzt sich aus dem knöchernen Längsgewölbe, einer passiven ligamentären Verspannung (Abb. 1), straffen Gelenkkapseln sowie der dazugehörigen Muskulatur zusammen (Abb. 2). Die Voraussetzung für die Stabilität des Fußes ist das richtige Zusammenspiel der genannten Strukturen, was allerdings erst ab einem Alter von 5 Jahren gelingt.

Funktionelle Zusammenhänge bei Belastung

Die Belastung führt zu einer vermehrten Eversion des unteren Sprunggelenks mit Supination des Vorfußes im Verhältnis zum Rückfuß. Durch diese Verwringung kommt es zum Verlust des Längsgewölbes. Der Kalkaneus stellt sich in einen Valgus, in eine Außenrotation und in eine Dorsiflexion im Verhältnis zum Talus und in eine Plantarflexion im Verhältnis zur Tibia ein. Der Talus ist plantarflektiert, das Navikulare liegt abduziert und dorsiflektiert auf dem Talus. Dadurch sinkt der Mittelfuß ab, und es kommt zu einem Verlust des Längsgewölbes. Der Vorfuß ist im Verhältnis zum Rückfuß supiniert (8, 21).

Symptomatik

Es ist wichtig, den symptomlosen, gutartigen, physiologischen Knick-Senk-Fuß bei gesunden Kindern vom pathologischen Fuß abzugrenzen. Kinder kommen mit einem Knick-Senk-Fuß zur Welt. Das Längsgewölbe ist anfangs nur mangelhaft ausgebildet, am mittleren Fußrand findet sich ein Fettpolster, der sog. »Spitzy-Fettpfropf«. Mit Laufbeginn ändern sich die auf den Fuß einwirkenden Kräfte. Im Alter von 2–3 Jahren beginnt sich das Fußlängsgewölbe durch Kräftigung des Muskel-Band-Apparates auszubilden, das Fußsohlenfett verschwindet. Der Rückfußvalgus bleibt bestehen.

Diagnostik

Der physiologische Knick-Senk-Fuß ist in der Anamnese frei von Schmerzen, ohne Belastungseinschränkungen, ohne Gehstreckenlimitierung, ohne gesteigerte Ermüdbarkeit. Klinisch sind die Füße in der Untersuchung flexibel, unbelastet zeigt sich ein gut ausgebildetes Längsgewölbe, welches sich auch im Großzehenhyperextensionstest im Stehen (Jack-Test) (Abb. 3 und 4) sowie im Zehenspitzenstand (Abb. 5-7) und Zehenspitzengang zeigt. Der Fuß selbst ist ohne Einschränkung, die neurologische Untersuchung ist unauffällig.

Eine unerlässliche allgemeine körperliche Untersuchung hat den Zweck, pathologische Ursachen des Knick-Senk-Fußes auszuschließen. Dabei spielt u. a. die Beinachse eine Rolle, da ein Genu valgum ursächlich für den Knick-Senk-Fuß sein kann. Ebenso müssen die Wirbelsäule und das Becken mit untersucht werden. Beinlängendifferenzen müssen ausgeschlossen, auf eine allgemeine Überstreckbarkeit der Gelenke, wie sie z. B. beim Ehlers-Danlos-Syndrom, beim Marfan-Syndrom, bei der Trisomie 21 oder beim Rubinstein-Taybi-Syndrom vorkommt, muss geachtet werden.

Eine neurologische Ursache für den Knick-Senk-Fuß sollte ebenfalls ausgeschlossen werden.

Zu beachten sind auffällige Fußbeschwielungsmuster ebenso wie Druckstellen als Zeichen für Fehlbelastungen.

3

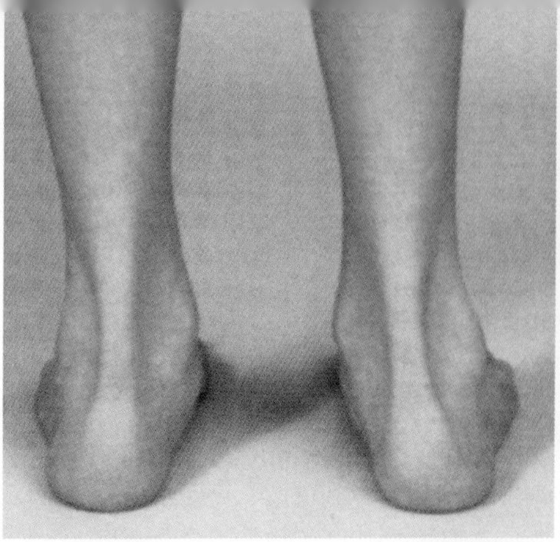

4

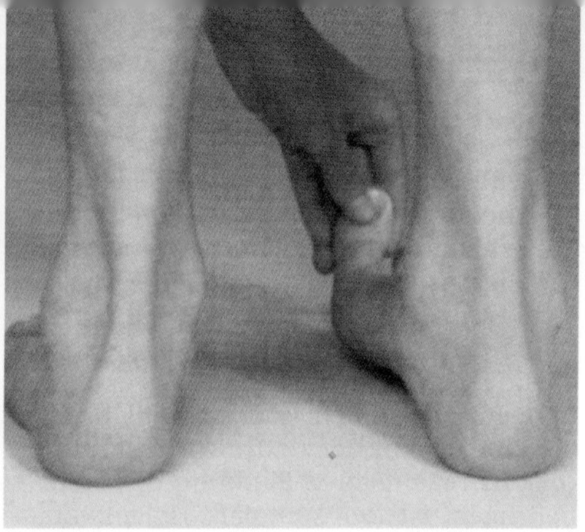

5

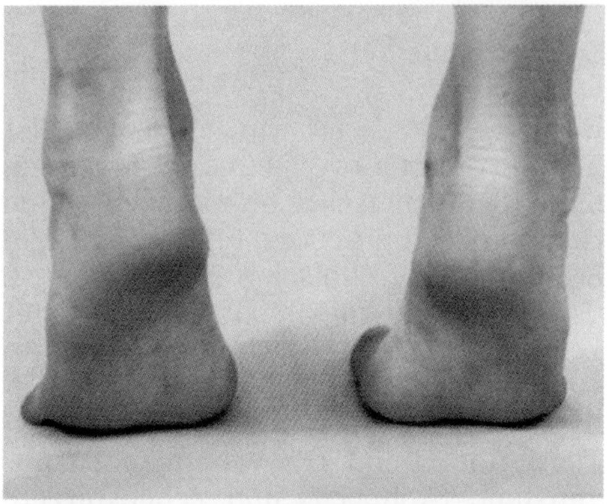

6

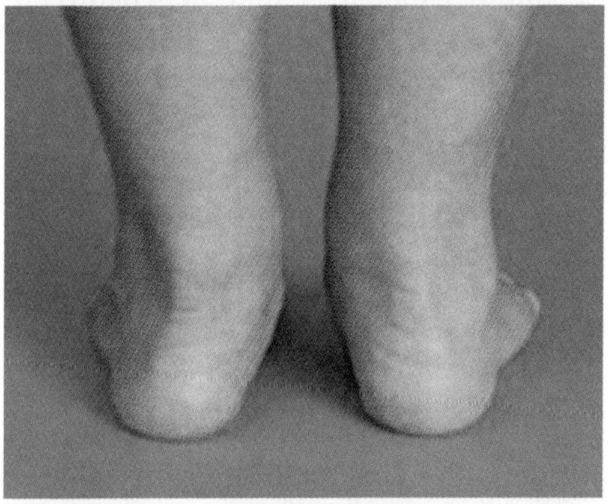

7

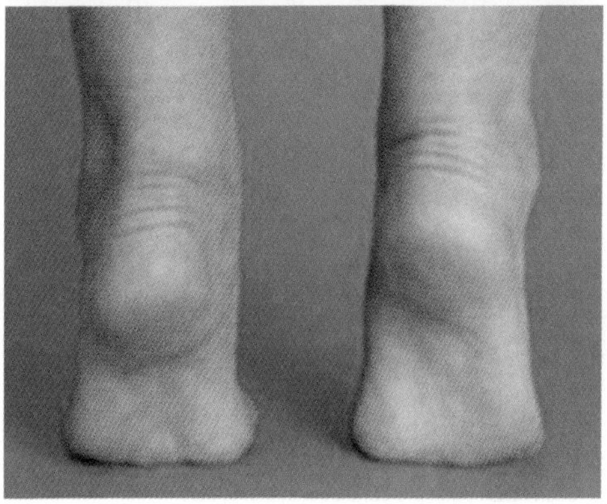

Abb. 3 und 4
Bei Anhebung der Großzehe ist von dorsal die Ausbildung des Längsgewölbes sowie die Überführung des Rückfußes vom Rückfußvalgus zum Rückfußvarus sichtbar

Abb. 5–7
Ausbildung Längsgewölbe und Varisierung der Ferse im Zehenspitzenstand

Bei der Bewegungsüberprüfung sind die Beweglichkeit im unteren und im oberen Sprunggelenk richtungsweisend. Die Redressierbarkeit der Ferse ist wichtig.

Die Dorsiflexion und die Dorsalextension mit Überprüfung der Achillessehne zur Darlegung der passiven Beweglichkeit im oberen Sprunggelenk ist obligatorisch. Mittels Fußabdruck vom belasteten Fuß kann die Längsgewölbeausprägung dokumentiert werden.

Der Hackengang ermöglicht die Beurteilung einer regelrechten Länge der Achillessehne. Die Funktion der Tibialis anterior und posterior sowie der Peronealsehnen kann beim Gang auf dem Fußaußenbzw. dem Fußinnenrand verifiziert werden.

Das Gangbild gibt Aufschluss über eine eventuelle Pathologie. Die gründliche Inspektion des Schuhwerks zeigt u. U. auffällige oder einseitige Abnutzungsmuster. Der Knick-Senk-Fuß zeigt typischerweise eine medial betonte Abnutzung des Schuhwerks.

Der pathologische Knick-Senk-Fuß zeichnet sich im Gegensatz zum physiologischen Knick-Senk-Fuß durch Schmerzen und Ermüdungserscheinungen aus. Anamnestisch und klinisch finden sich Belas-

Abb. 8-10
Kleinkind, klinisches und radiologisches Bild eines Talus verticalis

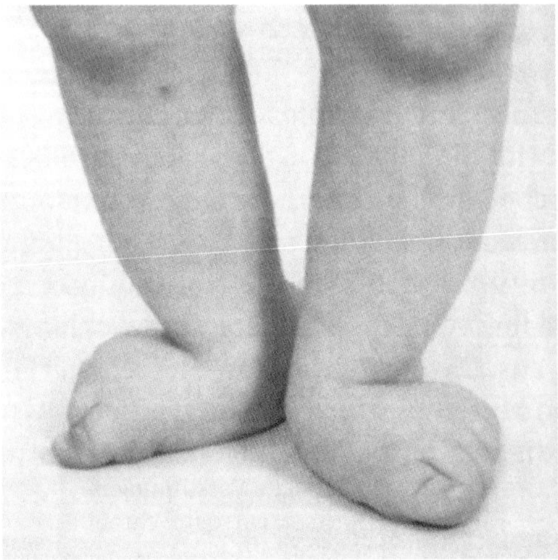

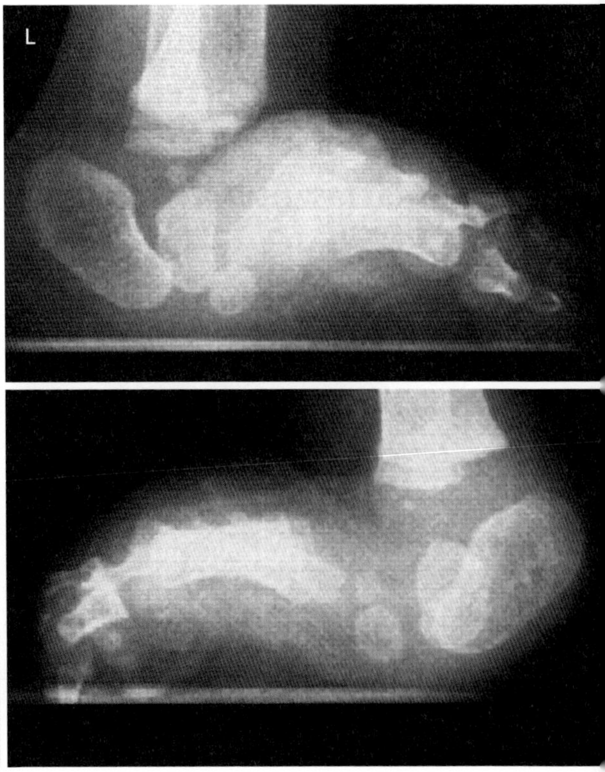

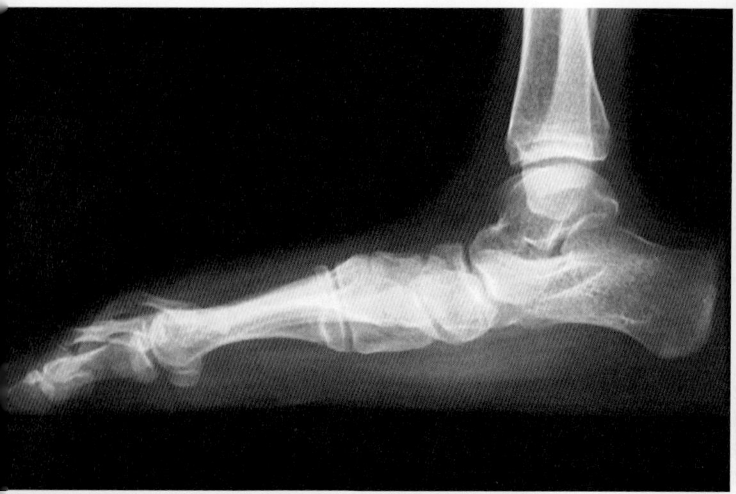

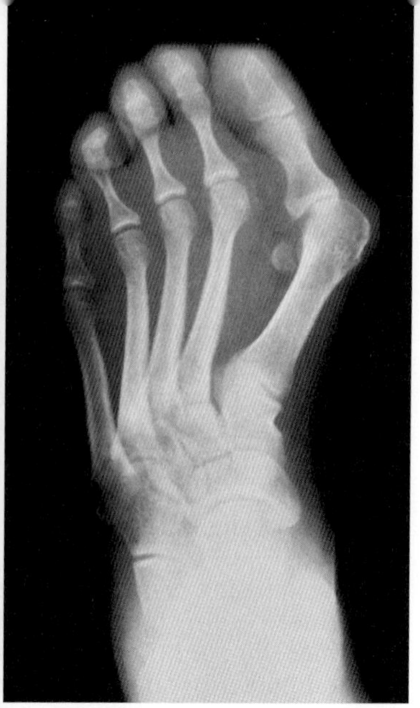

11/12

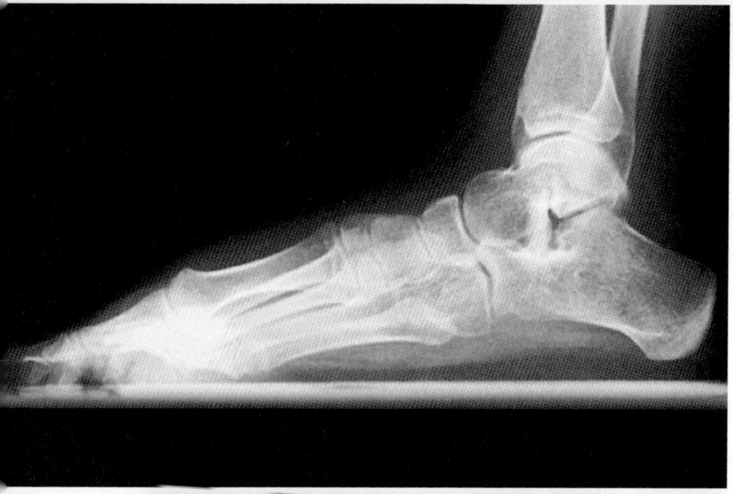

Abb. 11 und 12
Röntgenbild des Fußes seitlich, talokalkanearer Öffnungswinkel 75°, Talus eher steil gestellt

13△ 14▷

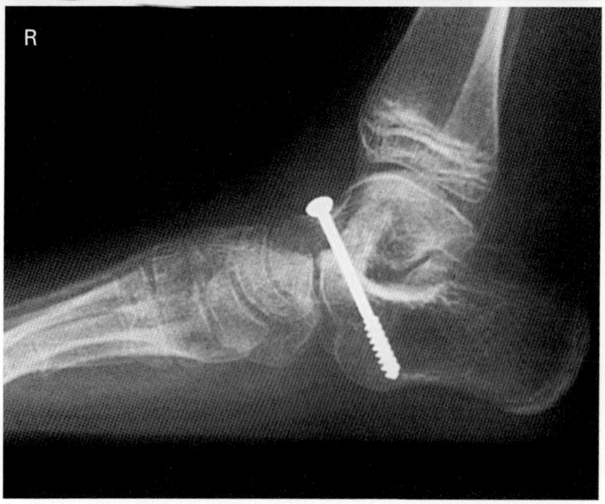

Abb. 13 und 14
Operation nach Grice mit kortikospongiösem Span von prox. Tibia (Abb. 13), zusätzliche Versorgung mit Dennyson-Fulford-Schraube (Abb. 14)

tungs- und Bewegungseinschränkungen. Die Symptome persistieren oder sind gar zunehmend. Strukturelle Veränderungen, wie Hypermobilität einerseits, rigide und fixierte Deformität andererseits, werden beobachtet.

Differenzialdiagnostik

Als wichtigste Differenzialdiagnosen zum flexiblen, physiologischen Knick-Senk-Fuß gelten:

○ Der kongenitale Talus verticalis (angeborener Tintenlöscherfuß, congenital flatfoot, congenital rocker-bottom flatfoot) mit Operationsbedürftigkeit im 1. Lebensjahr (Abb. 8–10).

○ Der schwere Knick-Senk-Fuß bei Bandlaxizität, konstitutioneller Veranlagung, Übergewicht, Muskelschwäche mit primär konservativer Therapie, z. B. Gipsbehandlung, Einlagenversorgung, eventuell operativer Versorgung frühestens nach Gehbeginn.

○ Der rigide Plattfuß bei tarsaler Koalition, meist talokalkanear, mit der Notwendigkeit der operativen Entfernung der knöchernen bzw. bindegewebigen Brücke.

○ Der neurogene Knick-Platt-Fuß (neuromuscular flatfoot) auf dem Boden neuromuskulärer Erkrankungen.

Radiologie des Knick-Senk-Fußes

Die Röntgenbilddiagnostik hat einen traditionellen Stellenwert in der Diagnostik und Behandlung des Knick-Senk-Fußes. In der Diagnostik des kindlichen Plattfußes sollte sie jedoch eine untergeordnete Rolle spielen.

Die Auswertung der Röntgenbilder beim kindlichen Plattfuß ist durch die noch nicht eingetretene Verknöcherung bzw. durch exzentrische Knochenkerne erschwert. Das Sustentaculum tali verknöchert ab dem 6. Lebensjahr, damit sind die Knochenachsen erst ab diesem Lebensjahr berurteilbar. So sehen Rose (10) und Jani (7) keine Indikation zur Röntgendiagnostik beim kindlichen Knick-Senk-Fuß.

Werden ab einem bestimmten Patientenalter oder beim symptomatischen Knick-Senk-Fuß Röntgenbilder angefertigt, so sollten die Aufnahmen im Stehen, in belastetem Zustand, in 2 Ebenen angefertigt werden. Weitere Röntgenaufnahmen sind beim flexiblen Knick-Senk-Fuß nicht indiziert. Bei rigider Situation mit Verdacht auf eine Koalition kann eine Schrägaufnahme bzw. eine MRT oder eine CT-Untersuchung ergänzend sinnvoll sein.

Auf den belasteten Röntgenaufnahmen wird in beiden Ebenen der talokalkaneare Öffnungswinkel beurteilt. Im Seitbild beträgt er beim Knick-Senk-Fuß üblicherweise >60°. Häufig steht der Talus im Seitbild relativ steil, der Kalkaneus als Hinweis auf eine Achillessehnenverkürzung eher horizontal (Abb. 11 und 12).

Therapieoptionen

Der kindliche, symptomlose Knick-Senk-Fuß, ebenso wie der bandlaxe, symptomlose Knick-Senk-Fuß ohne knöcherne Pathologie und ohne Muskelverkürzung, bedarf nach dem aktuellen Stand der Literatur keiner speziellen Therapie oder weiterführenden Diagnostik. Es handelt sich vielmehr um eine physiologische Durchgangsform mit Ausbildung des Fußlängsgewölbes und der Fußstellung mit oder ohne Therapie innerhalb der ersten 10 Lebensjahre. Durch die häufig rezeptierte Einlagenversorgung kann die Ausbildung des Fußgewölbes nicht beschleunigt oder günstig beeinflusst werden. Barfuß laufende Kinder zeigen eine bessere Längsgewölbeausbildung als Schuhe tragende Kinder.

Beim kindlichen Knick-Senk-Fuß ist nach Abgrenzung vom pathologischen Knick-

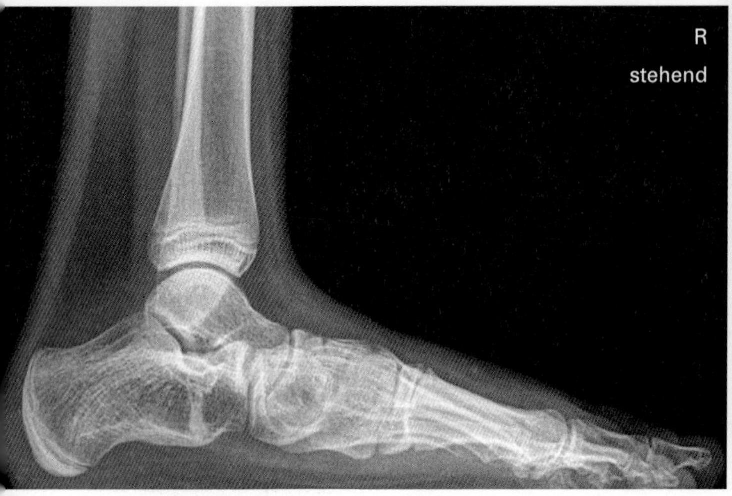

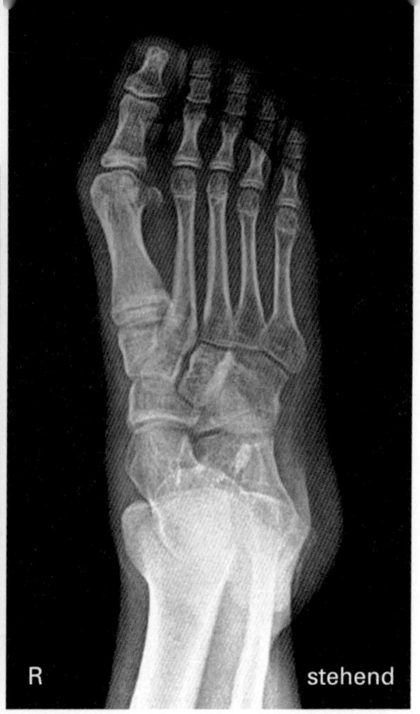

Abb. 15 und 16
12-jähriges Mädchen, präoperatives Röntgen

Senk-Fuß daher die abwartend beobachtende Haltung angezeigt. Als Durchgangsform im Physiologischen sind operative Maßnahmen somit nicht indiziert. Die Einlagenversorgung ist ohne nachweisbaren Effekt.

Übergang zum pathologischen Knick-Senk-Fuß bzw. Plattfuß

Der kindliche Knick-Senk-Fuß als physiologischer Durchgangszustand sollte sich bis Abschluss etwa des 10. Lebensjahrs zu einem normalen Fuß entwickelt haben, die Entwicklung zum physiologischen Rückfuß des Erwachsenen sollte mit 10–12 Jahren erreicht sein (22–24).

Bleibt diese Entwicklung aus, so kommt es zu einem progredienten Knick-Senk-Fuß bzw. zu einem Plattfuß und zu einem verstärkten Fersenvalgus mit Pronationsstellung, häufig gemeinsam mit einer Achillessehnenverkürzung. Nachfolgend stellt sich eine Adduktion und eine Absenkung des Taluskopfes und -halses nach medial ein, was zur Abflachung des Fußlängsgewölbes beiträgt (25).

Schmerzen, rasche Ermüdbarkeit und ein Funktionsverlust zeichnen den pathologischen Knick-Senk-Fuß aus. Diese Veränderung hin zum pathologischen Knick-Senk-Fuß bzw. zum Plattfuß führt unbehandelt zu statischen Problemen in späteren Jahren.

Im Umkehrschluss sollte die Behandlung nicht erst im Erwachsenenalter beginnen, da hier häufig nur invasive operative Maßnahmen bzw. Operationstechniken angeboten werden können.

Als *konservative Therapiemaßnahmen* stehen Orthesen zur Stabilisierung des oberen und unteren Sprunggelenks zur Verfügung. Nancy-Hylton-Einlagen, propriozeptiv, können beim neurogenen Knick-Senk-Fuß eingesetzt werden. Orthopädische Schuhe sind selten indiziert. Redressierende Gipsverbände oder

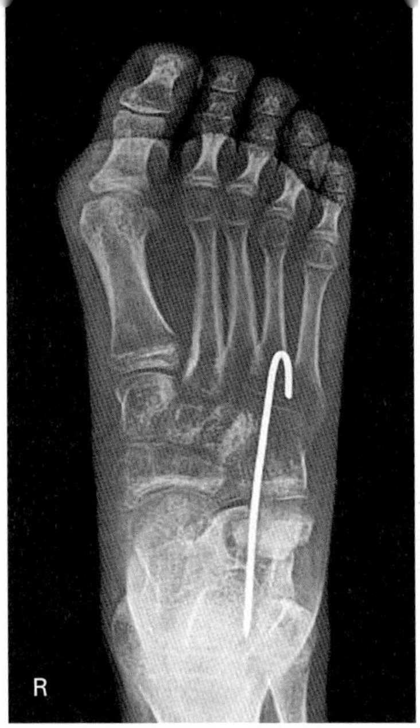

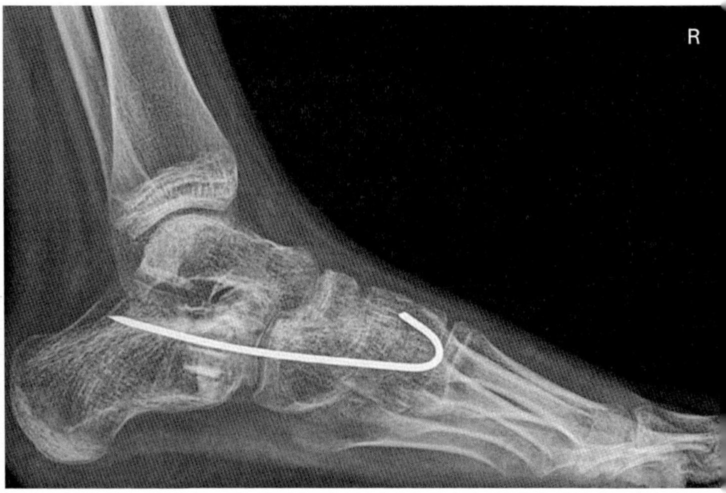

Abb. 17 und 18
Gleiche Patientin wie Abb. 15 und 16. Verlaufskontrolle 3 Monate postoperativ nach EVANS-Operation

unterschiedliche Wickelungstechniken spielen in der Therapie des Knick-Senk-Fußes keine Rolle.

Bringt die konservative Therapie keine Verbesserung der Fußsituation, so kann die Indikation zur korrigierenden operativen Intervention gestellt werden. In der Literatur werden hierzu viele verschiedene Verfahren mit teils unterschiedlichen Ansätzen beschrieben. Neben der ausschließlichen Versetzung von Sehnen werden extraartikuläre subtalare Arthrodesen, Kalkaneusverschiebeosteotomien, laterale Säulenverlängerungen, subkapitale Talusosteotomien sowie subtalare Arthrorisen angeboten.

Therapieansätze

○ YOUNG et al. (26) beschreiben bereits 1939 eine Versetzung der Tibialis-anterior-Sehne als Verlaufsänderung über eine Muldung im Os naviculare zur Stärkung der medialen und talometatarsalen Bänder zwecks Anhebung des medialen Fußgewölbes als sog. Tenosuspension.

○ Die Versetzung der Tibialis-anterior-Sehne auf den Talus hat den Sinn, die Dislokation des Talus nach plantar aufzuheben (27).

○ GRICE (28) beschreibt 1952 die extraartikuläre subtalare Arthrodese mittels autologem, kortikospongiösem Knochenspan, z. B. von der proximalen Tibia. Der Span wird in den Sinus tarsi, somit außerhalb des unteren Sprunggelenks, eingebracht und schafft eine knöcherne Verbindung zwischen Talus und Kalkaneus, die eine Valgusabkippung des Fersenbeins verhindert. Das untere Sprunggelenk ist damit aber dauerhaft versteift, was ein Nachteil der Methode ist (Abb. 13 und 14).

○ Kalkaneusosteotomien kommen vor allem in der Methode nach DWYER bzw. nach EVANS zur Anwendung.

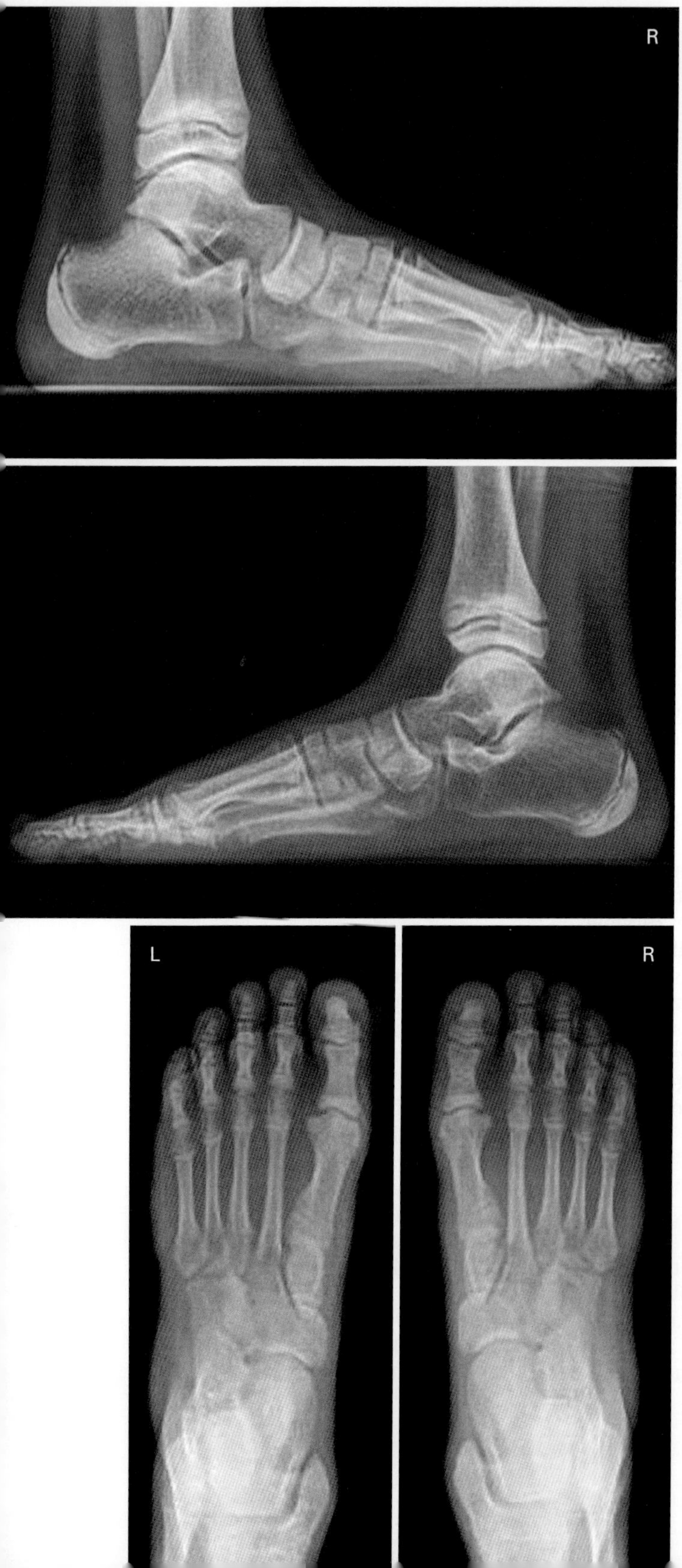

Abb. 19–22
12-jähriger Junge, Knick-Senk-Fuß, präoperatives Röntgenbild im Stehen

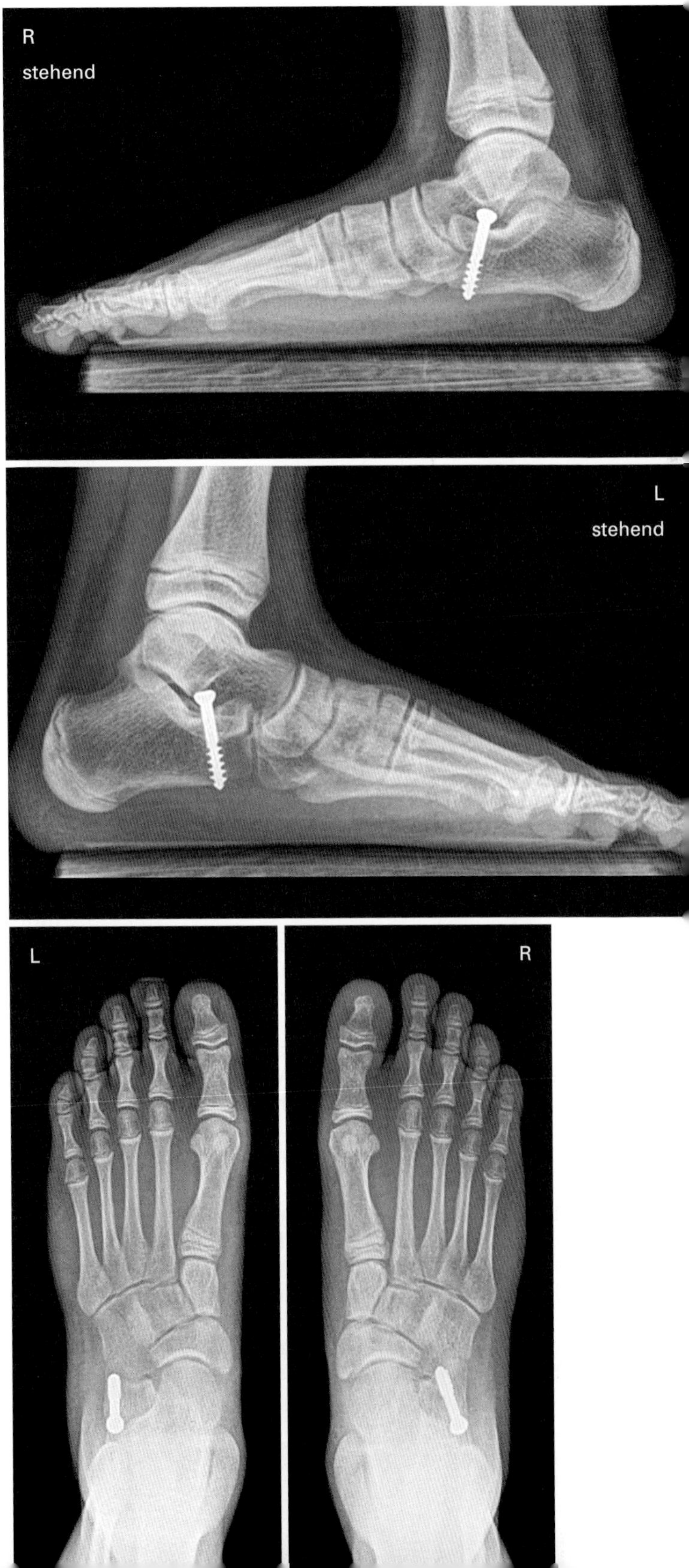

Abb. 23–26
Gleicher Patient wie Abb. 19–22. Verlaufskontrolle 1½ Jahre nach extraartikulärer Arthrorise

In der Technik nach Dwyer wird die Fehlstellung durch eine varisierende Osteotomie des Kalkaneus behoben, in aufklappender Technik von lateral bzw. in zuklappender Technik von medial (29). Nachteil dieser Methode ist, dass die Kippung zwischen Talus und Kalkaneus nicht behoben wird.

Die Kalkaneusverlängerungsosteotomie nach Evans (30) nutzt einen am Kalkaneushals hinter dem Kalkaneokuboidalgelenk eingesetzten, lateralbasigen, homologen Knochenkeil zur Korrektur der Fehlstellung. Die Indikation zur Evans-Operation besteht vor allem beim idiopathischen, flexiblen Plattfuß sowie beim schweren neurogenen Knick-Platt-Fuß (Abb. 15–18) (30).

○ In letzter Zeit hat zunehmend die minimal-invasive subtalare Schraubenarthrorise zur Behandlung des kindlichen Knick-Senk-Fußes und Plattfußes Einzug in die Therapie erfahren. Erstmals von Alvarez, später von Burutaran beschrieben, liegen mittlerweile Ergebnisse über fast 20 Jahre vor (Abb. 19–26).

De Pellegrin (31) berichtete 2005 von 152 Kindern bzw. 226 subtalaren Schraubenarthrorisen in modifizierter Technik mit guten Ergebnissen in 95,4%.

Unter dem Begriff Arthrorise versteht man einen operativen Eingriff, der eine Einschränkung einer über das normale Maß hinaus bestehenden Gelenkbeweglichkeit bedingt. Im subtalaren Gelenkkomplex verhindert die Arthrorise eine über das normale Maß hinausgehende Pronationsbewegung beim Knick-Senk-Fuß bzw. beim flexiblen Plattfuß.

Bei der subtalaren Schraubenarthrorise erfolgt eine Retention mithilfe einer Metallschraube, eingebracht am lateralen Kalkaneusrand in Höhe des Sinus tarsi. Prinzip der Schraube ist ein Blockieren der Valgus- und Pronationsstellung des Kalkaneus weg vom Talus sowie auch der Adduktion und Medialverschiebung des Talus auf dem Kalkaneus.

Die von de Pellegrin beschriebene und modifizierte Methode erfährt zunehmend Einzug in den operativen Alltag, sie ist relativ einfach und zugleich minimal-invasiv durchzuführen.

Indikationen: Kindlicher Knick-Senk-Fuß mit Schmerzen. Die untere Altersgrenze liegt bei 6 Jahren. Der kindliche Plattfuß mit medialer Protrusion des Taluskopfes und kompletter Aufhebung des Längsgewölbes.

Kontraindikationen: Posttraumatischer Plattfuß, kontrakter Plattfuß, angeborener Plattfuß (Alter über 14 Jahre).

Benützt werden handelsübliche AO-Spongiosaschrauben in den Längen 2,5–4 cm, abhängig von der Höhe des Kalkaneus.

Der Hautschnitt erfolgt auf Höhe des Sinus tarsi mit einer Länge von 1–2 cm. Nach Präparation des Sinus tarsi unter Schonung des N. suralis wird unter forcierter manueller Varisierung und Supination des Rückfußes zunächst ein K-Draht lateral am Kalkaneus in kraniokaudaler und dorso-ventraler Richtung eingebracht. Nach Überbohren mit dem 3,2-mm-Bohrer wird die Spongiosaschraube in den Kalkaneus platziert. Eine korrekte Schraubenlage liegt vor, wenn nach Loslassen des überkorrigierten Fußes der Schraubenkopf unter dem Processus lateralis tali eintaucht. Eine eventuelle Über- bzw. Unterkorrektur kann durch Drehen an der Schraube verändert werden.

Die Nachbehandlung gestaltet sich nach de Pellegrin über eine zunächst 4-tägige Entlastung unter aktiver Mobilisation. Dann darf die Belastung beschwerdeorientiert rasch gesteigert werden. Sportliche Aktivitäten dürfen nach Abschluss der 3. postoperativen Woche aufgenommen werden. Die Schraube sollte nach 2–3 Jahren entfernt werden.

Literatur

1. Giannini S, et al. Surgical treatment of flexible flatfoot in children. J Bone Joint Surg Am 2001; 83: 73–79.
2. Gördes W. Plattfuß. Stuttgart-New York: Thieme; 1985.
3. Jay RM. Pediatric foot and ankle surgery. Philadelphia: Saunders; 1999.
4. Fixsen JA. Problem feet in children. J Royal Soc Med 1998; 91: 18–22.
5. Garcia-Rodriguez A, et al. Flexible flat feet in children: A real Problem? Pediatrics 1999; 103: 1–3.
6. Hefti F, Brunner R. Das abgeflachte Fußlängsgewölbe. Orthopade 1999; 28: 159–172.
7. Jani L. Der kindliche Knick-Senk-Fuß. Orthopade 1986; 15: 199–204.
8. Mosca VS. Flexible flatfoot and skewfoot. Instr Course Lect 1996; 45: 347–354.
9. Rao UB, Joseph B. The influence of footwear on the prevalence of flat feet. J Bone Joint Surg Br 1992; 74: 525–527.
10. Rose GK, Welton EA, Marshall T. The diagnosis of flat foot in the child. J Bone Joint Surg Br 1985; 67: 71–78.
11. Sachithanandam V, Joseph B. The influence of footwear on the prevalence of flat foot. A survey of 1846 skelettally mature persons. J Bone Joint Surg Br 1995; 77: 254–257.
12. Staheli LT. Planovalgus footdeformity-Current status. J Am Podiatr Med Assoc 1999; 89: 94–99.
13. Sullivan JA. Flexible flatfoot. J Am Acad Orthop Surg 1999; 7: 45–53.
14. Staheli LT, Chew DE, Corbett M. The longitunal arch. A survey of eight hundred and eighty-two feet in normal children and adults. J Bone Joint Surg Am 1987; 69: 426–428.
15. Roye DP, Raimondo RA. Surgical treatment of the child's and adolescent's flexible flatfoot. Clin Podiatr Med Surg 2000; 17: 515–530.
16. Döderlein L, Wenz W, Schneider U. Der Knickplattfuß. Berlin-Heidelberg-New York: Springer; 2002.
17. Morley AJM. Knock-knee in children. Br Med J 1957; 2: 976–979.
18. Gould N, et al. Develop-ment of the child's arch. Foot ankle 1989; 9: 241–245.
19. Bertani A, et al. Flatfoot functional evaluation using pattern recognition of ground reaction data. Clin Biomech 1999; 14: 484–493.
20. Debrunner HU. Normale und pathologische Mechanik des Fußes. Orthopädie in Praxis und Klinik VII/Teil II, 1.1–1.43. Stuttgart-New York: Thieme; 1985.
21. Schmidt C, Parsch K. Orthopade 2003; 32: 253–263.
22. Hefti F. Kinderorthopädie in der Praxis. Berlin-Heidelberg-New York: Springer; 1997.
23. Jani L. Der kindliche Knick-Senk-Fuß. Orthopade 1986; 15: 199–204.
24. Staheli LT. Fundamentals of pediatric orthopedics. Philadelphia: Lippincott Williams & Wilkins; 2003.
25. Pisani G. La coxa pedis e i momenti torsionali astragalici. Chirurgia del piede 1988; 12: 35–41.
26. Young C, Charles S. Operative treatment of pes planus. Surg Gynecol Obstet 1939; 68: 1099–1102.
27. Kissel CG, Boffeli TJ. Triplane correction of flexible flatfoot. In: Jay RM, editor. Pediatric foot & ankle surgery. Philadelphia: Saunders; 1999. p. 204–207.
28. Grice DS. An extraarticular arthrodesis of the subastragal joint for correction of paralytic flatfeet in children. J Bone Joint Surg Am 1952; 32: 927–940.
29. Dwyer FC. Osteotomie of the calcaneum in the treatment of grossly everted feet with special reference to cerebral palsy. In: 8eme congres de la societe internationale de chirurgie orthopedique et de traumatologie. NY 4.–9. 9. 1960. Bruxelles: Imprimerie des Sciences; 1961. p. 892–897.
30. Evans D. Calcaneo-valgus deformity. J Bone Joint Surg Br 1975; 57: 270–280.
31. De Pellegrin M. Orthopade 2005; 34: 941–954.

Die orthopädische Behandlung des Ballenhohlfußes

MICHAEL WACHOWSKY

Der Ballenhohlfuß ist eine erworbene Fußdeformität mit pathologischer Betonung des Längsgewölbes aufgrund einer fixierten Plantarflexionsstellung des Vorfußes zum Rückfuß, die sich unter Belastung nicht ausgleichen lässt und zu sekundären Veränderungen an Vor- und Rückfuß führt. Die Deformität ist normalerweise bei Geburt nicht vorhanden, sondern entwickelt sich (1, 2).

Aktuelle Zahlen zur Epidemiologie liegen nicht vor. Eine familiäre Häufung ist in Abhängigkeit von der Grunderkrankung bekannt (3, 4).

Differenzialdiagnosen (1)

Beim hochgesprengten Fuß handelt es sich um eine Normvariante, wobei der Übergang zum Hohlfuß fließend ist. Es besteht ein hohes mediales Längsgewölbe, die Ferse steht physiologisch valgisch, eine Vorfußpronation und Krallenzehen fehlen ebenso wie eine Bewegungseinschränkung im oberen Sprunggelenk und eine Rückverlagerung des Außenknöchels. Beschwerden bestehen in der Regel nicht, eine Therapie ist nicht erforderlich.

Der Hackenhohlfuß (Pes calcaneocavus) ist eine Fußdeformität mit Verstärkung des Längsgewölbes und Steilstellung des Kalkaneus als Folge von Abschwächung bzw. Ausfall der Wadenmuskulatur. Gleichmäßige Plantarflexion des (teilbelasteten) Vorfußes mit Beugestellung der Zehen sind die Folge.

Der Spitzhohlfuß (Pes equinocavus) ist eine Fußdeformität mit Kombination aus Vor- und Rückfußspitzfuß.

Der Knickhohlfuß (Pes cavovalgus) entsteht durch Kontraktur des M. peronaeus longus. Der Vorfuß wird proniert und das laterale Gewölbe verstärkt. Es entsteht ein Hohlfuß unter Entlastung der unter Belastung als Knickfuß imponiert.

Beim Klumpfuß (Pes equinovarus) ist die Dorsalextension für das obere Sprunggelenk eingeschränkt, der Rückfuß primär varisch. Der Vorfuß ist supiniert, hat ein verstärktes Längsgewölbe und ist adduziert. Die Zehenstellung ist normal.

Unterteilung nach DÖDERLEIN et al. (1)

Medialer Ballenhohlfuß: Steilstellung des 1. Strahles und des medialen Fußrandes, der äußere Fußrand steht zum Rückfuß unbelastet normal. Der Großzehenballen hängt gegenüber dem Kleinzehenballen herab.

Kompletter Ballenhohlfuß: Gleichmäßige Plantarflexionsstellung des Vorfußes (Ossa metatarsalia [MT]) gegenüber dem Rückfuß. Funktionell unterscheidet sich der mediale vom kompletten Ballenhohlfuß durch die Einschränkung im oberen Sprunggelenk, die Verdrehung der Knöchelgabel nach außen und durch ein mediales Impingement am oberen Sprunggelenk (1).

Flexible (Fehlstellung gleicht sich unter Belastung vollständig aus), teilfixierte (rigide Strahlsteilstellung mit flexibler Zehen- und Rückfußdeformität) oder fixierte Deformitäten (Zehen, Vor- und Rückfuß) werden unterschieden.

Ätiologie und Pathogenese (1, 5–7)

Die Ursache ist eine Muskelimbalance der intrinsischen und extrinsischen Fußmuskulatur (6, 8), zwischen verschiedenen extrinsischen Fußmuskeln oder beidem (1, 7, 9–11). Dazu kommen Anpassungsvorgänge an die Bodenreaktionskräfte sowie Schub- und Schärkräfte beim Gehen sowie Wachstumsfaktoren (1). Der Hohlfuß ist keine physiologische Fußstellung und am gesunden Fuß nicht imitierbar.

Zwei Drittel aller Patienten mit Ballenhohlfüßen leiden an einer neurologischen Grunderkrankung, die Hälfte davon an einer hereditären sensomotorischen Neuropathie. Bei der Hälfte der Patienten mit Ballenhohlfußdeformität besteht eine progrediente Grunderkrankung (5, 12, 13). Hier beginnt die Erkrankung im Vor- und Mittelfuß, erst später ist der Rückfuß betroffen (10) (Tab. 1).

Ob es einen idiopathischen Hohlfuß als eigene Deformität beim ansonsten Gesunden gibt, ist ungeklärt. Einige Autoren vertreten die Auffassung, dass alle Hohlfüße eine (bis dahin noch nicht diagnostizierte) neurologische Grunderkrankung als Ursache haben (2, 14).

Pathomechanik

Die pathologischen Modelle und die Pathomechanik der Fußdeformitäten sind in Tab. 2 beschrieben (1, 6, 15).

Diagnostik

Anamnese

Es handelt sich in der Regel um eine erworbene Deformität, die nach dem Laufbeginn auftritt. Die Füße in der Kindheit werden oft als normal beschrieben. Eine Familienanamnese bezüglich ähnlicher Fehlbildungen muss erhoben werden.

In der Kindheit werden von den Eltern Gangauffälligkeiten berichtet (Steppergang, Schwierigkeiten beim Bergauf-, aber nicht beim Bergabgehen) und vermehrter Schuhverschleiß. Schmerzen treten oft erst auf, wenn ein Rückfußspitzfuß vorliegt (15, 22). Hammerzehen können zu Druckstellen im Schuh führen, Umknicktraumata sowie Frakturen des MT V werden berichtet.

Häufig beklagte Beschwerden (1–3, 24):

- Gangprobleme mit Druckstellen am Fußaußenrand.
- Druckstellen über den Mittelfußköpfchen plantar.
- Druckstellen über den Krallenzehen.
- Schuhverschleiß.

Neuromuskuläre Ursachen

Zentrale progrediente Erkrankungen

- Erkrankungen mit erhöhtem Muskeltonus (z. B. multiple Sklerose)
- Erkrankungen mit erniedrigtem Muskeltonus (z. B. Tethered-cord-Syndrom)
- Erkrankungen mit normalem Muskeltonus (z. B. intraspinale Tumoren)
- Störung der absteigenden Bahnen (z. B. spinozerebellare Heredoataxie)
- Stoffwechselerkrankungen des ZNS (z. B. Homozystinurie)
- Diastematomyelie
- Syringomyelie

Periphere progrediente Erkrankungen

- Neuritis, Polyneuropathie
- Spinale Muskelatrophie
- Periphere hereditäre sensomotorische Neuropathie (HSMN)
- Muskeldystrophie (z. B. Typ Duchenne oder Becker)

Zentrale nicht progrediente Erkrankungen

- Erkrankungen mit erhöhtem Muskeltonus (z. B. infantile Zerebralparese, Apoplex, Schädel-Hirn-Trauma)
- Erkrankungen mit erniedrigtem Muskeltonus (z. B. Spina bifida)
- Erkrankungen mit normalem Muskeltonus (z. B. intraspinale Lipome oder Angiome)
- Nach Entzündungen des ZNS
- Hirnmissbildungen

Periphere nicht progrediente Erkrankungen

- Poliomyelitis
- Periphere Schädigung des N. ischiadicus (16)
- Arthrogrypose

Andere neurogene Ursachen

- Verletzung peripherer Nerven (N. peronaeus, N. tibialis)
- Schädigung der Vorderhornzellen bzw. Spinalwurzeln (Tumorkompression, lokale Entzündung, Trauma)

Nicht-neuromuskuläre Ursachen

Posttraumatische Hohlfußdeformität (17)

- Kompartmentsyndrom
- Sehnen- oder Muskelverletzungen (18, 19)
- Verbrennungskontraktur der Haut

Weitere Ursachen

- Diabetische Neuro- bzw. Osteopathie
- Knochenstoffwechselstörungen
- Iatrogene Ursachen (Operationen)
- Psychogene Ursachen (hysterischer Hohlfuß)
- Idiopathisch
- In Verbindung mit Syndromen
- Kongenitales Lymphödem
- Kongenitale Klumpfußdeformität mit Hohlfußkomponente
- Kongenitale Hohlfußdeformität bekannter (z. B. Coalitio) oder unbekannter Ursache
- M. Ledderhose
- Rheumatische Erkrankungen

Tab. 1
Ätiologie des Hohlfußes (1, 5–7)

- Instabiles Gangbild mit Umknickneigung.
- Hängenbleiben mit der Fußspitze.
- Einwärtsgang mit Abrollen über den Fußaußenrand.
- Achillodynien.
- Überstreckung des Kniegelenks mit Schmerzen.
- Vorzeitige Ermüdung.
- Kosmetische Probleme.

Tab. 2

Pathomechanische Modelle

Modell der lokalen Muskelschwäche

- M. tibialis anterior (in Verbindung mit überaktiven langen Zehenstreckern und -beugern und abgeschwächter intrinsischer Muskulatur) (2)
  - Plantarstellung MT I
  - Lange Zehenstrecker versuchen den Fußheber zu ersetzen, ziehen den Fuß aber nur in Valgusstellung
  - Überwiegen der langen Zehenmuskulatur über die kurze Zehenmuskulatur führt zur Krallenzehstellung
- Schwäche der intrinsischen Muskulatur
  - Extensorensubstitutionsphänomen mit Wegfall des Rigid-beam-Effekts (Stabilisierung der Zehen, damit die langen Zehenheber auf das obere Sprunggelenk wirken können) (8, 20)
- Schwäche des M. peronaeus brevis
  - M. tibialis posterior führt zur Varisierung
  - Extensoren extendieren Grundphalangen
  - M. peronaeus longus hält den Mittelfuß im Gleichgewicht, plantarisiert aber den 1. Strahl

Modell der lokalen Muskelüberaktivität

- Überaktivität der intrinsischen Muskeln (21)
  - Zusätzliche deformierende Kraft erforderlich
- Überaktivität M. peronaeus longus (4, 22)
  - Kann alleine keine Hohlfußdeformität erzeugen, wirkt aber additiv (2)

Modell der angeborenen Deformität (umstritten)

- Verkürzung der Plantaraponeurose mit Fibromatose (15)

Pathomechanik der Steilstellung des 1. Strahles

- Muskelübergewicht der extrinsischen über die intrinsische Muskulatur
- Umwicklungseffekt der Plantaraponeurose
- Kürzeres und beweglicheres MT I
- Muskelübergewicht M. peronaeus longus über M. tibialis anterior
- Substitution einer ausgefallenen M.-tibialis-anterior-Funktion durch den M. extensor hallucis longus
- Dorsalverlagerung der Zugrichtung der intrinsischen Muskulatur, die damit die Deformität unterstützt
- Rückverlagerung des Ansatzes der Sehne des M. tibialis anterior hinter die Drehachse des cuneiforme-MT-I-Gelenks und des Talonavikulargelenks

Pathomechanik der Fehlstellung der Großzehe

- Durch Ausfall der intrinsischen Muskulatur und Abschwächung der Fußhebung durch den M. tibialis anterior kommt es zur Extensorensubstitution über den M. extensor hallucis longus (Abb. 1 und 2)
- Extensorensubstitution bei intakter intrinsischer Muskulatur

Pathomechanik 2.–5. Strahl

Steilstellung der lateralen Strahlen

- Kompensation der abgeschwächten Fußhebung durch den M. extensor digitorum longus (Extensorensubstitution) (Abb. 1 und 2)
- Überwiegen der extrinsischen über die intrinsische Muskulatur
- Umwicklung der Plantaraponeurose um die Metatarsaleköpfchen II–V durch die Extensorensubstitutionskontraktur der plantaren Weichteile

Krallenzehen

Pathomechanik der Plantaraponeurose

- Durch die Steilstellung der Strahlen und die Krallenzehstellung kommt es zum Umwicklungseffekt um die MT-Köpfchen (7)

Pathomechanik des Rückfußes

- Die Steilstellung des 1. Strahles mit Vorfußpronation führt zur Varusstellung des Rückfußes (Tripodeneffekt) (23)
- Dorsalextensionseinschränkung des oberen Sprunggelenks führt zu verstärkter Aktivität der Fußhebermuskulatur und damit zu einem Circulus vitiosus mit Verstärkung der Krallenzehen und des Hohlfußes
  - Verkürzung der Wadenmuskulatur
  - Horizontalstellung des Talus bei Supinationsstellung des unteren Sprunggelenks
- Außenrotation der Knöchelgabel

Tab. 2
Pathomechanik (1, 6, 15)

Klinische Untersuchung (1)

Der Fuß muss unter Entlastung und Belastung von medial, lateral, dorsal, ventral und plantar (Abb. 3–6) untersucht werden (26).

Untersuchung unter Entlastung des Fußes beim sitzenden Patienten mit hängendem Fuß

Medialer Ballenhohlfuß: Es fällt ein in Plantarflexion stehendes MT I mit Verstärkung des medialen Längsgewölbes sowie ein Fersenvarus, ein Fersenhochstand und eine Konvexität des Fußaußenrandes auf. Krallenzehen I–V können vorkommen (Abb. 1 und 2). Eine Pronationsstellung verstärkt sich bei Fußhebung. Bei Pronatorenschwäche kommt es bei Fußhebung zur Supination. Die Plantarfaszie ist als angespannte Struktur tastbar (3).

Kompletter Ballenhohlfuß: Gleichmäßige Abknickung des Vorfußes mit Verstärkung des Längsgewölbes und Verkürzung des Fußes, die sich durch aktive Fußhebung bei Überstreckung der Zehengrundgelenke verstärkt. Die Fersenstellung ist neutral bis leicht valgisch. Typische Druckstellen entstehen über den proximalen Interphalangealgelenken, unter den Mittelfußköpfchen und am Fußaußenrand. Es kann zu Problemen über einem prominenten Taluskopf am Fußrücken kommen.

Die Korrigierbarkeit der Deformität und Reponierbarkeit der Gelenke (Zehen, Vor- und Mittelfuß, Rückfuß) wird untersucht (1, 10, 22).

Muskelungleichgewicht und Muskelstärken möglicher Transfermuskeln werden untersucht (11).

Untersuchung unter Belastung (Abb. 3–6)

Flexibler Ballenhohlfuß: Korrigiert sich vollständig unter Belastung.

Teilfixierter Hohlfuß: Die rigide Vorfußpronation kippt unter Belastung in Supination mit kompensatorischem Fersenvarus. Der Fuß erscheint verkürzt (3). Beim medialen Ballenhohlfuß ist der Fußaußenrand konvex.

Peek-a-boo-heel: Das Fersenpolster ist bei Fersenvarus von frontal zu sehen (4). Die Unterscheidung flexibler bzw. rigider Rückfuß gelingt durch den COLEMAN-Block-Test (Abb. 6) (23, 26) oder bei der Untersuchung unter Entlastung bei gebeugtem Knie (27).

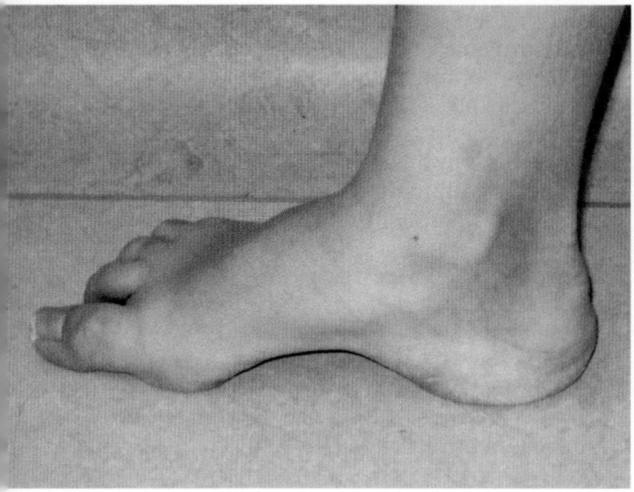

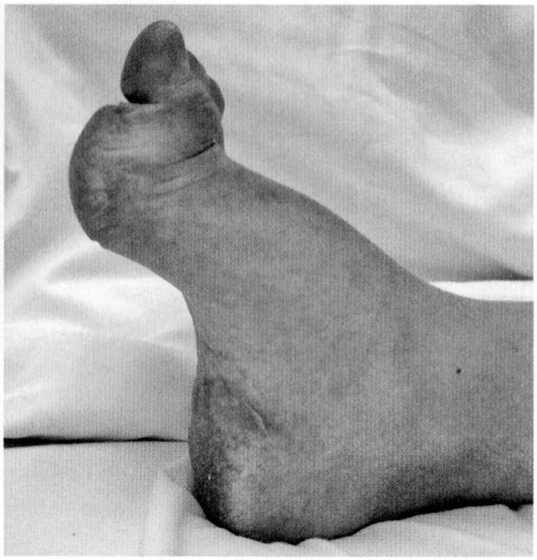

Abb. 1 und 2
Beispiel für die Extensorensubstitution

Abb. 1
Fuß unter Belastung

Abb. 2
Aktive Dorsalextension unter Entlastung

Untersuchung des Schuhwerkes

Dynamische Untersuchung (1)

Das Gangbild ist kleinschrittig ohne physiologisches Abrollverhalten mit Umknicktendenz bei Gewichtübernahme in der Standphase. Bei fehlender Dorsalextension im oberen Sprunggelenk ist der Abrollvorgang eingeschränkt; fehlende Fersenbelastung mit Rekurvation des Kniegelenks. Der Fersengang ist nicht möglich, die Zehen entlasten die MT nicht, die Extensorensubstitution führt zu vermehrter Krallenzehbildung in der Schwungphase.

Neurologische Basisdiagnostik

Sensibilitäts-, Reflex- und Kraftstatus müssen erhoben werden, auf Zeichen einer Dysraphie (Nävus, Hautgrübchen, Lipome, Hypertrichose über dem betroffenen Bereich) ist zu achten. Eine neurologische bzw. neuropädiatrische Mitbeurteilung sollte veranlasst werden.

Vor Therapiebeginn sollte die neurologische Grunderkrankung möglichst bekannt sein, vor allem bei therapierbaren Erkrankungen (z. B. Tethered-cord-Syndrom) (13). Die genaue ätiologische Eingrenzung der Grunderkrankung hat jedoch häufig keinen wesentlichen Einfluss auf die Therapie des Fußes und sollte diese nicht verzögern (1). Eine Progredienz ist nur durch die Verlaufsbeobachtung mit klinischer Untersuchung, neurologischen Tests, Röntgenverlaufskontrollen, standardisierter Fotodokumentation und/oder Videountersuchung absehbar.

Neurologische Untersuchungen (1, 3, 28) sind zur Suche der Grunderkrankung indiziert: EMG (auch vor der Indikation zum Muskeltransfer), NLG, SSEP, Muskelbiopsie, Nervenbiopsie, Laboruntersuchungen, Ekg, MRT der Wirbelsäule.

Röntgen

Röntgenuntersuchungen sollten immer unter Belastung im Stehen durchgeführt werden.

Radiologische Winkel und Zeichen beim Hohlfuß (1) siehe auch Abb. 7–9.

Seitliche Aufnahme, Radiologische Winkel und Maße (Normalwerte):

- Talus-MT-I-Winkel (0°) MEARY-Winkel (3, 15, 28–30).
- Kalkaneus-MT-I-Winkel (130–140°), HIBBS-Winkel (3, 28, 31).
- Tibiokalkanearer Winkel (120°) (3, 29).
- Talokalkanearer Winkel (25–40°) (30).
- Kalkaneus-Boden-Winkel (»calcaneal pitch«) (10–30°) (28, 30, 32).
- Längenhöhenindex nach DRENNAN (10/2,3–10/2,7).
- Differenz zwischen MT-V-Bodenabstand und Fersenbodenabstand (Supination) (33).

Weitere radiologische Zeichen des Hohlfußes sind die verdrehte Einstellung der

3

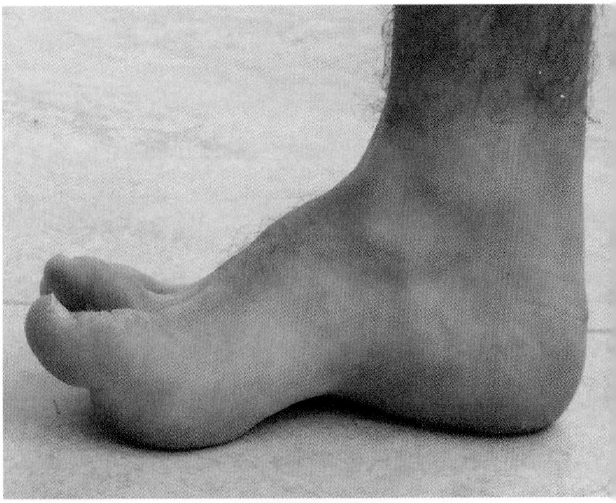

Abb. 3–6
Klinisches Bild eines medialen Ballenhohlfußes

Abb. 3–5
Überhöhtes Längsgewölbe, Fersenvarus, Krallenzehen

Abb. 6
Untersuchung auf dem COLEMAN-Block: Der flexible Anteil der Rückfußkomponente korrigiert sich

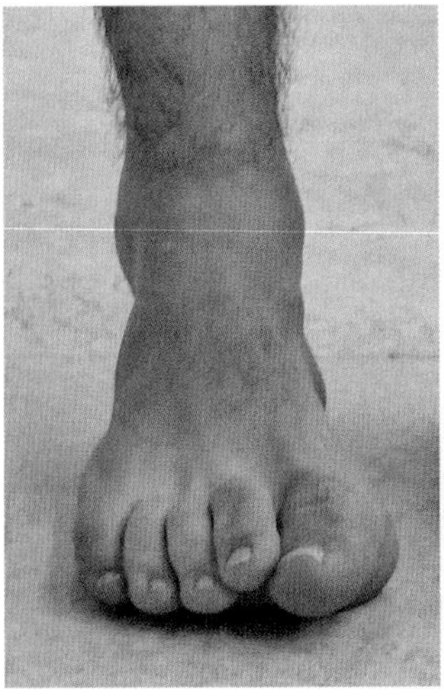

4

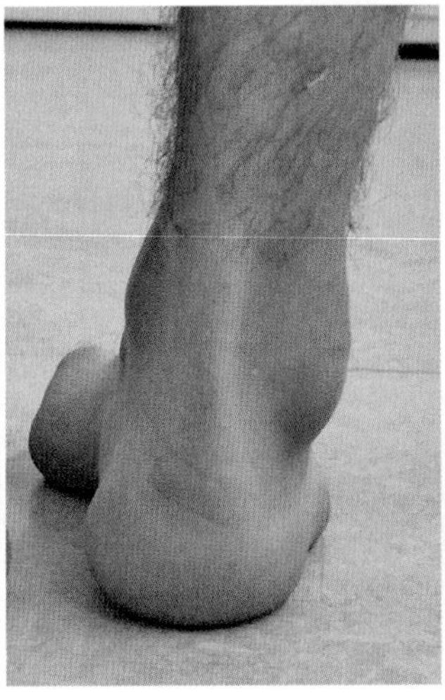

5

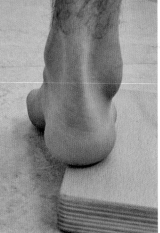

6

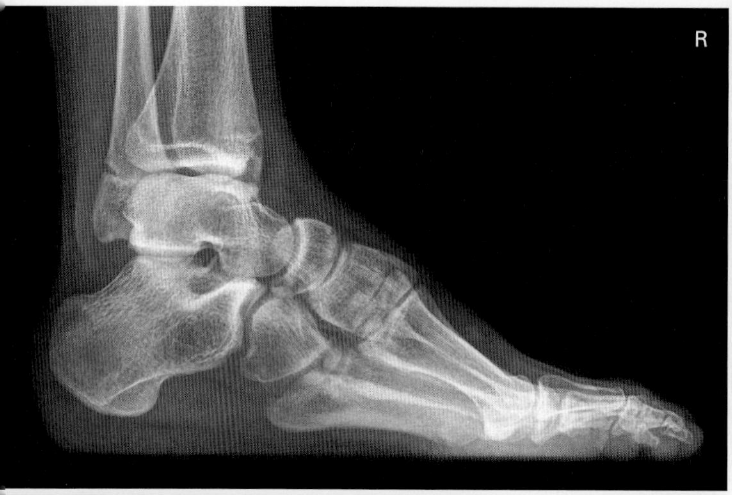

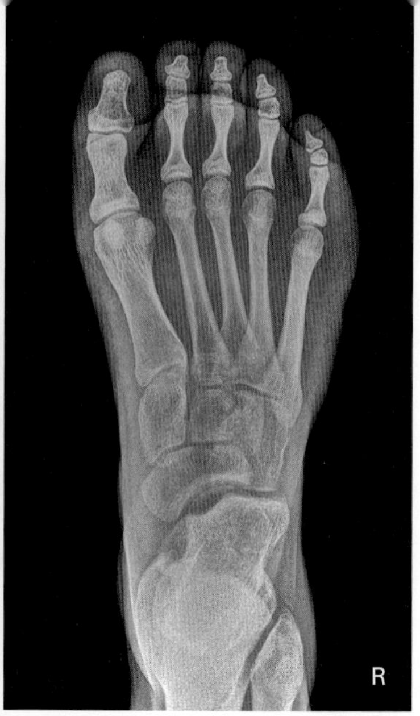

7/8

Abb. 7 und 8
Typisches Röntgenbild eines medialen Ballenhohlfußes im Stand

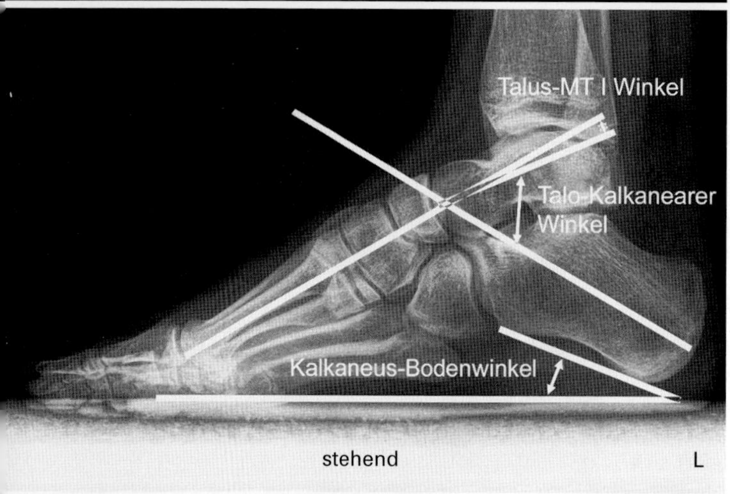

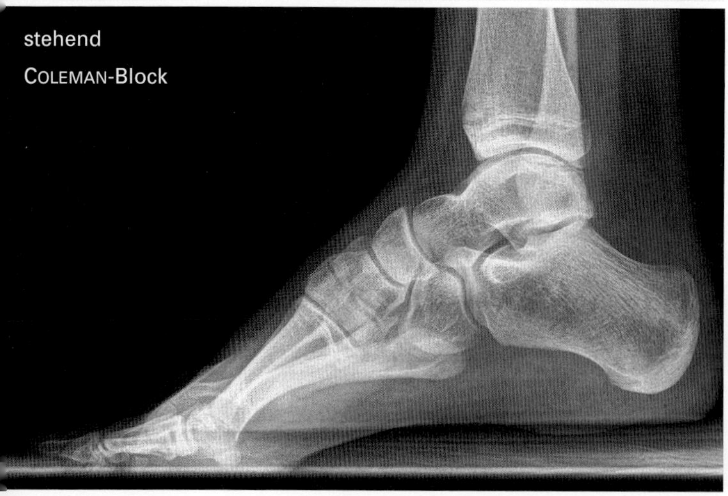

10

Abb. 9 und 10
Seitliches Röntgenbild im Stand mit den wichtigsten radiologischen Winkeln (Abb. 9), Röntgenbild seitlich im Stand auf dem COLEMAN-Block bei flexiblem Rückfuß (Abb. 10): Der Rückfuß reponiert sich, normale Darstellung von Talus, Kalkaneus und oberem Sprunggelenk

Knöchelgabel mit Dorsalverlagerung des Außenknöchels, Parallelstellung von Talus und Kalkaneus, ein verkürzter Längsdurchmesser des Fersenbeines (aufgrund der Varusstellung) (3) und ein verminderter Abstand zwischen Innenknöchel und Os naviculare. Das hintere untere Sprunggelenk stellt sich horizontal dar (3), das Os naviculare dreieckförmig. Das Os cuboideum kommt vollständig zur Darstellung. Des Weiteren können sich Krallenzehen und ein Impingement des vorderen oberen Sprunggelenks zeigen.

In der anterior-posterioren Aufnahme besteht eine Parallelität von Talus und Kalkaneus, eine mediale Verschiebung im Talonavikulargelenk, teilweise auch im Kalkaneokuboidgelenk. Eine scheinbare Verkürzung MT I durch Steilstellung und Überlappung der lateralen MT.

Bei fixiertem I. Strahl stellt die seitliche Aufnahme auf dem COLEMAN-Block die Reponierbarkeit des Rückfußes und den Krümmungsscheitel dar (Abb. 10). Zur Beurteilung der Talusrolle ist eine streng seitliche Aufnahme des oberen Sprunggelenks erforderlich.

Bildgebende Verfahren und instrumentelle Ganganalyse

Die Computertomographie ist sinnvoll bei unklaren Torsionsverhältnissen zur Rotationsbestimmung der Malleolengabel. Selten kann bei komplexen Füßen eine dreidimensionale Rekonstruktion für die Operationsplanung indiziert sein. Der Befall der Unterschenkel- und Fußmuskulatur kann ebenfalls beurteilt werden.

Die Kernspintomographie ist zur Beurteilung der Weichteilstrukturen und der betroffenen Muskulatur in Ausnahmefällen sinnvoll (8).

Die dynamische Pedobarographie erfasst die Druckverteilung unter der Fußsohle während des Abrollvorganges als dynamisches Druckverteilungsmuster. Die Gangmuster beim Ballenhohlfuß sind (1): Abrollen über den Vorfuß, Abrollen über Ferse und Vorfuß, Abrollen über den Fußaußenrand (34).

In der instrumentellen Ganganalyse werden Bewegungen der einzelnen Segmente mit Fußmodellen quantitativ erfasst (14, 20).

Therapie

Therapieziele (1, 13)

Alle zur Deformität führenden Faktoren müssen beachtet werden. Bei ausreichender Muskulatur sollte die Balancierung angestrebt werden, vor allem die ausreichende Fußhebefunktion in der Schwungphase (1). In jedem Fall sollte ein plantigrader, druckstellenfreier Fuß mit ausreichender Beweglichkeit im oberen Sprunggelenk angestrebt werden (28).

Therapieplanung

Bei festgestellter Progredienz sollte rechtzeitig behandelt werden, vor allem bevor das Subtalargelenk in Fehlstellung fixiert wird und sich an folgenden Faktoren orientiert (1):

- Neurologische Grunderkrankung mit Einschätzung des weiteren Verlaufes.
- Muskelungleichgewicht.
- Alter.
- Funktionelle Einschränkung.
- Passive Korrigierbarkeit.
- Vorhandene Restfunktion.
- Progredienz in Verlaufskontrollen.

Konservative Therapie

Der Stellenwert der konservativen Therapie bei meist progredienter Deformität ist gering (13). Sie beeinflusst den Verlauf der Deformität nicht, kann aber funk-

Krankengymnastik	Einlagen
○ Kontrakturprophylaxe ○ Kräftigung der geschwächten Muskulatur	○ Weichbettungseinlagen mit tiefer gelegtem Metatarsaleköpfchen I zur Druckverteilung ○ Hohlfußeinlage zur Streckung des Längsgewölbes (umstritten)
Medikamentöse Therapie ○ Botulinumtoxin: z. B. beim Spitzfuß als Erstsymptom	**Schuhversorgungen bzw. -zurichtungen** ○ Druckverteilung ○ Lotaufbau ○ Stabilisierung des Rückfußes ○ Kompensation des Extensionsdefizits des oberen Sprunggelenks
Orthopädietechnische Versorgung ○ Höhenausgleich zwischen Vor- und Rückfuß ○ Gleichmäßige Druckverteilung unter den Metatarsaleköpfchen ○ Unterstützung der Abrollphase ○ Deformitätenkorrektur bei flexibler Deformität ○ Stabilisierung von Instabilitäten	**Orthesen** ○ Fußheberorthesen bei Extensorenschwäche ○ Nachtschienen

Tab. 3
Konservative Therapiemethoden

tionelle Einschränkungen vorübergehend kompensieren (1). Die Indikation liegt bei milder, nicht fortschreitender Deformität vor (12).

Konservative Therapiemethoden siehe Tab. 3. Wichtig ist der Dialog zwischen allen Instanzen, damit nicht bei progredienten Deformitäten zugewartet wird, bis kontrakte schwere Ballenhohlfüße vorliegen, für die ein komplexeres operatives Vorgehen notwendig wird (1, 23).

Operative Therapie

3 Grundprinzipien der Therapie nach Mosca (13):

- Korrektur der Deformitäten auf allen Ebenen des Fußes unter Erhaltung der Gelenkbeweglichkeit.
- Balancierung der verbliebenen Muskulatur (Osteotomie vor Arthrodese) (4).
- Erhalten von Therapiemöglichkeiten bei einem möglichen Rezidiv.

Weitere Behandlungsprinzipien (7):

- Bei flexiblem Rückfuß nur Vorfußoperation.
- Bei kontraktem Rückfuß Vor- und Rückfußoperation.
- Korrektur der flexiblen (Weichteiloperationen) und rigiden (knöcherne Operationen) Deformität.
- Korrektur am Ort der maximalen Deformität (27).
- Korrektur der Muskelimbalance durch Transfer oder Verlängerung der verursachenden Muskeln. Nach Sehnentransfer verliert der Muskel einen Kraftgrad und sollte mindestens Kraftgrad IV haben.

Kontroversen in der operativen Therapie

Operation vor oder nach Wachstumsabschluss

Keine Studie konnte bisher die Vorteile der Operation im Wachstumsalter belegen (25). Vorteile der Therapie im Wachstumsalter (11) sind die leichtere Korrektur bei geringerer Deformität, funktionelle Gewinne, einfachere Schuhversorgung, Schutz vor Gelenkverschleiß, kosmetische Verbesserung, später keine oder kleinere Operationen. Nachteile sind das Risiko von Rezidiv oder Überkorrektur.

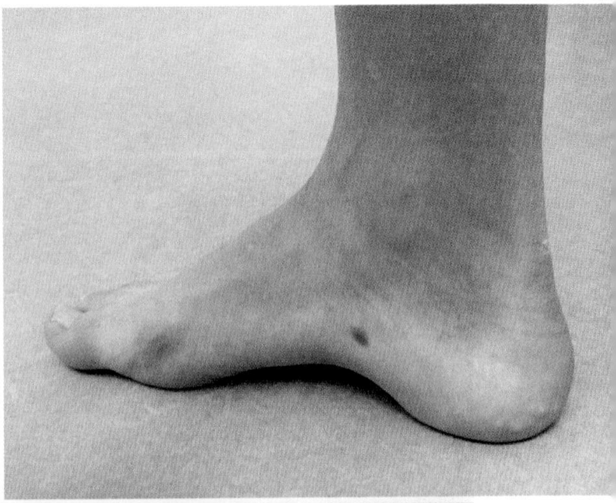

Abb. 11-21
Beispiel eines medialen Ballenhohlfußes

Abb. 11-13
Präoperatives klinisches Bild; Teilreposition der Ferse auf dem COLEMAN-Block

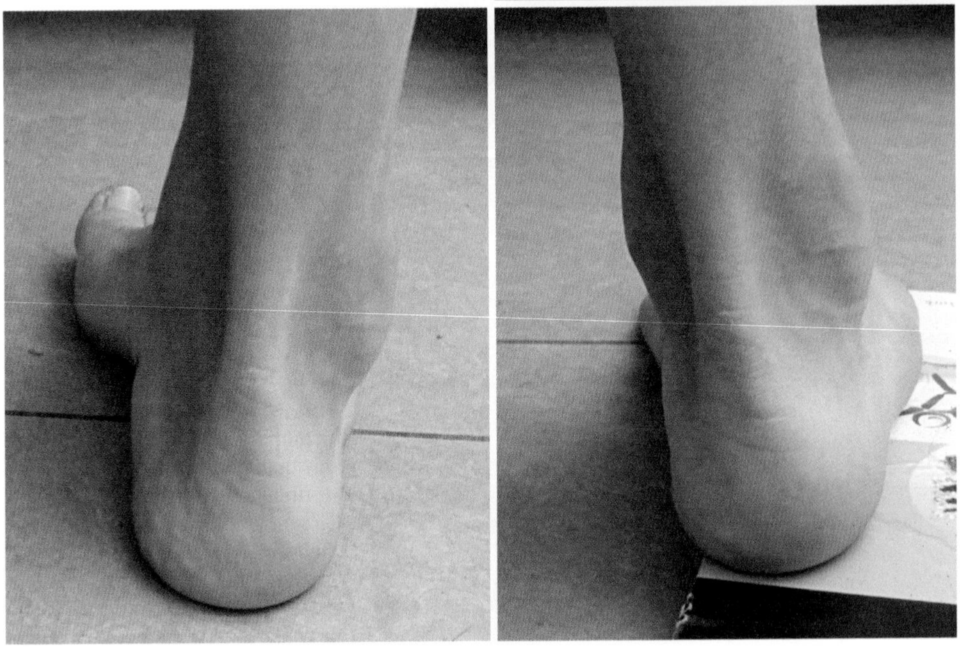

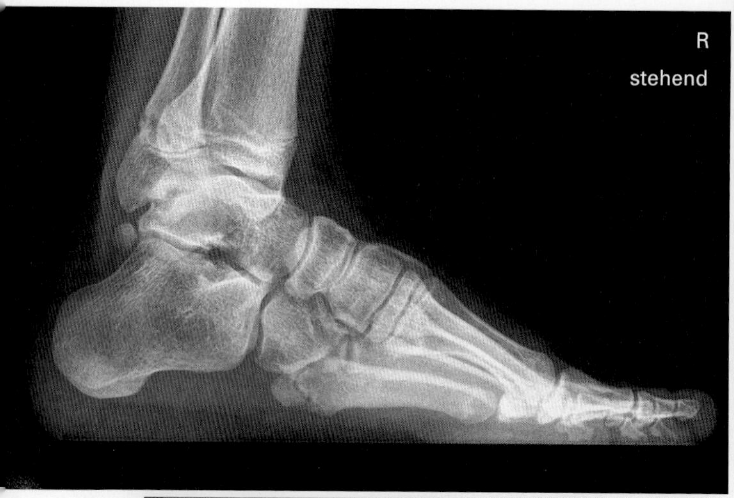

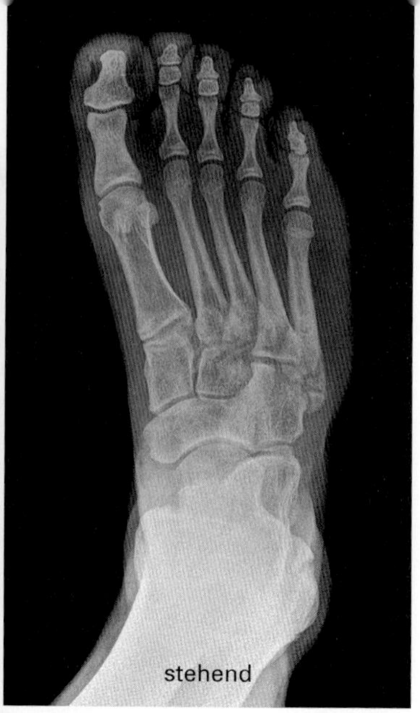

14/15

Abb. 14 und 15
Präoperative Röntgenbilder

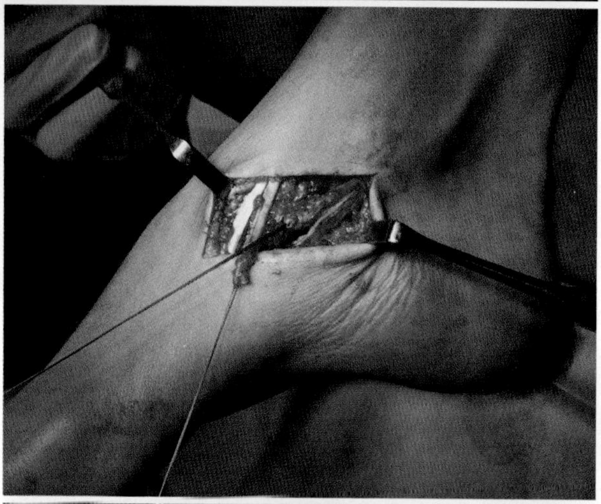

16

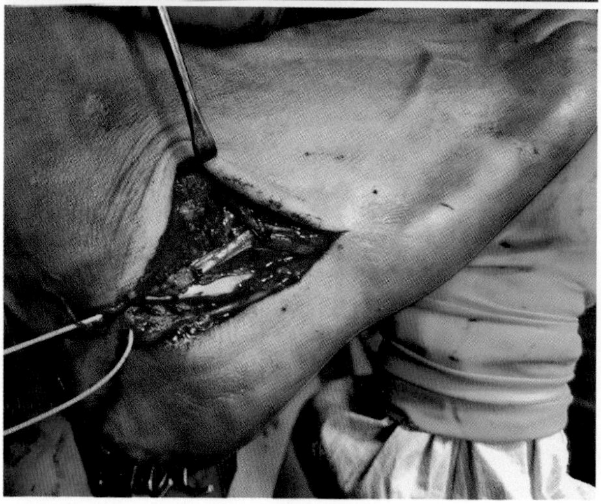

17

Abb. 16 und 17
Intraoperative Bilder: Hälftiger M.-tibialis-anterior- und M.-tibialis-posterior-Transfer, Fersenosteotomie nach MITCHELL. Nicht im Bild: Ebenfalls wurden ein STEINDLER-Release und eine extendierende Os-cuneiforme-mediale-Osteotomie durchgeführt

Vorteile der Therapie nach Wachstumsabschluss sind die Vermeidung der Operation im Kindesalter. Nachteile sind Progredienz mit Funktionsverschlechterung und schwierige Schuhversorgung. Druckstellen und Gelenkverschleiß sind möglich sowie kosmetische Probleme und Einschränkung der Lebensqualität. Nach Wachstumsabschluss sind häufig versteifende Operationen erforderlich (1).

Wir führen die frühzeitige Operation bei progredienten neurologischen Erkrankungen durch, aber auch bei stationären Erkrankungen mit Verschlechterung des Fußes aufgrund des Wachstums.

Vor Wachstumsabschluss sind Operationen indiziert zur Korrektur der Zehenkrallenstellung, der Verkürzung der Plantaraponeurose, der Steilstellung MT I, der Fußheberschwäche, des Muskelungleichgewichtes und einer Rückfußvarusstellung. Osteotomien sind möglichst additiv durchzuführen, zum Längenerhalt des Fußes und unter Schonung der Wachstumsfugen. Arthrodesen sollten vor dem 10. Lebensjahr vermieden werden.

Einzeitige bzw. zweizeitige Operation (erst Knochen- dann Sehnenoperation) (23)

Bei der zweizeitigen Operation finden sich weniger Verwachsungen bei früher Mobilisation nach dem Zweiteingriff, aber auf Kosten von 2 Operationen und Rezidivgefahr zwischen den Operationen. Das Ausmaß der Weichteiloperation muss bereits vor der knöchernen Operation festgelegt werden, da besonders nach Arthrodesen die Kraft der Muskeln nicht mehr beurteilt werden kann. Bei einzeitiger Operation sind der Eingriff und das Verwachsungsrisiko größer, allerdings werden alle Komponenten der Deformität korrigiert.

Operationen zur Korrektur des Muskelungleichgewichtes

Sehnentransfer und Weichteilrelease sind auch bei knöcherner Operation und Arthrodese indiziert, da die Ursache der Deformität die Muskelimbalance ist (3, 11, 23, 28).

Wiederherstellung des M.-tibialis-posterior bzw. M.-peronaeus-brevis-Gleichgewichtes durch Augmentation des M. peronaeus brevis mit dem M. peronaeus longus (3, 4, 11, 27, 28), M. flexor hallucis longus oder M. flexor digitorum longus oder durch hälftigen M.-tibialis-posterior-Transfer (Abb. 11-21) (25).

Wiederherstellung der Fußhebung und Ausschaltung der Extensorensubstitution durch Rückversetzung des M. extensor hallucis longus auf das MT I (Operation nach Jones) (Abb. 22-24) (28, 35), Rückversetzung des M. extensor digitorum longus auf die Metatarsalia (2, 36, 37) oder den Fußrücken (Operation nach Hibbs) (31, 38) und/oder Transposition des M. peronaeus longus und/oder M. tibialis posterior auf den Fußrücken (28).

Wiederherstellung der intrinsischen Funktion der Zehe durch die Transposition der langen Zehenbeuger auf die Streckaponeurose (Operation nach Girdlestone-Taylor) (28) oder Arthrodese des proximalen Interphalangealgelenks und Ausschaltung der pathologischen Wirkung der Plantaraponeurose (Operation nach Steindler) (28).

Operationen, geordnet nach anatomischer Lokalisation (1, 6, 12, 27)

Operation des 1. Strahles (je nach Flexibilität):

- Rückversetzung des M. extensor hallucis longus auf das MT I mit Tenodese oder Arthrodese des IP-Gelenks (Operation nach Jones) (Abb. 22-24) (28).
- Plantarfaszienrelease (Operation nach Steindler) (28).
- Extensionsosteotomie MT I oder Os cuneiforme mediale (Abb. 11-21, 25 und 26) (6, 11-13, 25, 27, 35).
- Muskuläre Balance am Cuneiforme-MT-I-Gelenk (28).

18

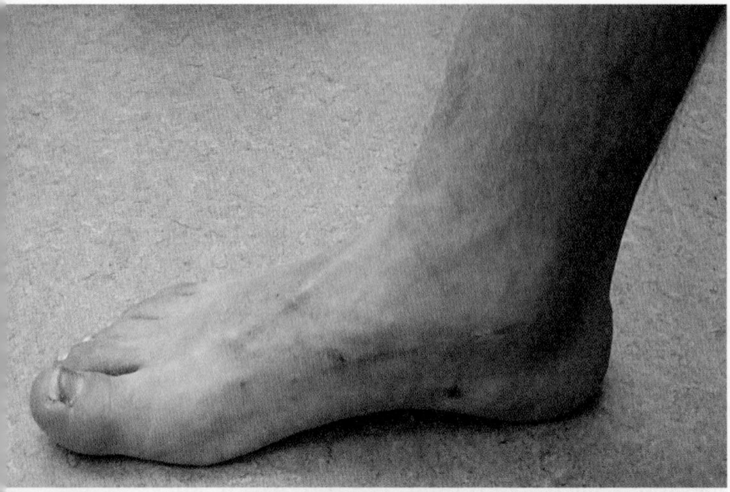

19

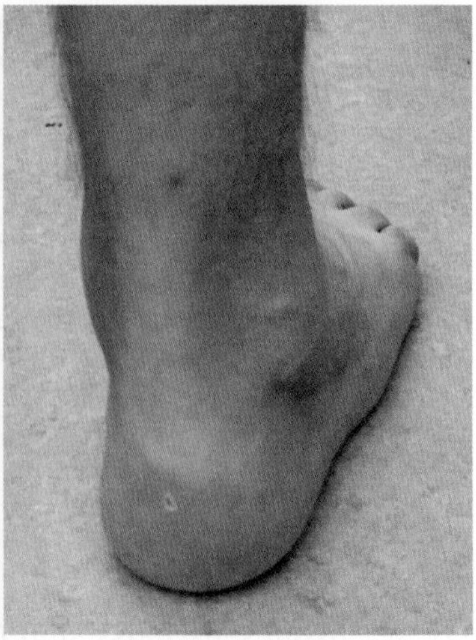

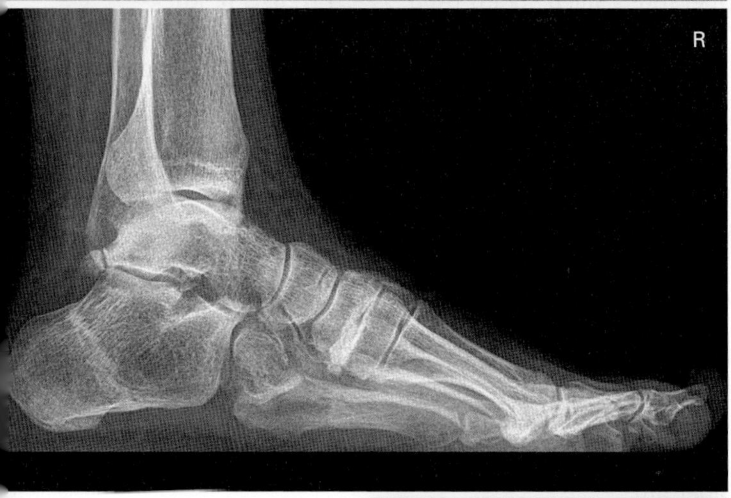

Abb. 18 und 19
Postoperatives Ergebnis

20△ 21▷

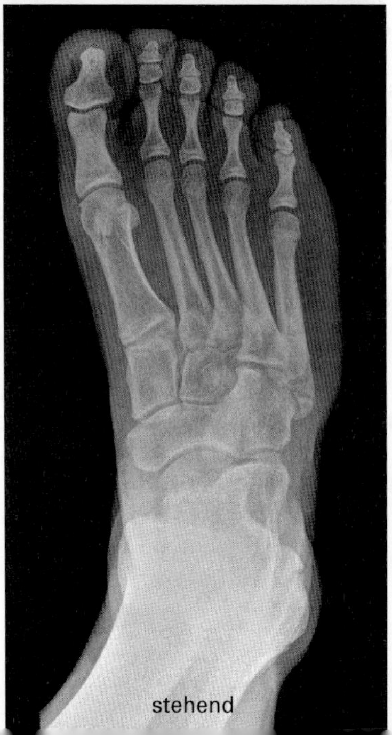

Abb. 20 und 21
Röntgenbilder nach Ausheilung

Abb. 22–24
Operationsbeispiel: Rückversetzung der langen Strecksehne der Großzehe auf das MT I mit Arthrodese des Interphalangealgelenks

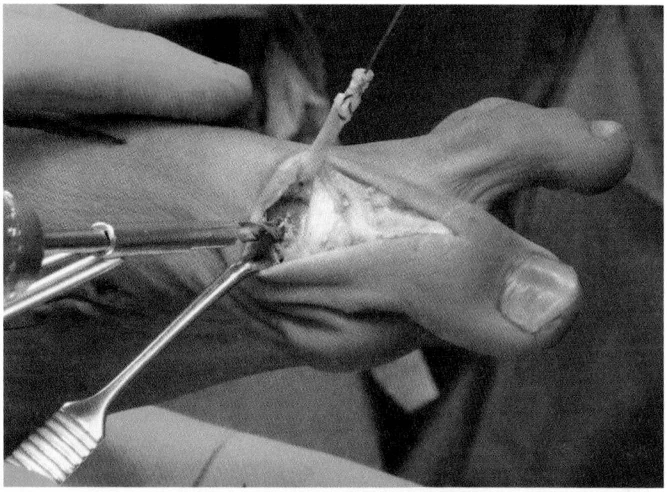

Abb. 22
Mobilisation der Sehne, Bohren des Verankerungsloches

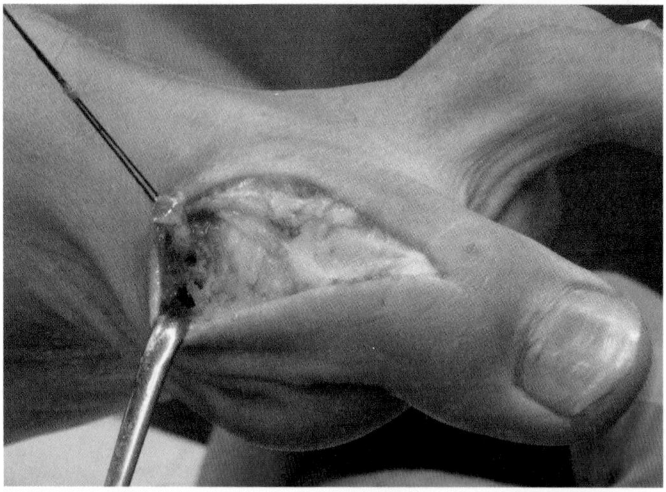

Abb. 23
Durchziehen der Sehne

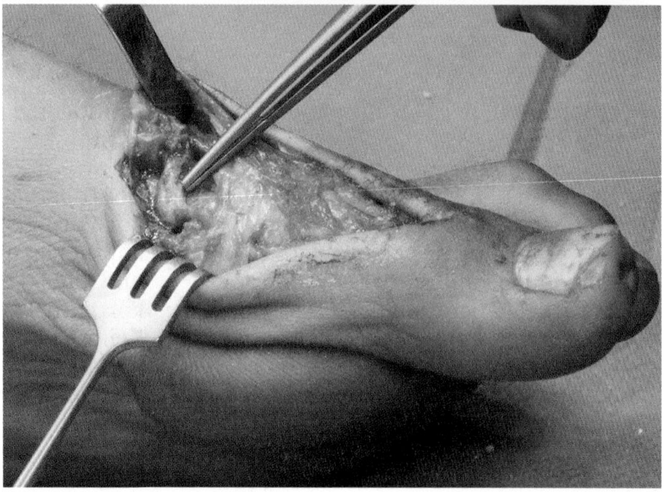

Abb. 24
Vernähen der Sehne mit sich selbst, das Interphalangealgelenk ist versteift

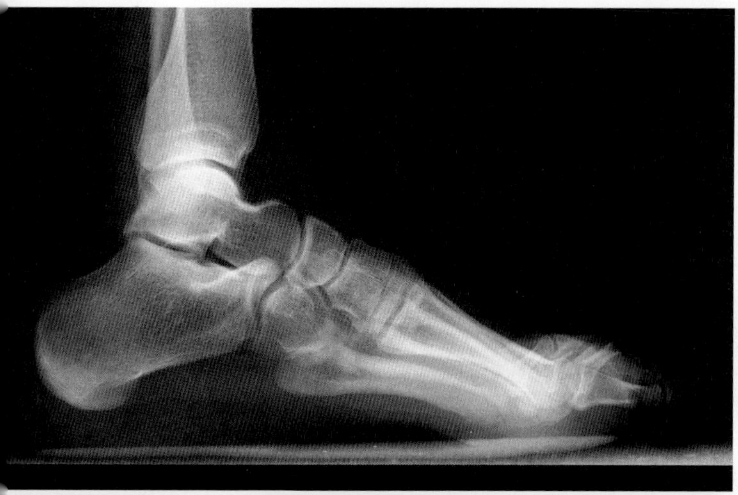

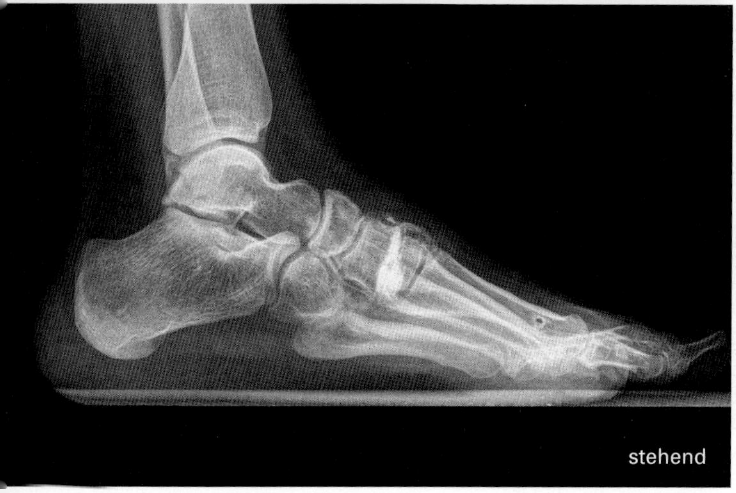

Abb. 25 und 26
Medialer Ballenhohlfuß

Abb. 25
Präoperatives Röntgenbild

Abb. 26
Röntgenbild nach Aufbelastung und STEINDLER-Release, additiver extendierender Os-cuneiforme-mediale-Osteotomie, JONES-Prozedur, Operation nach HIBBS und GIRDELSTONE-TAYLOR

- Verlängerung der Flexor hallucis longus Sehne (25).

Operation an den lateralen Strahlen:

- Rückversetzung des M. extensor digitorum longus auf die MT (39) oder die Fußwurzel (Operation nach HIBBS) (31).
- Transfer der langen Zehenbeuger auf die Streckaponeurose (Operation nach GIRDELSTONE-TAYLOR) (28) oder Arthrodese der proximalen Interphalangealgelenke.
- Osteotomien MT II–V (27–40).

Operationen der Fußwurzel und des Rückfußes:

- (Hälftiger) M. tibialis posterior (hälftig zur Varuskorrektur, komplett auf den Fußrücken als Fußheberersatz) und/oder Transfer anterior (Varuskorrektur) (Abb. 11–21) (41).
- Keilosteotomien subtraktiv oder additiv mit und ohne Gelenkresektionen (Korrekturarthrodesen) zur Korrektur des Hohlfußes und des Adduktus (Abb. 11–21, 25 und 26) (22, 27, 33, 42, 43).

- Medioplantares Release bei rigider Rückfußstellung im Kindesalter (25).
- Ringfixateur externe mit Osteotomie und gradueller Korrektur (44, 45).
- Korrekturosteotomie des Kalkaneus zur Korrektur der Varusstellung: Keilosteotomie, Verschiebeosteotomie, Z-förmige Osteotomie (Abb. 11-21) (2, 11, 25, 27, 46).
- CHOPART-, Triple- oder plantare Arthrodese (12, 47, 48).

Therapie des oberen Sprunggelenks:

- Ein flexibler Spitzfuß nach Korrektur des Rück- und Vorfußes erfordert eine Achillessehnen- oder Wadenmuskelverlängerung. Die Achillessehnenverlängerung sollte nicht in einer Operation mit dem Plantarfaszienrelease erfolgen, da zum Aufdehnen die Achillessehne als Gegenhalt erforderlich ist (6, 11, 23). Ein Vorfußspitzfuß ist auszuschließen, da die Achillessehnenverlängerung sonst zu keiner Verbesserung des Spitzfußes, aber zur Schwächung der Wade und Zunahme der Schmerzen führt (25).

- Ein Anschlagphänomen im oberen Sprunggelenk ist mit einer vorfußspitzfußkorrigierenden Triple-Arthrodese zu behandeln (Arthrodese nach LAMBRINUDI, »Beak«-Triple-Arthrodese) (47).

- Rotations- bzw. Keilosteotomie der Tibia (25).

Nachbehandlung

Bei Sehnenverpflanzungen erfolgt die Unterschenkel-Gipsbehandlung für 6 Wochen, gegebenenfalls nach 3 Wochen als Gehgips, oder es kann frühzeitig aus dem Gips heraus beübt werden bei stabiler Verpflanzung (z. B. Pulvertaftnahttechnik). Bei knöchernen Operationen wird für 4-6 Wochen im Liegegips nachbehandelt, je nach Osteosynthese kann nach 3 Wochen aus dem geschalten Gips beübt werden. Regelmäßige Nachkontrollen sind erforderlich.

Komplikationen (1)

Wundrandnekrosen, Weichteilspannungen, Gefäß- und Nervenverletzungen, Infekt, Ruptur vesetzter Sehnen, Verkürzung des Fußes (3), Knochennekrose, Pseudarthrose, CHARCOT-Gelenke, Flexionskontraktur der Grundgelenke, steifer Fuß, Überkorrektur in den Knickhackenfuß, Elevation 1. Strahl (35), Rezidiv (48) und Sekundärarthrose werden berichtet.

Ergebnisse

Es liegen wenige Langzeitergebnisse für Weichteiloperationen und Osteotomien vor. Bei Operationen im Jugendalter mit Osteotomien und Sehnentransfers konnten bessere Ergebnisse gezeigt werden als bei der Triple-Arthrodese (41). Häufig ist bei progredienter Erkrankung ein weiterer Eingriff erforderlich. Nach Triple-Arthrodesen zeigten sich in Langzeitnachuntersuchungen nur bei einem Drittel gute Ergebnisse und eine hohe Arthroserate (bis 77%). Schlechtere Ergebnisse zeigten sich bei progredienten Erkrankungen und jungem Alter bei der Operation (49).

Literatur

1. Döderlein L, Wenz W, Schneider U. Der Hohlfuß. Berlin: Springer; 2001.
2. Dwyer FC. The present status of the problem of pes cavus. Clin Orthop Relat Res 1975; 106: 254-275.
3. Herring JA, editor. Tachdjian's pediatric orthopaedics. 4th ed. Philadelphia: Saunders Elsevier; 2008.
4. Manoli A, Graham B. The subtle cavus foot, »the underproantor«, a review. Foot Ankle Int 2005; 26: 256-263.
5. Brewerton DA, Sandifer PH, Sweetnam DR. »Idiopathic« pes cavus. An investigation into its aetiology. Br Med J 1963; 2: 659-661.
6. McCluskey WP, Lowell WW, Cummings RJ. The cavovarus foot deformity. Clin Orthop Relat Res 1989; 247: 27-37.
7. Schwend RM, Drennan JC. Cavus foot deformity in children. J Am Acad Orthop Surg 2003; 11: 201-211.
8. Gallardo E, et al. Charcot-Marie-Tooth disease type 1A duplication spectrum of clinical and magnetic reso-

nance imaging features in leg and foot muscles. Brain 2006; 129: 426–437.
9. Daines SB, et al. Cadaberic simulation of a pes cavus foot. Foot Ankle Int 2009; 30: 44–50.
10. Kumar SJ, Kowtharapu DN, Rogers KJ. Cavus deformity. In: McCarthy JJ, Drennan JC. The child's foot and ankle. 2nd ed. Philadelphia: Lippincott Williams & Wilkins; 2010.
11. Olney O. Treatment of the cavus foot. Deformity in the pediatric patient with Charcot-Marie-Tooth. Foot Ankle Clin 2000; 5: 305–315.
12. Alexander IJ, Johnson KA. Assessment and management of pes cavus in Charcot-Marie-Tooth disease. Clin Orthop Relat Res 1989; 246: 273–281.
13. Mosca VS. The cavus foot. J Pediatr Orthop 2001; 21: 423–424.
14. Giannini S, et al. Surgical treatment of adult idiopathic cavus foot with plantar fasciotomy naviculocuneiform arthrodesis and cuboid osteotomy. A review of thirty-nine cases. J Bone Joint Surg Am 2002; 84: 62–69.
15. Meary R. Syposium sur le pied creux essentiel. Rev Chir Orthop 1967; 53: 389–410.
16. Bigos SJ, Coleman SS. Foot deformities secondary to gluteal injection in infancy. J Pediatr Orthop 1984; 4: 560–563.
17. Karlstrom G, Lonnerholm T, Olerud S. Cavus deformity of the foot after fracture of the tibial shaft. J Bone Joint Surg Am 1975; 57: 893–900.
18. Caroll KL, Shea KG, Stevens PM. Posttraumatic cavovarus deformitiy of the foot. J Pediatr Orthop 1999; 19: 39–41.
19. DeLuca PA, Banta JV. Pes cavovarus as a late consequence of peronaeus longus tendon laceration. J Pediatr Orthop 1985; 5: 582–583.
20. Sabir M, Lyttle D. Pathogenesis of pes cavus in Charcot-Marie-Tooth Disease. Clin Orthop Relat Res 1983; 175: 173–178.
21. Graceau GJ, Brahms MA. A preliminary study of selective plantar-muscle denervation for pes cavus. J Bone Joint Surg Am 1956; 38: 553–562.
22. Jahss MH. Evaluation of the cavus foot for othopedic treatment. Clin Orthop Relat Res 1983; 181: 52–63.
23. Paulos L, Coleman SS, Samuelson KM. Pes cavovarus. Review of a surgical approach using selective soft-tissue procedures. J Bone Joint Surg Am 1980; 62: 942–953.
24. Roye D, Gómez JA. Cavus foot. In: Tolo VT, Skaggs DL. Master techniques in orthopaedic surgery. Pediatrics. Philadelphia: Lippincott, Williams & Wilkins; 2008.
25. Krause FG, Wing KJ, Younger AS. Neuromuscular issues in cavovarus foot. Foot Ankle Clin 2008; 13: 243–258.
26. Coleman SS, Chesnut WJ. A Simple tesf for hindfoot flexibility in the cavus foot. Clin Orthop Relat Res 1977; 123: 60–62.
27. Mubarak SJ, Van Valin SE. Osteotomies of the foot for cavus deformities in children. J Pediatr Orthop 2009; 29: 294–299.
28. Ortiz C, Wagner E, Keller A. Cavovarus foot reconstruction. Foot Ankle Clin 2009; 14: 471–487.
29. Aktas SA, Sussman MD. The radilogical analysis of pas cavus deformity in Charcot-Marie-Tooth disease. J Pediatr Orthop 2000; 9: 137–140.
30. Aminian A, Sangeorzan BJ. The anatomy of cavus foot deformity. Foot Ankle Clin 2008; 13: 191–198.
31. Hibbs RA. An operation for claw foot. JAMA 1919; 73: 1583–1585.
32. Kanatli U, Yetkin H, Cila E. Footprint and radiographic analysis of the feet. J Pediatr Orthop 2001; 21: 225–228.
33. Azmaipairashvili Z, et al. Correction of cavovarus foot deformity in Charcot-Marie-Tooth disease. J Pediatr Orthop 2005; 25: 360–365.
34. Chan G, et al. The role of the dynamic pedobarograph in assessing treatment of cavovarus feet in children with Charcot-Marie-Tooth disease. J Pediatr Orthop 2007; 27: 510–516.
35. Breusch SJ, Wenz W, Döderlein L. Function after correction of a clawed great toe by a modified Robert Jones transfer. J Bone Joint Surg B 2000; 82: 250–254.
36. Chuinard EG, Baskin M. Claw-foot deformity: Treatment by transfer of the long extensors into the metatarsals and fusion of the interphalangeal joints. J Bone Joint Surg Am 1973; 55: 351–362.
37. Sugathan HK, Sherlock DA. A modified Jones procedure for managing clawing of lesser toes in pes cavus. Long-term follow up in 8 Patients. J Foot Ankle Surg 2009; 48: 637–641.
38. Cole WH. The treatment of claw-foot. J Bone Joint Surg Am 1940; 22: 895–908.
39. Vlachou M, Beris A, Dimitriadis D. Modified Chuinard-Baskin procedure for managing mild-to-moderate cavus claw foot defomity in children and adolescents. J Foot Ankle Surg 2008; 47: 313–320.
40. Watanabe R. Metatarsal osteotomy for the cavus foot. Clin Orthop 1990; 252: 217–230.
41. Ward CM, et al. Long-term results of reconstruction for treatment of a flexible cavovarus foot in Charcot-Marie-Tooth disease. J Bone Joint Surg Am 2008; 90: 2631–2642.
42. Weiner DS, et al. The Akron dome midfoot osteotomy as a salvage procedure for the treatment for rigid pes varus. J Pediatr Orthop 2008; 28: 68–80.

43. Wicart P, Seringe R. Plantar opening-wedge osteotomy of cuneiform bones combines with selective plantar release and Dwyer osteotomy for pes cavovarus in children. J Pediatr Orthop 2006; 26: 100–108.
44. Johnson BM, et al. Cavus foot reconstruction in 3 patients with Charcot-Marie-Tooth disease. J Foot Ankle Surg 2009; 48: 116–124.
45. Paley D, Lamm BM. Correction of the cavus foot using external fixation. Foot Ankle Clin 2004; 9: 611–624.
46. Mitchell JP. Posterior displacement osteotomy of the calcaneus. J Bone Joint Surg B 1977; 59: 233–235.
47. Siffert RS, Torto U. »Beak« Triple arthrodesis for severe cavus deformitiy. Clin Orthop Relat Res 1983; 181: 64–67.
48. Sray SA, et al. Medium to long-term follow-up following correction of pes cavus deformity. J Foot Ankle Surg 2008: 47; 527–532.
49. Wetmore RS, Drennan JC. Long-term results of triple arthrodesis in Charcot-Marie-Tooth disease. J Bone Joint Surg Am 1989; 71: 417–422.

Autorenverzeichnis

Eberhardt Oliver, Dr.
Orthopädische Klinik
Olgahospital
Bismarckstraße 8
70176 Stuttgart

o.eberhardt@klinikum-stuttgart.de

Fernandez Fernandez Francisco,
Priv.-Doz. Dr.
Orthopädische Klinik
Olgahospital
Bismarckstraße 8
70176 Stuttgart

f.fernandez@klinikum-stuttgart.de

Langendörfer Micha, Dr.
Orthopädische Klinik
Olgahospital
Bismarckstraße 8
70176 Stuttgart

m.langendoerfer@klinikum-stuttgart.de

Lux Stephan, Dr.
Orthopädisches Zentrum
Alexanderstraße
Alexanderstraße 142–146
70180 Stuttgart

info@oza-stuttgart.de

Schelling Katrin, Dr.
Orthopädische Klinik
Olgahospital
Bismarckstraße 8
70176 Stuttgart

k.schelling@klinikum-stuttgart.de

Traub Frank, Dr. Dr.
Orthopädische Klinik
Olgahospital
Bismarckstraße 8
70176 Stuttgart

f.traub@klinikum-stuttgart.de

Wachowsky Michael, Dr.
Orthopädische Klinik
Olgahospital
Bismarckstraße 8
70176 Stuttgart

m.wachowsky@klinikum-stuttgart.de

Wirth Thomas, Prof. Dr.
Orthopädische Klinik
Olgahospital
Bismarckstraße 8
70176 Stuttgart

t.wirth@klinikum-stuttgart.de

Sachverzeichnis